国医传薪录丛书

孙彬学术思想及临证经验

季聚良 主编

黑龙江科学技术出版社

图书在版编目(CIP)数据

孙彬学术思想及临证经验 / 季聚良主编. -- 哈尔滨：黑龙江科学技术出版社，2021.6

（国医传薪录丛书）

ISBN 978-7-5719-1002-0

Ⅰ. ①孙… Ⅱ. ①季… Ⅲ. ①中医流派－学术思想－思想评论－中国－现代②中医临床－经验－中国－现代 Ⅳ. ①R-092②R249.7

中国版本图书馆CIP数据核字（2021）第115316号

孙彬学术思想及临证经验

SUNBIN XUESHU SIXIANG JI LINZHENG JINGYAN

主　　编　季聚良

责任编辑　罗　琳

封面设计　宗　宁

出　　版　黑龙江科学技术出版社

地址：哈尔滨市南岗区公安街70-2号　邮编：150007

电话：（0451）53642106　传真：（0451）53642143

网址：www.lkcbs.cn

发　　行　全国新华书店

印　　刷　黑龙江艺德印刷有限责任公司

开　　本　710 mm×1000 mm　1/16

印　　张　21.75

字　　数　378千字

版　　次　2021年6月第1版

印　　次　2021年6月第1次印刷

书　　号　ISBN 978-7-5719-1002-0

定　　价　128.00元

编委会

主　审 孙　彬

主　编 季聚良

副主编 孙晓娜　郭莉阁　解红霞

编　委 庞　欣　孙晓泽　赵长普

许向前　付利然　海　鹏

郑明霞　南　峰　张汝南

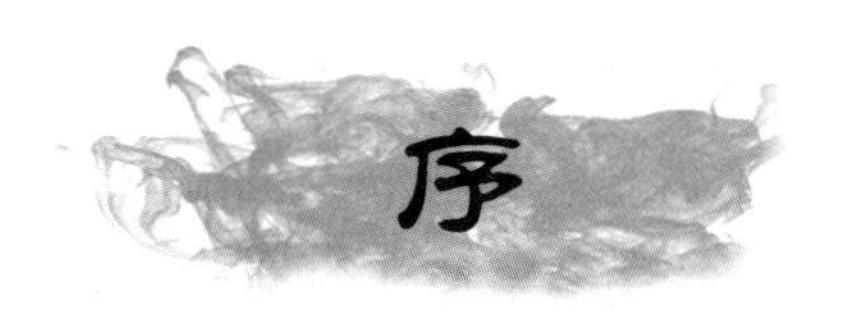

序

孙彬，生于1942年1月，河南省封丘县人，河南省中医院（河南中医药大学第二附属医院）内科主任中医师，教授，硕士生导师。1966年7月毕业于河南中医学院中医系（6年制本科），第五批全国名老中医药指导传承老师。曾任中华中医药学会糖尿病分会副主任委员、河南中医药学会糖尿病学会常务理事、郑州市中医药学会常务理事、中医理论专业委员会副主任委员、中医老年病学会副主任委员、《河南中医药学刊》编委、河南省卫生厅系列高级职称评审委员会评委、国家医药监督管理局南方医药经济研究所专家评定委员会委员、郑州医学专家会诊中心中医内科专业首席专家等。

孙彬教授出身贫寒，自小因常请邻村乡医至家诊病而启发学医心苗，读书后受到母亲的教诲和其他医生的启发影响，内心有着对中医学的尊重和热爱，并树立了“治病救人、服务于广大民众”的志向，于1960年以优异成绩考入河南中医学院中医系。毕业后响应国家号召，上山下乡，锻炼自己，做过赤脚医生。行医半个世纪，先在县、乡开展工作，了解百姓看病的艰难现状；后又在中国人民解放军159部队医院工作，从事烧伤专业多年。擅长运用中西医结合疗法救治各种急危重症和疑难杂症，特别对糖尿病及各种并发症、慢性肾病、甲状腺功能亢进症、甲状腺肿大、突眼症、胃病、甲肝、乙肝、肝硬化及腹水、慢性支气管炎、慢性阻塞性肺疾病、肺纤维化、哮喘、慢性结肠炎、中风后遗症、脑萎缩、冠心病、心律失常、高血压、代谢综合征、神经衰弱、癔症、抑郁症、焦虑症、妇科疾病等有独到的治疗专长，突出了中医特色。先后发表《从脾论治糖尿病浅析》《消渴舒汤治疗糖尿病》《肝硬化腹水辨证治疗探析》等论文40余篇。参编《内儿科疾病新疗法》《百病宜忌》《糖尿病研制新轮》《糖尿病及其并发症中西医诊治学》等著作7部。《固本通脉冲剂治疗气虚血瘀型胸痹的临床及实验研究》获河南省中医药技术进步二等奖。

孙彬教授阅典承古纳今，知新而思想开放，进取学古而不泥古，纳今而不盲从，广博各代学术，基于中西医理，重视中西诊断，掌握理化检查，辨病与辨证结合，指导临床实践，当中用中，当西用西，中西互补，扬长避短，明确诊断，学术上病机辨证精确，治法守方，经方活用，君臣佐使，主攻病机，随症加减，寒热温凉，善治疑难杂症，为后辈之榜样！

我们把孙彬教授的学术思想及其50余年的临床诊治经验进行了归纳和总结，集结成册，目的是将其学术思想和临证经验分享给同道，尤其是后来者，希望能够对某些疾病的中西医诊治提供参考和帮助。

编　者

庚子年八月于郑州

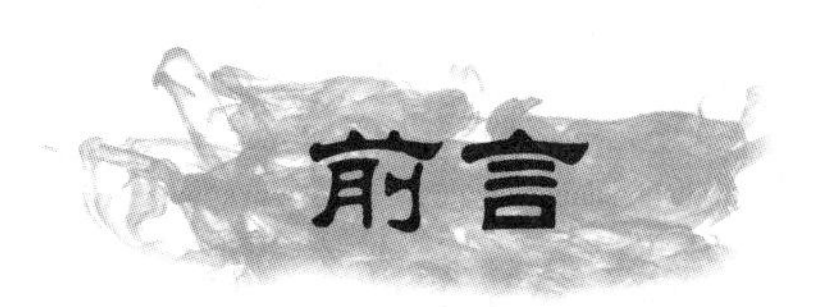

中医是中华民族传统文化的瑰宝，几千年来为我国各族人民的健康和繁衍昌盛做出了重要贡献。早在科学技术几乎为零的远古时期，我们的祖先就在古代朴素的唯物论和自发的辨证法思想的指导下，通过长期医疗实践逐步形成了独特的中医医疗体系，并在实践中不断完善、提高，才有了我们今天正逐步走向世界的中医医学。

中医学说以阴阳五行思想为基础，包括精气学说、阴阳学说、五行学说、藏象学说、病因学说等内容。中医理论强调整体观念和辨证论治：整体观念认为人体是一个有机的整体，人体的各个组成部分之间在结构上不可分割，在功能上相互协调、互为补充，在病理上相互影响；辨证论治则要求医师必须充分地认识疾病，根据患者的症状、体征进行辨证分型，以辨证结果确定相应的治疗方法。数千年来，历代医家在长期的实践中积累了丰富的临床经验，同时总结升华了中医学理论，这些理论又反过来指导临床实践，这种相互促进使得中医理论和临床水平有了很大的提高。为了继承和弘扬中医学术思想，同时体现现代中医学的新发展、新成就，我们将孙彬教授学术思想及其 50 余年的临床诊治经验进行归纳总结，集结成册，命名为《孙彬学术思想及临证经验》。

本书分为四篇，先介绍了孙彬教授的学术思想；然后系统总结了临床名方、经方及辨证辨病的诊疗经验，涉及临诊常见的糖尿病及各种并发症、慢性肾病、甲状腺功能亢进症、肝硬化及腹水、慢性支气管炎、慢性阻塞性肺疾病、哮喘、慢性结肠炎、冠心病、心律失常等疾病的治疗，对疾病的特点、用药特点或治则立法有一些独到的见解，中西合参，辨病与辨证相结合，充分体现了孙彬教授的学术特色；最后对孙彬教授发表的学术论文进行了整理。本书翔实地记录了孙彬教授从医多年积累的宝贵经验，实用性很强，对指导临证和提高临床疗效有重要意义。

由于编者水平有限，心有余常力不足，书中难免不当之处存在，望各位读者不吝指正。

《孙彬学术思想及临证经验》编委会

2021年2月

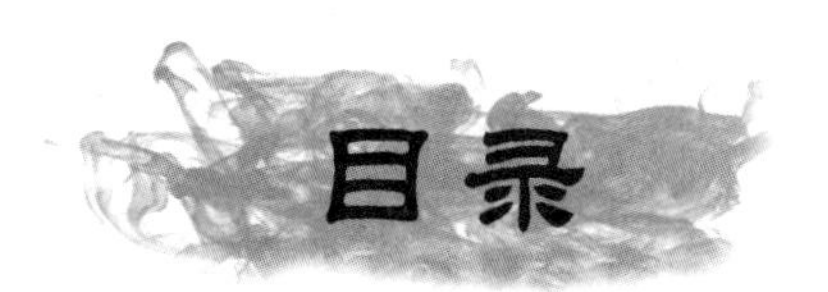

第一篇　孙彬学术思想

第二篇　名方、经方诊治经验

第三篇 临证医案

第四篇 学术论文

第一篇 孙彬学术思想

学术纲要

一、牢记中医理论，指导临床实践

孙彬教授认为中医理论的核心是“阴阳五行”学说，应用阴阳五行学说去解释人体的病理生理，天人合一和人与自然各种关系的动态变化。

人体的阴阳相对平衡协调是机体健康的前提，若体内阴阳平衡被打破，则出现阴阳失衡，人体由生理状态变为病理状态，所以在临床中的各个环节，都要抓住“阴阳”这个大纲。对于阴阳的阐述，古代医典都做了比较深刻的记载和阐释，并在后世医家的临床诊疗中起到了很重要的指导作用，《周易·系辞上》指出“一阴一阳之谓道”，所谓道就是自然界的规律。《素问·宝命全形论》说：“人生有形，不离阴阳。”指的就是人体作为一个有机整体，是一个阴阳对立统一的统一体，人的一切组织机构，即是有机联系的，又可以划分为相互对立的阴阳两部分，比如人体的上半身为阳，下半身为阴，体表属阳，体内属阴，体表的背部属阳，腰部属阴，四肢外侧属阳，内侧属阴等。这个反映的是阴阳存在的一种规律。《素问·阴阳应象大论》说:“阴阳者，天地之道也，万物之纲纪，变化之父母，生杀之本始，神明之府也……治病必求于本。”指的是阴阳是自然界的一般规律，是一切事物的纲纪，万物变化的起源，生长毁灭的根本，是自然万物运动变化内在动力的场所，所以治疗疾病必须从根本入手。这个反映的是阴阳是一切万物的源泉。《素问·生气通天论》:“阴平阳秘，精神乃治。”阴平阳秘反映的是阴阳之间的一种状态，只有阴阳之间处于一种相对的动态平衡，人体才会处于一种健康的状态，治就是安定、太平的意思，这些均论述了阴阳对于人体的重要性。所以对于阴阳的理解，除了是构成自然界人体的基本物质之外，其动态的平衡及各种条件下的变化，均可在人体的生理和病理情况下表现出来，而把握阴阳平衡在整个疾病中的特点，对于疾病的诊断和治疗及药物的选择等均有着重要指导作用。

而金木水火土五行的相生相克及人的情志活动，都不能太过和不及，这也是阴阳平衡的重要内容，如果出现太过和不及，身体平衡自然会被打破，那么就会进入一种“失治”的病理状态。因此，利用临床望闻问切和视触叩听等检查手段所采集的病例资料，结合人的体质详细分析，属阴属阳，疾病机理在阴在阳，五行是过还是不及，拟定治法，平衡阴阳，达到“阴平阳秘、精神乃治”的效果。

二、脏腑辨证为基础，八纲辨证作统领

所谓脏腑辨证，即是在认识脏腑生理功能和病理特点的基础上，把望闻问切四诊过程中所收集的症状、体征及相关的病情资料予以综合分析，以此判断疾病所在的脏腑部位及其病性的辨证方法。脏腑辨证的意义在于对疾病病位的明确辨别，脏腑发生病证是脏腑功能失调反映于外的客观征象，由于各个脏腑的生理功能不同，因此其反映出来的症状、体征也不相同。这个则需要根据脏腑不同的生理功能和病理变化来分析病证，掌握疾病发病的特点。

但是在疾病的辨证过程中，除了对于病位的把握之外，同时需要注意对病性的把握，患者所患病证是寒是热？是虚是实？病属阴还是属阳？病在表还是在里？因此八纲辨证需在脏腑辨证的基础上，从表里、寒热、虚实、阴阳进行统领。当然八纲辨证并不是在临床上把各种证候划分为孤立的划分为八个区域而毫无关联，八纲之间同样是可以相互转化、相互关联、相互错杂的，八纲证候之间可以相兼、可以相互错杂、证候之间有真假，在一定条件下又可以转化，而正是因为其错综复杂的辨证关系，才更扩大了八纲辨证对于疾病病性的可用

性、实用性的统领，也是对中医辨证思维的进一步完善。

孙彬教授认为人体的生命基础在于五脏六腑，五脏六腑安和，功能正常，人体的生理生命活动才能正常进行。五脏六腑失和，功能异常，人体的生理就会紊乱，出现不同的病理现象，不能进行正常的生命活动，就会表现出各种病理现象，所以临床上要以脏腑辨证为基础，结合患者不同的脏腑证候，以八纲辨证为统领，综合临床资料和信息，抓住疾病的主要矛盾进行辨证立法。

三、八纲辨证为统领，六经、卫气、营血、三焦辨证为网络

中医的精髓在于辨证论治，辨证过程中需要掌握的内容很多，但是无论怎样辨证，均离不开表里、寒热、虚实、阴阳八纲辨证的统领。中医学在诊治疾病过程中，有自己独特的思维方式，如果说八纲辨证是在诊治疾病过程中的总纲，那么其他各种辨证则是围绕着八纲进一步丰富了中医的辨证思维内容。

六经辨证其实包含了经络和脏腑辨证，三阳病证以六腑病变为基础，三阴病证以五脏病变为基础，但是六经辨证贯穿着八纲辨证的精神，比如它将外感病的演变情况，根据证候的属性，以阴阳为总纲分为两类：太阳、阳明和少阳病证称为三阳病证；太阴、少阴、厥阴称为三阴病证。临床所见正盛邪实，抗病力强，表现为热为实的，多属于三阳病证；临床所见正气虚衰、病邪未除，抗病力衰减，病势虚衰，表现为寒为虚的，多属于三阴病证。六经辨证也是《伤寒论》辨证论治的纲领，对于后世医家的临床诊治疾病有着深远的影响。

伤寒论对于外感病的辨证提纲挈领，那么卫气营血辨证是在伤寒论六经辨证的基础上，结合后世医家对温热邪气致病的认识，所形成的一种对外感温热病的辨证方法。卫气营血反映了疾病的不同病位和严重程度，卫分证主表，邪在肺和皮毛，为外感温热病的开始阶段；气分证主里，病在胸膈胃肠胆等脏腑，为邪正抗争的亢盛期；营分证为邪热陷入心营，并在心与心包络，病情深重；血分证为病变的后期，邪热已深入心肝肾等脏，重在耗血动血，病情更为严重。病邪由卫分→气分→营分→血分，既是病位的由浅入深，也是病情的由轻加重，

也是与八纲辨证的有机结合。

脏腑辨证是基础，对于脏腑辨证的认识，除了五脏六腑各个脏器的功能表现以外，六经辨证也蕴含其内容和精华，而三焦辨证也进一步丰富了脏腑辨证和经络辨证的内容。三焦辨证的基础是卫气营血辨证，将外感温热病的证候转归归纳为上焦病证、中焦病证和下焦病证，用以阐明三焦所属脏腑在温热病发病过程中的不同阶段的病理变化、证候表现及其传遍规律等。上焦病证包括手太阴肺和手厥阴心包的病变，中焦病证包含了手阳明大肠、足阳明胃和足太阴脾的病变，下焦病证主要包括足少阴肾和足厥阴肝经的病变。脏腑辨证、六经辨证、卫气营血辨证、三焦辨证都离不开八纲辨证的统领，而各种辨证方法则以八纲为纲要，相互联系，错综复杂，构造成中医特有的辨证论治网络。

由于人体在患病时病理表现各不相同，症状繁多，紊乱无序，无论外感内伤，必须以八纲辨证为统领，才能辨病辨证相结合，抓住病机，扯出头绪，总属阴阳、表里、虚实、寒热，有了疾病的纲领性归纳，才能做出进一步的分析，是以六经辨证为主，或卫气营血三焦辨证，如属内科杂症或外感，多以六经辨证为要；如属四时外感疾病，多以卫气营血三焦辨证为据，详加分析，组方用药。

四、牢记气血津液是人体生命的物质基础

自然万物的辨证关系是物质与运动的关系，人体作为一个有机的整体，除了脏腑的生理功能之外，还需要各种物质的存在来保证其正常的生理功能以及正常的生命活动，而这些物质主要就是气血津液等。

气血津液与脏腑之间的辨证关系紧密相连，比如气虚主要表现为气的推动、固摄、防御、气化功能减退，相关的脏腑包括心肝脾肺肾等；津液证候则表现为津液亏虚或运化障碍等，相关脏腑包括肺脾胃肝肾等。因此气血津液作为人体生命活动的物质基础，依其各自的生理功能和病理特点，临床表现各不相同，所以必须牢记他们的生理功能，病理特点，在临床中分清他们之间的关系，或虚或实，或强或弱，结合脏腑的生理功能特点及其之间的相互关系，或补或养，以复平衡，达到痊愈的目的。

五、抓住经方指导，突出药物特性，提高临床疗效

经方、名方具有配伍严谨、用法精当、疗效确切等特点，因此受到历代医家的推崇和应用。然而，由于每人对经方名方的病因病机认识不同，在临床应用过程中会有不同的体验，因此，对于经方名方的应用，孙彬教授认为在明确诊断、辨证分析、提出治疗法则的前提下，选择中医治疗疾病，首先要选好方剂，或经方，或时方，严格遵守君臣佐使的组方原则，充分体现中医理法方药的合理性、论理性、说理性，丝丝入扣；其次要结合中药寒热温凉四性、归经、功能、主治、用法，突出所选药物的特性，结合患者体质，具体辨证情况，与自己的临床经验相结合，才能达到事半功倍的功效；第三千万不能盲目的、无目的的广露原野之术，杂乱投药，目无纲纪，贻误病情。

因此，对于临床的多样性、多变性和复杂性，需要熟读经典，充分掌握中医基础理论和中医辨证论治方法，注意衷中参西，不可以拘泥于中医理论而排斥现代医学，注意临证的多变性、个体差异、地域差异、季节变化等，从经典、现代医学及个人经验综合分析进行辨证论治。

对临床常见疾病的认识

一、对消渴病（糖尿病）的认识

（一）学术观点

消渴病（糖尿病）是目前临床常见的一种慢性病，我国成人发病率达到了

11.6%，而且其急慢性并发症是致死致残的重要危险因素，因此对于消渴病（糖尿病）的防治非常重要，而中医对于该病的防治起着举足轻重的作用。

孙彬教授对于消渴的认识，始于病名。消渴之名，始建于《内经》，首先谓“二阳结谓之消”，并提出“五脏皆柔弱者，善病消瘅”，以及“胃热则消谷，谷消故善饥”的理论，同时认为它的发病因素与体质肥胖和过食肥甘有关，并根据本病的发病原因及临床证候的不同，而有“消渴”“消瘅”“膈消”“肺消”“消中”等名称。

对于消渴病病因病机的认识，历代大多从三消进行辨证，口渴多饮者为主者辨为上消，多食易饥为主者辨为中消，小便频多者辨为下消。病因认为与先天禀赋不足、饮食不节、情志失调及劳欲过度有关，病机特点为阴津亏损、阴虚燥热，以阴虚为主，燥热为标，病变脏腑在肺、脾、胃、肾。这些观点目前仍在指导着临床，而且临床上不管是有明显三消症状的患者，还是无明显“三多一少”症状的患者，都会有阴虚燥热的表现。在临床只是有程度上的差异，而且大多数糖尿病患者随着病程进展，多具有神疲乏力、气短身困、虚胖、足踝浮肿或日渐消瘦、容易感冒等正气虚弱的征象，因此经多年的临床研究，作者结合古代众多医家论述，认为“阴虚燥热”是糖尿病发病的实质，“滋阴清热、生津止渴”可以贯穿于消渴病的治疗。

由于现在的糖尿病患者以典型的“三多一少”为主诉就诊者并不太多，大多数糖尿病患者罹患疾病数年而不知。早期的轻度症状未加重视或无明显症状，仅是在健康体检、或就诊其他疾病、或出现并发症时才被确诊。还有相当一部分患者就诊时经过胰岛素或口服降糖药治疗后，控制不达标或虽然血糖、尿糖控制比较理想，但患者主观症状仍未消除而求治于中医。对此类患者，见诸临床表现各异，如果再单纯按照中医传统的“滋阴清热法”治疗是不符合临床实践的，必须另辟蹊径，中西合参，辨病与辨证相结合。

随着社会生活水平的提高，现代人生活方式不健康，加上社会压力、生活压力日益增大，这些因素都进一步损伤脾胃功能，脾主运化，《黄帝内经》：“饮入于胃，游溢精气，上输于脾，脾气散精，上归于肺，通调水道，下输膀胱，水精四布，五经并行。”脾脏可以把饮食转化为水谷精微和津液进行吸收，并且能够输布到全身各个脏腑。脾胃运化功能失职，水谷精微和津液吸收障碍，日久脏腑阴津亏损，脾主肌肉四肢，肌肉失于滋养，可见肌肉瘦削，日久肾虚失养，通调水道失职，临床可见胰岛素抵抗以及胰岛细胞功能下降等，使得血糖难以控制。明代李梴《医学入门·消渴》也曾明确指出："治渴初以养肺降心，久则滋肾养脾……然心肾皆通于脾，养脾则津液自生。”从而体现出健脾养脾治疗消渴的重要性，而《备急千金要方》消渴门载方32首(单方不计)，其中用人参6方、用黄芪2方、参芪合用2方，即31%的方子中都用了人参或黄芪，更加突出益气健脾的重要性。鉴于脾在运化中的重要性和消渴病发病的重要性，孙彬教授提出了“脾肾虚是消渴病不能治愈的根本”的观点，发表了《从脾论治糖尿病浅析》《再论糖尿病从脾论治》等文章，提出了糖尿病的治疗以“益气健脾”为主的治疗原则。

消渴日久可发生血脉瘀滞，临床可见肢体麻木、刺痛、视物模糊、心悸胸闷、胸痛、眩晕、尿浊或有泡沫、水肿等，甚至出现阴损及阳的表现，均为消渴变证，即糖尿病并发症，因此提出了“瘀血”是并发症的基础的观点。现代医学认为并发症的发生与高糖毒性、高脂毒性引起的血管硬化、血管内皮损伤、炎症因子过度表达有关。古代医学也有发现消渴的发病与瘀血有关，瘀血可以导致消渴，消渴日久又可产生瘀血。如《灵枢·五变》中说“其心刚，刚则多怒，怒则气逆，胸中蓄积，血气逆流，髋皮充肌，血脉不行，转而为热，热则消肌肤，转为消瘅。”指出消渴是因大怒气逆，气血不畅，瘀血内停，蓄而化热，灼伤阴津则浓缩，黏稠不畅，日久可以产生瘀血。

关于瘀血发渴的机理，唐荣川在《血证论》一书中论述也很明确："瘀血在里则口渴，所以然者，血与气本不相离，内有瘀血，故气不得通，不能载水津上升，是以发渴，名曰血渴，瘀血去则不渴矣。”虽然古代的消渴不完全等同于现在的糖尿病，然而古人的这些认识对于研究糖尿病并发症不无启发，而糖尿病发展到一定程度，尤其是合并慢性血管及神经病变等伴有瘀血表现，诸如肢体疼痛、麻木、皮肤颜色青紫、心前区疼痛、疼处固定不移、面部晦暗、半身不遂、妇女闭经、舌质紫暗，有瘀血斑、瘀点，舌下脉络青紫、怒张等，结合现代研究，血瘀与糖尿病血管病变关系密切，瘀血是形成血管病变的重要病理基础，所以提出“血瘀是糖尿病并发症的关键、活血化瘀是治疗糖尿病并发症的重要法则”。

（二）治疗

1. 治疗原则

本病由于阳明热盛、蕴结化燥，消灼肺胃之津液或肾燥精虚所致，在治疗上，上消以清热润肺、生津止渴，中消以清胃养阴，下消以滋阴补肾为基本原则。但从近几十年的临床来看，由于糖尿病知识的提高和普及，西医诊断标准的不断进步与更新，发病率的逐年增高，若临床患者的三多症状不明显，按中医分型辨证治疗较困难，又难以掌握和普及。所以孙彬教授根据中医对本病基本病理和治则，进行大量患者临床疗效观察，拟出了治疗糖尿病的基本方剂为基础，根据西医诊断标准、血脂等情况，结合临床证候，对不用西药、单用中药治疗，或已用西药治疗、再加用中药治疗的患者进行疗效观察，总结出中药治疗不仅有降糖作用，且在并发症的治疗上更有优势。

（1）基本方组成：生黄芪 30 g，太子参 15 g，生白术 15 g，生山药 15 g，茯苓 15 g，生地 15 ～ 30 g，麦冬 15 ～ 30 g，生石膏 15 ～ 30 g，知母 10 ～ 15 g，砂仁 6 ～ 10 g，佩兰 30 g，黄连 6 ～ 15 g，天花粉 15 g，甘草 6 g。

（2）方义分析：生黄芪性甘温，入脾胃肺经，有益气健脾之效，生山药有健脾生津之效，又可以补益肺肾，两者益气健脾生津止渴，共为君药；太子参益气养阴，白术、茯苓健脾祛湿，同时辅助君药健脾益气养阴生津，共为臣药；消渴病阴虚燥热是发病的本质，故生地、黄连、麦冬、花粉、石膏、知母滋阴清热润燥以为佐，砂仁、佩兰和胃化湿，同时防止养阴药滋腻脾胃之弊，共为佐，甘草调和诸药以为使，纵观全方，有益气健脾、养阴生津、化湿清热之效。

1）对于糖尿病前期的患者，早期的轻度糖尿病患者，代谢综合征患者，有轻度乏力、疲劳、口干或口渴、眼干或无症候者，FBG 6.5 ～ 7.8 mmol/L，PBG 8.5 ～ 11.0 mmol/L 之间，TCH，TG，LDL 稍高者，临床应用此方，每日 1 剂，水煎 500 ～ 600 mL，分 2 次服，1 月为 1 个疗程，大多病例 1 ～ 3 月，多则 6 个月，化验指标可正常，症状消失。延缓数年或数十年发展糖尿病，中间有反复者，仍如法治之，又可痊愈；如血脂较高者，可加何首乌 15 g，山楂 10 ～ 15 g，决明子 10 ～ 15 g，丹参 30 g。可研粉，10 g，每日 2 次，冲服。或服脑脉泰胶囊，3 粒，每日 3 次，连服 1 ～ 3 月。

2）肝性糖尿病患者：患有重度脂肪肝，或肝功能异常，或病毒性甲型肝炎后早期肝硬化，或病毒性乙型肝炎活动期或稳定期，或伴 HBV-DNA 异常，伴服抗病毒药物患者，又患有糖尿病，均可拟上方辨证加减治疗。因肝病再用西药降糖进一步损伤肝脏，对患者或就诊者，根据肝功、血糖、血脂及糖化血红蛋白等情况，上方可加：茵陈 30 g，败酱草 30 g，砂仁 6 ～ 10 g，醋白芍 15 g，香附 6 ～ 10 g，柴胡 10 ～ 15 g 等药，既可改善症状，又可降糖、降酶、降脂，使肝功恢复正常，控制血糖达到较低水平或正常。

3）服用双胍类、磺胺类、瑞格列奈类及葡萄糖甘酶抑制剂等降糖药物，血糖血脂难降者：守上方辨证加减，血糖、HbA1c 可控制达标且症状缓解者屡见不鲜。

（3）应用体会：中药不仅可以防治糖尿病，还能改善症状，延缓或阻止糖尿病的发生，防止并发症的发生和发展。在血糖控制方面，中药相对较弱，但只要未用西药的患者，部分患者用中药降糖效果较明显，为什么先用西药的患者停用西药单用中药治疗疗效差？待进一步共同研究。中药可减少西药的用量和种类，但至今为止，还没有发现哪一种中药或方剂可以替代胰岛素。所以，对于糖尿病前期、早发现的糖尿病患者可以考虑先用中药治疗，通过中药的辨证施治将糖尿病控制在糖耐量异常等萌芽阶段，阻断病情进展，部分患者甚至可完全恢复正常。对于中晚期慢性患者，在西医血糖控制不理想，不能达标的情况下，或有如口干、口渴、尿频、乏力等症，一定要加用中药治疗，既可以改善症状，又可以降糖达标，减少西药及胰岛素的用量。对一些中晚期出现明显并发症如蛋白尿、血管神经病变等一定要加用中药治疗，往往比单纯使用西药治疗效果更佳，从而发挥中西医结合治疗糖尿病的优势。

2. 辨证论治

以益气健脾为基础，结合患者的不同临床特征，从 5 个方面进行辨证论治，主要包括以下内容。

（1）有热邪偏重、伤津耗液者，治以益气健脾、清热泻火法：以四君子汤、白虎加人参汤加减。四君子汤益气健脾，白虎加人参汤有清热、益气、生津之功效，用于火热迫肺、上消多饮者。二方合用，则益气健脾、清热生津。常用药物：人参 6 ～ 15 g，生白术 10 ～ 15 g，茯苓 10 ～ 30 g，生山药 15 ～ 30 g，生栀子 10 ～ 15 g，生石膏 15 ～ 60 g，知母 10 ～ 15 g 等，扶正祛邪，邪正兼顾为主。

（2）有阴津亏损、口干口渴者，治以益气健脾、养阴生津法：以黄芪汤、玉泉丸加减。黄芪汤源于《瘟疫论》，有健脾益气、养血固表之效。玉泉丸源于《仁斋直指》，有养阴生津，止渴除烦，益气中和之效，二方合用，则可益气健脾、养阴生津、止渴除烦。常用药物：生黄芪 15 ～ 50 g，白干参 10 ～ 15 g，北沙参 15 ～ 30 g，石斛 15 ～ 30 g，西洋参 6 ～ 10 g，生地 10 ～ 30 g，麦冬 15 ～ 30 g，花粉 15 ～ 30 g，玄参 10 ～ 30 g，葛根 15 ～ 30 g 等益气健脾、养阴生津。

（3）有肾阴亏虚、腰膝酸软者，治以益气健脾、补肾填精法：以归脾汤、参苓白术散、六味地黄汤加减。归脾汤益气健脾、补血养心；参苓白术散补脾胃，益肺气；六味地黄汤滋阴补肾；诸方合用，益气健脾，补肾填精，同时兼顾肺脾胃肾上中下三焦，五脏相关，生生不息。常用药物：红参 6 ～ 15 g，白术 10 ～ 15 g，云茯苓 15 ～ 30 g，山药 15 ～ 30 g，山萸肉 10 ～ 15 g，五味子 10 g，熟地 15 ～ 30 g，泽泻 10 ～ 15 g，何首乌 15 ～ 30 g，肉苁蓉 15 ～ 30 g，益智仁 10 ～ 15 g，桑螵蛸 10 ～ 15 g。

（4）有形体肥胖、肢体困重者，治以益气健脾、芳化和中法：以七味白术散、兰香饮子加减。七味白术散源自《小儿药证直诀》，具有健脾益气，和胃生津之功效；兰香饮子源自《张氏医通》，“此五脏之溢也。名曰脾瘅。治之以兰，除陈气也。兰香饮子……中消，脾液上乘口甘者，兰香饮子”，有芳香化湿、滋阴除热之效，二方合用，益气健脾、芳化和中、滋阴清热。常用药物：党参 15 ～ 30 g，苍术 10 ～ 15 g，云苓 10 ～ 15 g，山药 15 ～ 30 g，花粉 10 ～ 15 g，藿香 10 ～ 15 g，木香 6 ～ 10 g，佩兰 15 ～ 30 g，蔻仁 6 ～ 10 g，砂仁 6 ～ 10 g，紫苏 10 ～ 30 g，薏苡仁 15 ～ 30 g 等。

（5）有肢体麻木、血脉瘀滞者，治以益气健脾、活血化瘀法：以四君子汤、桃红四物汤、逐瘀汤之类加减。四君子汤益气健脾，桃红四物汤、逐瘀汤活血化瘀。脾胃为气血生化之源，气能生血、气能行血，诸方合用，则可益气健脾、活血化瘀。常用药物：人参 6 ～ 15 g，白术 10 ～ 15 g，云苓 15 ～ 30 g，山药 15 ～ 30 g，当归 15 ～ 30 g，赤芍 10 ～ 15 g，白芍 15 ～ 30 g，川芎 10 ～ 30 g，丹参 15 ～ 30 g，桃仁 10 ～ 15 g，红花 6 ～ 15 g，鸡血藤 15 ～ 30 g，三七粉 1 ～ 2 g，水蛭 10 ～ 15 g 等。

应用体会：随着人们生活水平的不断提高，膏粱厚味、伤脾败胃则多，当前就大多数患者而言，从临床表现来探讨，若视其燥热伤阴而概以寒凉泻火之药则内热未除，中寒复生，脾气益虚，形成恶性循环。因此，在临床上我们主张“从脾论治、益气健脾”作为该病治疗的一项基本治疗法则，结合《备急千金要方》消渴门对消渴病治疗的用药载方（前文已阐述）以及明代李梴《医学入门·消渴》的记载“治渴初以养肺降心，久则滋肾养脾……然心肾皆通于脾，养脾则津液自生。”所以根据临床症状，辅以清热、滋阴、泻火、和中、益肾、涩精等以滋其化源，常应用五法辨证治疗，可以使血糖达标、缓解或消除症状，稳定血糖，提高患者的生活质量，疗效比较满意。

3. 临床对于常见症状的治疗

（1）面部烘热或全身燥热、烦躁、失眠等，多具有肝风内动、肝阳上亢的表现，在辨证论治的基础上，合镇肝熄风汤加减。常用药物：生白芍 15 ～ 30 g，天冬 15 ～ 30 g，川牛膝 15 ～ 30 g，代赭石 15 ～ 30 g，茯苓 15 ～ 30 g，麦芽 15 ～ 30 g，玄参 15 ～ 30 g，川楝子 10 ～ 15 g，龟甲 10 ～ 30 g，茵陈 15 ～ 30 g，生龙牡 15 ～ 30 g，茯神 15 ～ 30 g，炒枣仁 15 ～ 30 g，生栀子 10 ～ 15 g。

（2）皮肤瘙痒：临床以阴虚燥热为主者，予以滋阴止痒，在辨证论治的基础上，加生地 15 ～ 30 g，白芍 15 ～ 30 g，枸杞 15 ～ 30 g，酒萸肉 15 g，临床以血虚为主者，予以补血祛风止痒，加丹参 30 g，当归 15 g，川芎 15 g，地龙 9 ～ 15 g；临床以湿热为主者，予以清热燥热止痒，加黄柏 9 ～ 12 g、苍术 6 ～ 9 g、苦参 6 ～ 9 g、薏苡仁 15 ～ 30 g 等。对于上述各原因所见的瘙痒，均可加白蒺藜 10 ～ 15 g，地肤子 15 ～ 30 g，白藓皮 10 ～ 15 g，防风 10 g，芦根 15 ～ 30 g，蝉蜕 10 g 等药。

（3）身困、面部虚浮、下肢足踝浮肿或水肿：临床以脾虚湿盛为主者，在辨证论治的基础上，加黄芪 15 ～ 30 g，薏苡仁 15 ～ 30 g，白术 15 g，茯苓 15 ～ 30 g；临床以湿热内蕴为主者，加车前子 30 g，泽泻 15 ～ 30 g，鱼腥草 15 ～ 30 g，滑石 15 ～ 30 g；临床以脾肾阳虚为主者，加淫羊藿 15 ～ 30 g，附子 10 ～ 15 g，肉桂 15 ～ 30 g，肉苁蓉 15 ～ 30 g。对于上述各种证型，均可参考泽泻 15 ～ 30 g，茯苓皮 15 ～ 30 g，猪苓 15 ～ 30 g，大腹皮 15 ～ 30 g，冬瓜皮 15 ～ 30 g，防己 10 g，车前子 15 ～ 30 g，桂枝 6 ～ 10 g，椒目 3 ～ 6 g 等药物进行加减应用。

（4）尿黄、尿急、尿频、尿痛：尿黄或赤，多以实证为主，与长期血糖控制不佳，加之嗜食肥甘厚味，酿生湿热，下注膀胱所致，在辨证论治的基础上，可酌加生地 15 ～ 30 g，木通 10 g，竹叶 100 g，扁蓄 15 g，瞿麦 15 g，滑石 15 ～ 30 g，金钱草 30 g，白茅根 15 ～ 30 g，车前子 15 ～ 30 g，鱼腥草 15 ～ 30 g，蒲公英 15 ～ 30 g，以清热利湿通淋。

（5）夜尿频多或淋漓不尽失控：临床多以虚症为主，主要因为久病不愈，伤及正气，脾肾两虚，固摄失职，导致淋漓不尽、夜尿频多等，故在辨证论治的基础上加桑寄生 15 ～ 30 g，益智仁 10 ～ 15 g，桑螵蛸 10 ～ 15 g，或可加补中益气汤、金匮肾气丸等。

（6）女性会阴部瘙痒：由于女性患者特殊的生理结构，前后二阴距离较近，容易发生泌尿生殖系统感染，导致会阴部瘙痒，临床可采用内服加外洗方法，内服在辨证基础上，加黄柏 9 ～ 12 g，苦参 6 ～ 9 g，苍术 9 ～ 12 g 等以清热燥湿、杀虫止痒，外洗用苦参 30 g，蛇床子 30 g，黄柏 30 g，川椒 10 g，明矾 10 g，二花 30 g，会阴部熏洗有效。

（7）大便干燥、便秘：临床有虚实之分，实证者，多有肝胃郁热，可选大柴胡汤加减；虚症者，阴虚燥热为本病的本质。所以对于阴虚燥热、大便不通者，在辨证论治的基础上，加白芍 15 ～ 30 g，生地 15 ～ 30 g，酒萸肉 15 g；气虚无力推动者，重用黄芪 30 ～ 60 g，酒苁蓉 30 g，血虚便秘者，加四物汤补血通便；阳虚便秘者，加肉苁蓉 15 ～ 30 g，牛膝 15 ～ 30 g，附子 10 ～ 15 g。对于所有便秘患者，均可加火麻仁 10 ～ 15 g，郁李仁 10 ～ 15 g，何首乌 15 ～ 30 g，当归 15 g，莱菔子 13 ～ 30 g，决明子 15 ～ 30 g，或加导泻药番泻叶 3 ～ 6 g，大黄 6 ～ 10 g。

（8）血糖顽固不降：重用白虎加人参汤，据日本汉医药典研究，该方有明显的降血糖作用；如患者肥胖、痰湿热内蕴者，往往具有明显的胰岛素抵抗，重用芳香化湿、燥湿化痰等药物，如苍术、佩兰、薏苡仁、木香、天竺黄、胆南星、藿香等；减肥重用木瓜、竹茹；而肥胖患者往往具有脾肾阳虚、痰湿内蕴的表现，临床可加黄芪、附子、桂枝、茯苓等益气健脾、温阳化气。

（9）阳事减退或阳痿：临床注意阴阳虚实、脾肾气血亏虚、下焦湿热、肝气郁结等情况。偏于阳虚者，酌选右归饮加减，偏于阴虚者，酌选左归饮加减。气血亏虚者，酌选归脾汤加减，下焦湿热者，酌选龙胆泻肝汤加减。肝气郁结、疏泄失职者，酌选逍遥散加减，同时临床可加仙茅、淫羊藿、阳起石、海狗肾等助阳之物，但不可因为阳事不举而一味助阳，导致津液暗耗，加重阴津亏损，临床注意阴中求阳，则阳得阴助而生化无穷；阳中求阴，则阴得阳升而泉源不竭。

（10）对于有低血糖反应者，患者往往有心慌、出汗的表现，汗为心之液，血汗同源，脾为气血生化之源，故治疗上加益气健脾、养阴生津、敛汗的药物，如黄芪、茯苓、白术、太子参、石斛、酒萸肉、五味子等。

4. 糖尿病慢性并发症的治疗

（1）合并心血管病变：中医属于“胸痹”“心悸”范畴，临床多以气阴两虚、痰瘀互结、瘀血内阻、阳虚血瘀为主，根据其不同证候特点选方用药，同时结合瘀血是糖尿病并发症的基础的病机特点，活血化瘀治疗需贯穿其中。孙彬教授临床上常用加味丹参饮、瓜蒌薤白半夏汤、血府逐瘀汤、生脉饮等加减进行辨证论治，其中加味丹参饮不仅对于冠心病、心绞痛、心律失常有明显疗效，而且对于各种胃炎有很好效果，尤其对于血瘀气滞患者，效果更为明显。药用丹参、川芎、桃仁、红花、香附、元胡等。该方会在后文予以具体阐述。

临床辨证为痰瘀互结者，予以瓜蒌薤白半夏汤加减：药用全瓜蒌10～20 g，薤白10～15 g，半夏9～12 g，红花15 g，丹参15～30 g，川芎10～15 g，元胡10～15 g。其中薤白作为治疗胸痹要药，有通阳散结、行气导滞的功效，有研究建议用量宜大，孙彬教授在临证中对于薤白的剂量把握根据患者症状的轻重，最大剂量用至30 g，效果明显。

辨证为气阴两虚者，予以生脉饮加减，药用人参10～15 g，黄芪15～30 g，麦冬15 g，玉竹10～15 g，对于气阴两虚患者，临证时应注意气虚、阴虚均可导致瘀血阻滞，进一步导致心脉失养、心阳不振，故加肉桂10～15 g，五味子9～12 g，丹参15～30 g，当归10～15 g等以温通心阳、活血化瘀，同时要注意收敛心气。

辨证为瘀血内阻者，予以血府逐瘀汤加减：药用桃仁9 g，红花15 g，川芎15 g，赤芍15 g，当归10～15 g，生地10～15 g，柴胡9～12 g，桔梗10～15 g，枳实10～15 g，降香9 g，元胡10～15 g。临证中注意活血化瘀药物应用，应注意照顾脾胃，同时血瘀则气滞，注意理气行血等。

辨证为阳虚血瘀者，予以参附汤加减：药用人参15～30 g，附子10～15 g，肉桂15～30 g，丹参15～30 g，川芎15 g，地龙10～15 g，山萸肉15 g，熟地10 g，补骨脂10～15 g。临证应注意阳虚寒凝，瘀血阻滞，气机不畅，所以应加入理气活血之药，同时应注意温阳之品容易伤及阴液，所以注意固阴液，温养肾气。

注意：糖尿病合并心绞痛、心律失常患者，由于长期高血糖状态，容易导致心脏神经损伤，患者对于疼痛敏感性下降，临床症状不典型，导致临床忽略患者病情。如果患者症状不能有效缓解，注意进行心电图、心脏彩超、冠脉CTA检查，必要时行冠状动脉介入治疗。

（2）合并脑血管病变：中医属于“中风”“眩晕”“偏枯”“头痛”范畴，该病病理因素包括风、火、痰、虚、瘀、气等，病机乃因上述病理因素痹阻脑脉，导致神机失用而发，本病具有本虚标实、上盛下虚的临床特点。

孙彬教授对于眩晕、头痛、高血压、肢体震颤等有中风先兆或者肢体活动受限、语言謇涩，中风中经络者，辨证为肝阳上亢者，予以天麻钩藤饮加减：药用天麻 10 ～ 15 g，钩藤 15 ～ 30 g，石决明 15 ～ 30 g，白芍 30 g，川牛膝 15 ～ 30 g，杜仲 15 g，桑寄生 15 g，黄芩 9 ～ 12 g，栀子 9 ～ 12 g，菊花 15 ～ 30 g，夏枯草 15 ～ 30 g，茯神 30 g，首乌藤 30 g。临证同时应注意活血化瘀药物应用，如地龙 10 ～ 15 g，川芎 10 ～ 15 g，葛根 15 ～ 30 g 等。

辨证为痰浊中阻、上蒙清窍者，予以半夏白术天麻汤加减：药用半夏 9 ～ 12 g，白术 10 ～ 15 g，天麻 10 ～ 15 g，薏苡仁 15 ～ 30 g，茯苓 15 ～ 20 g。临证时应注意活血通络药物应用，如地龙 10 ～ 15 g，葛根 15 ～ 30 g，川芎 10 ～ 15 g。如果有眩晕呕吐，视物旋转，可予以代赭石 15 ～ 30 g，旋覆花 10 g，竹茹 9 ～ 12 g，胆南星 9 ～ 12 g，生姜 10 ～ 15 g 等加减应用。

辨证为肝阴亏虚、肝阳上亢、肝风内动者，予以镇肝熄风汤加减：药用白芍 30 g，天冬 15 ～ 30 g，川牛膝 15 ～ 30 g，麦芽 15 g ～ 30 g，代赭石 30 g，玄参 15 g，川楝子 10 g，龟甲 10 g，茵陈 15 ～ 30 g，龙骨 30 g，牡蛎 30 g，茯神 30 g，枣仁 30 g。

对于中风后遗症者，孙彬教授常用以补阳还五汤加减：黄芪 30 ～ 60 g，川芎 15 g，地龙 10 ～ 15 g，红花 15 g，当归 15 g，桃仁 10 g，葛根 15 ～ 30 g。因本病基本病机为气虚血瘀，故临证时重用黄芪，因气为血之帅，气能生血、行血，气行则血行，黄芪最大量可用至 120 g，临床往往起到良效。同时临床根据患者病起，可以酌加桑枝、桑寄生、鸡血藤、白附子、石菖蒲、远志、全虫、白僵蚕、功劳叶、千年健、狗脊等药进行加减应用。

（3）合并肾病：属于中医“水肿”“虚劳”等范畴，乃是消渴日久，伤及肺、脾、胃、肾等功能，瘀血内阻，固摄失职，通调水道失职导致本病发生。该并发症治疗漫长，需医患合作，树立信心，延缓向终末期肾病的发展，本病病机复杂，治疗棘手，如辨证准确，也有不少病例治愈或者延缓生命，令人满意。

孙彬教授对于糖尿病肾病早期、微量蛋白尿患者，依旧注重从补益脾肾入手，同时注意活血化瘀及固本培元治疗。主要药物：生黄芪 30 ～ 60 g，生山药 15 ～ 30 g，益母草 15 ～ 30 g，白茅根 30 g（鲜者可用 50 g），芡实 10 ～ 15 g，金樱子 10 ～ 15 g，虫草等益肾固本药。

方义分析：糖尿病合并肾病，中医病理变化多，久病不愈，伤及肺、脾、肾功能，导致瘀血内阻，脾肾固摄失职，精微下注而发。故黄芪益气健脾、养阴生津，同时黄芪入脾、肺经，脾为后天之本，健脾可以滋补先天肾脏。另外脾脏五行属土，培土生金，可进一步补养肺脏，而金水相生，又进一步滋养肾脏，固护肾脏功能。山药入肺、脾、肾经，不燥不腻，有健脾补肺、益胃补肾、固肾益精等功效，二者共为君药。芡实入肾、脾经，有补中益气、固肾涩精之功效，金樱子酸甘涩，归肾、膀胱、大肠经，有涩精气、止遗泄、补虚涩精之功效，既可以补益肾精，又可以减缓精微蛋白下注，与芡实进一步补益肺脾肾功能，为臣药。久病入络，可见瘀血，且益母草入膀胱经，有利水作用，对于久病入络、循环不好，且肾虚水肿者，可起到活血利水作用；消渴日久，阴津亏损，阴虚燥热，经络受灼，故白茅根清热凉血、活血利尿，与益母草为使。虫草费用较贵，可根据患者经济情况，长期服用，益肾固本。纵观全方，有补益脾肾、益肾固摄、凉血逐瘀之效。

（4）糖尿病肾病有蛋白尿、血尿、轻度肾功能异常者：加白茅根 30 ～ 50 g 或鲜者 300 g，小蓟 15 ～ 30 g，侧柏叶 15 ～ 30 g，生地榆 30 ～ 50 g。

临床自拟消蛋止血方，对于糖尿病肾病蛋白尿、血尿患者及肾炎患者，临床效果明显。药物组成：生黄芪 30 g，生地 30 g，竹叶 10 g，焦栀子 12 g，生地榆 15 ～ 30 g，茜草 15 g，益母草 15 ～ 30 g，泽泻 10 g，小蓟 15 ～ 30 g，山萸肉 15 g，五味子 10 g，甘草 6 g。

方义分析：孙彬教授主张从脾论治糖尿病，脾为后天之本，气血生化之源，故用黄芪以益气健脾，同时通过后天健运而补益先天肾脏，为君药；消渴日久，脾肾益亏，阴虚燥热，脾肾虚导致固摄失职，精微下注，可见蛋白尿、血尿，故生地以滋阴清热，凉血止血，山茱萸补益肝肾，酸涩收敛，防止精微下注为臣药。孙彬教授认为阴虚燥热为本病的本质，阴虚燥热，破血妄行，可见血尿，焦栀子、生地榆、茜草、小蓟等清热凉血止血，久病入瘀，益母草活血化瘀，同时止血而不留瘀，为佐药;五味子入肺肾经，生津止渴，强阴益阳，生气除热，滋补肺肾,也有金水相生之意,酸敛收涩,辅助酒萸肉固肾,进一步防止蛋白丢失，亦为佐药；泽泻入肾经，除湿热、通淋浊，行水而降火，泽泻原善滋阴，肾中水湿之气乃所食水谷不化精而化火，此乃湿热之邪火，邪火不去，则真火不生，真火不生，则真水不生，故泽泻行水而降火，与上药共为佐药。甘草调和诸药以为使，诸药合用，有健脾固肾、滋阴清热、活血止血之效。

对于消蛋止血方的临床应用，效果最快者 15 剂，慢者 100 余剂，蛋白尿、血尿等可缓解。

（5）合并周围神经病变：中医属于“痹病”“痿证”等范畴，临床以气虚血瘀为主者，予以补阳还五汤加减。经验应用基本等同中风后遗症气虚血瘀者。同时可加鸡血藤、丝瓜络、海风藤、威灵仙以活血温经通络等。临床以瘀血痹阻为主的，予以血府逐瘀汤加减，临证时应注意大量应用活血化瘀药物，予以固护胃气，同时加温经通络药物应用，对于瘀血更为严重者，可加虫类药物以活血破瘀，入水蛭、全虫、蜈蚣等。痹症日久，血脉不荣，筋脉迟缓，萎软无力，又可转换为痿证，多与气滞血瘀痰凝、肝肾阴虚有关，故治疗上需益气活血、化痰祛瘀、滋补肝肾，药用黄芪、当归、川芎、白芍、牛膝、地龙、红花、鸡血藤、半夏、浙贝、杜仲、桑寄生、山萸肉等。同时前人又有“治痿独取阳明”之说，故治疗上同时注意调理脾胃、清胃火、祛湿热以滋养五脏，药用薏苡仁、山药、麦芽、人参、白术、茯苓、砂仁、黄柏、石膏等，可以随症加减。对于合并有周围神经病变者，中药熏洗治疗亦可起到明显疗效，主要选用活血化瘀、温经通络之品，药用苏木、红花、丹参、葛根、鸡血藤、桂枝、海风藤等。熏洗双足需注意水温不可过高，一般控制在 40 ℃以内，熏洗时间不宜过长，一般控制在 30 分钟以内，同时注意足部清洁干燥，防止磕碰烫伤等。

注意：对于轻症的周围神经病变患者，临床控制血糖加上中医辨证治疗，即可起到明显效果，对于重症患者，需要中西医结合治疗，尤其有坏疽倾向的患者，注意密切观察病情变化，尽量减少患者病痛及截肢风险。

（6）合并视网膜病变：属于中医“云雾移睛”“视谵昏渺”“暴盲”等范畴，孙彬教授认为糖尿病视网膜病变中医发病特点以虚为本，因为阴虚燥热是消渴病的发病基础，阴虚进一步可引起气虚、气阴两虚、阳虚、阴阳两虚等，同时会导致瘀血、痰浊等，临床有虚、有实、虚实夹杂等表现。故孙彬教授对于糖尿病视网膜病变主要从阴虚燥热兼血瘀、气阴两虚兼血瘀、肝肾阴虚兼血瘀、阴阳两虚兼血瘀等进行辨证论治。

对于阴虚燥热兼血瘀者，予以滋阴润燥、活血化瘀，药用生地、黄连、葛根、白芍、沙参、麦冬、川芎、三七粉等。

对于气阴两虚兼血瘀者，予以益气养阴、活血化瘀治疗，药用黄芪、太子参、麦冬、五味子、枸杞子、山萸肉、山药、泽泻、丹皮、丹参、郁金等。

对于肝肾阴虚兼血瘀者，予以滋补肝肾、活血通络，药用熟地、白芍、山药、山萸肉、枸杞、北沙参、当归、三七粉、浙贝等。

对于阴阳两虚兼血瘀者，予以滋阴补阳、化痰祛瘀。药用肉桂、附子、山萸肉、泽泻、山药、枸杞子、茯苓、当归、菟丝子、贝母、花粉、三七粉等。

对于有眼底出血者加大、小蓟各 15 g，茜草 10 ～ 15 g，三七粉 1 ～ 2 g。1 日 2 次，冲服。孙彬教授同时在辨证论治的基础上，注意引经药的应用，因为肝开窍于目，往往在辨证的基础上加清肝明目的药物，如菊花、决明子、夏枯草、黄芩、青葙子、密蒙花等。

应用体会：如前所述，“阴虚燥热”是糖尿病发病的实质，脾肾虚是糖尿病不能治愈的根本，血瘀是糖尿病并发症的关键。

查阅古代文献有关消渴病或糖尿病的治疗中，未发现活血化瘀治疗本病的记载，糖尿病发展到一定程度，尤其是合并慢性血管及神经病变等伴有瘀血表现，诸如肢体疼痛、麻木、皮肤颜色青紫、心前区疼痛、痛处固定不移、面部晦暗、半身不遂、妇女闭经、舌质紫暗，有瘀血斑、瘀点、舌下脉络青紫、怒张等。结合现代研究，血瘀与糖尿病血管病变关系密切，瘀血是形成血管病变的重要病理基础，所以提出“血瘀是糖尿病并发症的关键、活血化瘀是治疗糖尿病并发症的重要法则”。

5. 学术精华

消渴舒丸、活血通络胶囊、实脾软肝丸是本院结合了孙彬教授40多年临床经验和现代研究的制剂，消渴舒丸临床用于2型糖尿病气虚、阴虚及气阴两虚血瘀阻滞型的治疗，临床有益气健脾、养阴生津、清热润燥、滋水除烦之功效；活血通络胶囊临床用于2型糖尿病气阴两虚、血瘀型并发血管神经病变、眼底病变、肾病、冠心病、身痛身痒、糖尿病足、下肢水肿等的治疗，有活血化瘀、益气温经、通络止痛、消滞利尿等功效；实脾软肝丸临床用于急慢性肝炎、肝大、脾功能亢进、肝硬化腹水等脾虚肝郁型肝病的治疗，有健脾疏肝、行气利水、利胆解毒、活血化瘀、散结软坚之功效。其中消渴舒丸的药物组成为红参、山药、天花粉、地黄、麦冬、丹参、山茱萸、泽泻、五味子、黄连等；活血通络胶囊的药物组成为三七、水蛭、川芎、延胡索、黄芪、琥珀、山楂、桂枝、冰片等；实脾软肝丸的药物组成为党参、白术、茯苓、白扁豆、薏苡仁、穿山甲、鳖甲、龟甲、鸡内金、三棱、莪术、延胡索、郁金、香附、柴胡、木香、泽泻、猪苓、桂枝、莲子心、甘草等。消渴舒丸、活血通络胶囊和实脾软肝丸的临床应用会在后文予以具体阐述。

二、对瘿病（甲状腺疾病）的认识

甲状腺疾病属于中医“瘿病”范畴，临床包括“甲状腺功能亢进症”“甲状腺肿大”“甲状腺功能减退”“甲状腺结节”“甲状腺炎”等，属于中医“瘿瘤”“虚劳”“虚损”“痴呆”“胸痹”“心悸”等范畴。其病理因素主要包括痰、气、瘀、毒，上述病理物质壅结于颈部而发为本病，而发生本病的前提往往有长期情志不畅、久郁不舒的特点，同时跟饮食和水土因素又密不可分。《黄帝内经》最早将甲状腺肿统称为“瘿”；《医宗金鉴》曰：“瘿瘤之证，发于皮肤、血肉、筋骨之处。”将其归为瘿瘤；《备急千金要方》提出“石瘿”“气瘿”“五瘿”的名称，将甲状腺功能减退归为“瘿劳”。

（一）亚急性甲状腺炎

1. 学术观点

亚急性甲状腺炎是呼吸道感染了病毒之后进一步损伤甲状腺，是一种急性甲状腺损伤，临床以颈部疼痛、发热或不发热、血沉增快为主要特点。现代医学治疗主要以非甾体类消炎止痛药、糖皮质激素等为主，而糖皮质激素的不良反应往往让患者望而却步。因此孙彬教授结合亚急性甲状腺炎的发病特点，认为其发病的本质首先在于“热毒蕴结”于颈部，导致颈部肿大、疼痛，触痛明显，伴有发热口干，舌红、苔薄黄、脉浮数等。其次在于“肝郁化火”。因为瘿病发病前往往有情绪不畅病史，加上患者诊断该病后如果症状缓解不明显，会导致情绪急躁易怒，肝气郁结，郁而发热，瘿络壅结而发，临床可见颈部肿大，但疼痛有所减轻，伴有心悸汗出、心烦少寐、口苦、舌红、苔少、脉弦数等。最后在于“气阴两虚”。虽然绝大部分亚急性甲状腺炎患者都转归良好，但是会有少数患者炎症反复迁延不愈，伤津耗气，临床可见颈部肿大，疼痛不明显，肢体浮肿，眼睑及面颊虚肿，倦怠乏力，舌红，边有齿痕，苔少，脉细数或细弱等。基本总结了亚急性甲状腺炎患者从疾病开始到最后的病机病理发展特点。

2. 治疗

对于热毒壅结者，予以疏风清热，解毒消肿。孙彬教授临证此证型，擅用银翘散加减治疗，热毒明显者可同时合并五味消毒饮。药用金银花 15～30 g，连翘 10～20 g，牛蒡子 15～30 g，芦根 15～30 g，桔梗 15 g，赤芍 10～15 g，元胡 10～15 g，夏枯草 15～30 g，蒲公英 15～30 g。伴有发热者，可酌加柴胡 10～15 g，生石膏 15～30 g，黄芩 9～12 g，栀子 9～12 g 等，同时注意寒凉伤胃，需要固护胃气。

对于肝郁化火、瘿络壅结者，给予丹栀逍遥散加减。药用丹皮 9～12 g，栀子 9～12 g，白芍 15～30 g，柴胡 10～15 g，黄芩 9～12 g，薄荷 9～12 g，元胡 10～15 g，川楝子 6 g，夏枯草 15～30 g，菊花 15 g，青皮 9 g，荔枝核 6～9 g。

对于气阴两虚者，给予生脉饮加减，考虑患者此时正气亏虚，但余邪未尽，故在补益正气的同时，仍需加入驱邪之品。药用太子参 15 ～ 30 g，黄芪 15 ～ 30 g，麦冬 15 g，五味子 9 ～ 12 g，金银花 15 ～ 30 g，白术 10 ～ 15 g，防风 10 ～ 15 g，夏枯草 15 ～ 30 g，浙贝 10 ～ 15 g 等。

3. 注意事项

亚急性甲状腺炎主要是由于呼吸道病毒感染后进一步损伤甲状腺所致，在一定程度上跟感冒相似，所以一般情况下，多数患者经中医辨证治疗，不需要应用糖皮质激素，7 ～ 10 天内病情可痊愈，但是临床会有少数患者病情反复，单纯中药治疗效果欠佳，则可根据情况给予糖皮质激素联合治疗，同时临证时应注意监测患者甲状腺功能。

（二）甲状腺肿、甲状腺结节

1. 学术观点

甲状腺肿、甲状腺结节属于中医“瘿肿”“气瘿”“瘿瘤”“土瘿”“石瘿”等范畴，其病理因素主要为痰、气、瘀，病机为肝气郁结、水土失宜、饮食失调导致痰凝、气滞、瘀血等壅阻于颈部而发。临床有些患者可以表现为颈部不适、憋胀感、刺痛或胀痛，吞咽不畅，声音嘶哑等，有些患者则无明显表现。孙彬教授结合该病发病特点，主要从痰气交阻、脾虚痰湿、瘀血壅滞等进行辨证。但是应注意的是，该病的发生虽然离不开气滞、血瘀、痰凝等病理因素，但是其发病的内在因素依旧是人体的正气。《内经》:“邪之所凑，其气必虚。”由于正气的亏虚才导致了邪气的侵袭，最终导致该病的发生，因此，在治疗上需要注意对正气的培护，驱邪亦需扶正，不能一味攻伐而忽略人体正气。

2. 治疗

对于痰气交阻患者，其病机为肝气郁结，气机不畅，气不化津，痰湿内生，痰气交阻，壅滞颈部，临床有颈部憋胀、吞咽不畅等表现，予以化痰理气，辅以软坚散结。该类型患者多有情志不畅，肝气郁结，临证选用半夏厚朴汤加减。半夏厚朴汤源于《金匮要略》，主要用来治疗梅核气，其临床表现为咽中如有炙脔，咯之不出，咽之不下，其病机主要为痰气交阻于咽部，导致气滞不畅，与甲状腺结节病机雷同，故给予半夏厚朴汤加减，同时注意酌加软坚散结之药。药用半夏 9 ～ 12 g，厚朴 15 ～ 30 g，茯苓 15 ～ 20 g，苏梗 9 ～ 12 g，玄参 15 ～ 30 g，牡蛎 15 ～ 30 g，夏枯草 15 ～ 30 g，鸡内金 15 ～ 30 g，浙贝 15 g，猫爪草 15 g，皂角刺 15 g，川芎 10 ～ 15 g，郁金 10 ～ 15 g 等。对于有肝郁化火的患者，可酌情加入丹皮、栀子、黄芩、柴胡等药。

对于脾虚痰湿患者，其病机为饮食水土失宜，脾虚失运，酿化成痰，壅阻颈部，临床除了颈部肿大外，尚有有形体肥胖，气短乏力等表现，以健脾化痰为主，辅以活血软坚散结。药用黄芪 15 ～ 30 g，白术 10 ～ 15 g，茯苓 15 ～ 30 g，薏苡仁 15 ～ 30 g，夏枯草 15 ～ 30 g，牡蛎 15 ～ 30 g，浙贝母 10 ～ 15 g，半夏 9 ～ 12 g，白芥子 9 ～ 12 g，三棱 6 ～ 9 g，莪术 6 ～ 9 g，玄参 15 ～ 30 g，生地 15 ～ 30 g 等。

对于瘀血壅滞者，其病机为气虚运行不畅，瘀血内生，壅阻颈部，临床往往有颈部刺痛表现，可伴有憋胀感，触诊甲状腺质地较硬。予以活血软坚，辅以化痰理气。药用当归 10 ～ 15 g，川芎 10 ～ 15 g，生地 15 ～ 30 g，白芍 15 ～ 30 g，丹参 15 ～ 30 g，地龙 10 ～ 15 g，郁金 10 ～ 15 g，夏枯草 15 ～ 30 g，浙贝 10 ～ 15 g，鸡内金 15 ～ 30 g，白芥子 9 ～ 12 g，三棱 6 ～ 9 g，莪术 6 ～ 9 g，川楝子 6 ～ 9 g，延胡索 10 ～ 15 g 等。

孙彬教授治疗甲状腺结节过程中，对于常用的甲状腺药物进行了总结，包括夏枯草、柴胡、郁金、香附、青皮、青木香、陈皮、枳壳、海藻、海螵蛸、浙贝、昆布、猫爪草、白芥子、皂角刺等，同时临证中擅于将三甲散贯穿其中，有加强散结消癥之功，同时对于海藻、昆布类药物，没有明显甲状腺功能亢进者，可以酌情应用。最后在临证中，注意养阴药的应用，养阴药在该病的治疗中能起到软化的作用，同时因为治疗本病大多数为活血散结理气等药物，无形中会破坏人体的正气，而养阴药在软化瘿肿的同时也起到了固护人体正气的作用，可谓一举两得。上述证型，或可服用小金丸 3 个月，大部分病例结节有不同程度的缩小。

3. 注意事项

目前关于甲状腺肿的发病，因为地域因素发病的比率逐渐下降，大多数患者是由于慢性甲状腺炎所致，临证时应注意对慢性炎症指标、甲状腺功能和甲状腺超声进行定期监测，要根据患者的病情变化予以不同防治。甲状腺结节临证需注意结节的变化，必要时需行甲状腺细针穿刺或者手术治疗，不能一味用药而忽略疾病本身的变化，以至于贻误病情。

（三）甲状腺功能亢进症

1. 学术观点

甲状腺功能亢进症多属于中医“瘿病”“心悸”等范畴，临床常表现为心慌、自汗、盗汗、烦热、急躁、乏力、消瘦、手指颤抖等症，其发病前一般具有情志内伤之特点。病机变化为长期忧思不解、化火伤阴，炼津成痰，肝气郁结，气机不畅，痰气、痰瘀相互交结，壅滞颈部，发为本病。所以本病的主要病理因素为气、痰、火、瘀，但是甲状腺功能亢进症是属于代谢亢进的一种疾病，长期久病不愈，容易伤津耗气，加之疾病本身具有化火伤阴之特点，至后期会出现虚像表现，主要表现为气阴两虚、心肾阴虚、肝肾阴虚等。本病病位主要在肝脾，同时与心密切相关，辨证分型主要从肝郁气滞、痰结血瘀、阴虚火旺、气阴两虚进行辨证论治。

2. 治疗

基本方组成：北沙参 30 g，石斛 30 g，麦冬 30 g，玄参 15 ～ 30 g，青皮 10 g，柴胡 10 g，浙贝 10 g，夏枯草 30 g，生牡蛎 30 g，龟甲 10 g，穿山甲 10 g，皂角刺 10 g，郁金 10 g，川芎 15 ～ 30 g，生白芍 15 ～ 30 g，甘草 6 g。

方义分析：本病多有肝气郁结，肝郁化火而伤阴。柴胡入肝胆肺经，有疏肝解郁、清热泻火之效，郁金入心肝肺经，有行气解郁、行气活血之效，与柴胡共伍，疏肝解郁、理气清热，共为君药；肝郁化火，阴津耗损，故沙参、石斛、麦冬、玄参、白芍滋养阴液，共为臣药；肝气郁结，气结成痰，壅滞颈部，故浙贝、夏枯草、牡蛎、龟甲、穿山甲、皂角刺化痰软坚散结，青皮理气止痛，同时又防止诸多滋阴药物滋腻之弊，痰阻气滞，瘀血内阻，川芎血中气药，共为佐药;甘草调和诸药以为使，诸药合用，共奏疏肝清热、养阴泻火、行气化痰、软坚散瘀之效。

对于肝郁气滞者，其病机为肝气郁结，气滞痰凝，肝疏泄失职，水湿内停，痰湿阻滞，瘀血内生，痰气瘀共为病患，壅滞于颈部。临床常有心悸、手抖，情绪急躁，症状随情志变化而波动，舌质淡，苔薄白，脉弦数。治疗予以疏肝理气、化痰活血散结。药用醋柴胡 9 ～ 12 g，白芍 15 ～ 30 g，枳实 10 ～ 15 g，夏枯草 15 ～ 30 g，郁金 10 ～ 15 g，丹参 15 ～ 30 g，龙齿 15 ～ 30 g，葛根 15 ～ 30 g，浙贝 10 ～ 15 g，半夏 9 ～ 12 g，鸡内金 10 ～ 20 g 等。

对于痰结血瘀者，其病机为肝气郁结，气滞成痰，气滞血瘀，痰结血瘀，壅滞颈部而发。临床可见颈部肿大，按之较硬，心悸胸闷胸痛，手抖，舌质淡暗，苔厚，脉滑数。治疗予以化痰活血，软坚散结，药用半夏 9 ～ 12 g，陈皮 15 g，茯苓 10 ～ 20 g，枳实 10 ～ 15 g，浙贝 10 ～ 15 g，丹参 15 ～ 30 g，夏枯草 15 ～ 30 g，鸡内金 15 ～ 30 g，葛根 15 ～ 30 g，薏苡仁 15 ～ 30 g，川楝子 6 g 等。

对于阴虚火热者，其基本病机为肝郁化火日久，肝火旺盛，伤津耗气，阴虚火旺，炼津成痰成瘀，壅滞颈部而发。临床可见颈部肿大，心悸，烦热口干，手抖，睡眠差，形体消瘦等。舌质红，苔薄黄或苔少，脉弦细数。治疗予以滋阴清热、化痰活血散结，药用生地 15 ～ 30 g，沙参 10 ～ 15 g，枸杞子 15 ～ 30 g，麦冬 10 ～ 20 g，葛根 15 ～ 30 g，山萸肉 15 g，玄参 15 ～ 30 g，龙骨 15 ～ 30 g，牡蛎 15 ～ 30 g，白芍 15 ～ 30 g，鸡内金 15 ～ 30 g，丹参 15 ～ 30 g，夏枯草 15 ～ 30 g 等。

对于气阴两虚者，其基本病机为久病不愈，耗损正气，导致气阴两虚。临床表现为颈部肿大，质软，乏力气短，汗出，心悸，失眠多梦，手抖，舌质红少苔，脉沉细数。治疗予以益气养阴、宁心安神，药用太子参 15 ～ 30 g，麦冬 10 ～ 20 g，五味子 10 ～ 15 g，龙骨 15 ～ 30 g，牡蛎 15 ～ 30 g，黄芪 15 ～ 30 g，浮小麦 30 g，山萸肉 10 ～ 15 g，葛根 15 ～ 30 g，龙齿 15 ～ 30 g，丹参 15 ～ 30 g，鸡内金 15 ～ 30 g，夏枯草 15 ～ 30 g 等。

经上述辨证治疗，临床多数患者可缓解或消除症状，可使 FT_3，FT_4，TSH

恢复正常。

3. 注意事项

甲状腺功能亢进症临证时应注意血常规和肝功能监测，对于有粒细胞减少和肝功能损伤的患者，临床应注意对症处理，同时注意监测电解质，尤其是有低血钾的患者。由于甘草及甘草制剂容易导致低钾，所以临床对于有肝功能损伤或者低钾的患者，尽量避免甘草药物的应用。

（四）甲状腺功能减退症

1. 学术观点

甲状腺功能减退症多属于中医“水肿”“虚劳”“五迟”等范畴，病因主要包括情志、饮食水土、外邪及手术创伤等。其主要病机为阳气虚衰，主要包括心脾肾等阳气虚衰，从而导致痰湿水液失于蒸腾气化，津液运行不畅，瘀血内阻，最终导致气滞、痰湿水饮、瘀血等病理因素壅滞于颈部而发。临床表现为神疲乏力、浮肿、表情淡漠、情绪低落、腹胀纳差、面色萎黄等，可伴有贫血，妇女月经紊乱，严重的可引起胸闷、气喘、昏迷等。因此孙彬教授结合甲状腺功能减退症的发病特点，主要从肝郁脾虚、脾肾阳虚、心肾阳虚、气血亏虚等进行辨证。辨证过程中应注意甲状腺功能减退症是代谢低下的一种疾病，本身容易导致气虚血瘀，所以临证时需要予以益气温阳活血，同时应注意疾病的传变，阳虚导致瘀血内阻、水气凌心等，要根据病情，随症加减。

2. 治疗

对于肝郁脾虚者，其基本病机为情志不畅、肝气郁结，或者忧思伤脾，气滞痰阻，壅于颈部而发。临床可见情志抑郁、善太息、胸胁胀满、面色不华、肢体倦怠、舌质淡苔白，脉弦细或缓弱。治疗予以疏肝健脾，药用醋柴胡 9 ～ 12 g，白芍 15 ～ 30 g，白术 10 ～ 15 g，茯苓 10 ～ 20 g，当归 10 ～ 15 g，郁金 10 ～ 15 g，川芎 10 ～ 15 g，淫羊藿 15 ～ 30 g 等。脾虚明显者，加黄芪、白术、茯苓、山药等；颈部肿大者，可加夏枯草、牡蛎、浙贝、皂角刺等。

对于脾肾阳虚者，其基本病机为久病阳气耗损，机体失于温煦，蒸腾气化失职，瘀血内阻，水溢肌肤而发。临床可见形寒肢冷，面色晄白，神疲乏力，腰膝酸软，小便频数，颜面浮肿，男子阳痿，妇女月经稀少，舌质淡胖，边有齿痕，脉沉细或沉迟而弱。治疗予以温补脾肾、活血利水，方选实脾饮合金匮肾气丸加减。药用附子 10 ～ 15 g，干姜 6 ～ 9 g，草果 6 ～ 9 g，白术 10 ～ 15 g，茯苓 15 ～ 30 g，泽泻 15 ～ 30 g，黄芪 15 ～ 30 g，益母草 15 ～ 30 g，车前子 15 ～ 30 g，大腹皮 15 ～ 30 g，桂枝 10 ～ 15 g，山药 15 ～ 30 g 等，同时注意固护胃气以及活血化瘀药物应用等。

对于心肾阳虚者，其基本病机为阳气耗损，心阳不振，肾阳失于温煦，导致瘀血内阻、水饮凌心而发。临床可见形寒肢冷，心悸，身倦嗜睡，唇甲青紫，浮肿，少尿，舌质暗，舌苔薄白或白腻，脉沉细无力。治疗予以温通心肾、活血利水，方选苓桂术甘汤加减。有咳喘者，可加葶苈子、桔梗、防己等宣肺泻肺，同时注意固护胃气，以及活血化瘀等。

对于气血亏虚者，其基本病机为肝郁脾虚，脾虚不能升清，五谷精微化生失职，不能生血，日久气血亏虚，机体失于濡养，发为本病。临床可加乏力气短，面色少华，头晕目眩，失眠健忘，纳呆食少，舌淡红，苔薄白或少苔，脉沉细弱。治疗予以补益气血为主，辅以活血安神等，方选归脾汤或补阳还五汤加减，同时临证过程中可酌加温补脾肾之药。

3. 注意事项

甲状腺功能减退症患者可见于成人、孕妇、新生儿等，妊娠期甲状腺功能减退在补充甲状腺素片的前提下，监测 TSH 水平，而新生儿甲状腺功能减退有可能出现“五迟”“五软”等临床表现，值得重视。

三、对肺病（呼吸系统疾病）的认识

（一）学术观点

孙彬教授临床擅长治疗呼吸系统疾病，尤其是慢性支气管炎、肺气肿、支气管扩张、肺纤维化等慢性肺病患者。已知慢性肺病患者的主要病理因素为“气虚”“痰浊”“血瘀”等，气指的是“肺气”“脾气”“肾气”，肺主气，司呼吸；脾气主升，气血生化之源；肾主摄纳，有助于肺气肃降。“肺为气之主，肾为气之根”，强调肺脾肾在本病中的重要作用。肺脾肾气虚，导致痰浊内生，瘀血内阻，肺肾出纳失常，发为本病。其中，气虚是本病发病的基础，痰浊血瘀是疾病中重要的病理因素，本病的实质属于本虚标实之证，本虚以肺肾两虚为主，标实以痰浊血瘀为主。因此孙彬教授根据患者体质及肺脏的生理病理，认为患者多数是具有肺肾两虚，肺脾气虚等特点，肺喜清肃而恶燥，脾为生痰之源，肺为储痰之器，从五脏相互关系来看，肺为金，肾为水，金生水，为肾之母脏；脾为土，土生金，为肺之母脏；加上在疾病演变过程中存在气阴两虚、痰浊血瘀等特点，故治疗上培土生金、补肾纳气、益气养阴、化痰活血等。而对于肺脏纤维化患者，在前基础上，尚需润肺渗湿化痰、补肺健脾活血化纤以愈病，同时需要提高患者的机体免疫力，改善肺部的功能，解决肺组织的纤维化问题，疾病才能缓解痊愈，所以总结出以上治则和长期临床的治疗经验，根据患者体质症状，灵活调方。

（二）治疗

1. 对于肺肾气虚并有阴虚者

其基本病机为久病耗气，肺主气司呼吸，肾主纳气，肾不摄纳，肺气不降，肺气上逆而发为本证。临床可见咳嗽气喘，咳而无力，气短，干咳少痰，易感冒，舌质淡红，苔薄白或少苔，脉沉细弱。治疗予以益肺养阴、止咳化痰。药用生黄芪 15 ～ 30 g，生白术 10 g，北沙参 15 ～ 30 g，石斛 15 ～ 30 g，百合 10 ～ 15 g，前胡 10 ～ 15 g，橘红 10 ～ 12 g，生白芍 15 ～ 30 g，甘草 6 ～ 10 g。

方义分析：黄芪入肺脾肾经，有益气健脾补肺之功效，白术归脾胃经，有健脾益气、补中燥湿、益脾精、养胃气之功，因脾为生痰之源，故从健脾益气入手，杜绝痰之来源，同时健脾益气可以培土生金，以补益肺气，二者共为君药。前胡归肺经，有降气化痰、散风清热的功效，橘红归肺脾经，有理气宽中、燥湿化痰之效，北沙参归肺胃经，有养阴清肺、益胃生津之效，百合养阴润肺、清心安神，另外现代药理研究百合对氨水引起的小鼠咳嗽有止咳作用，使小鼠肺灌流流量增加，此外还有镇咳、平喘、祛痰、增强免疫等作用，四药降气止咳、润肺化痰，共为臣药。肺肾气虚，不能养阴生津，导致津液亏损，故以石斛益胃生津、滋阴清热，同时白芍归肝脾经，有敛阴止汗作用，二者合用，既可补养肺阴不足，又可敛阴而防止气虚，共为佐药，甘草调和诸药以为使。诸药合用，共奏益气养阴润肺、化痰止咳之效。同时上方可酌加止咳化痰药物。

2. 对于脾肺气虚明显者

其基本病机为久病咳喘，肺气虚损，呼吸功能减弱，宣降失职，气逆于上，同时肺气虚不能输布水津，聚湿生痰，脾虚不能运化水液痰湿，脾虚不能生金，导致肺脾气虚，痰湿不化，肺气上逆而发为本证。临床可见咳嗽、气喘、咳痰，食少腹胀、便溏，舌质淡，舌体胖大，边有齿痕，苔白滑，脉细弱等。治疗予以补益脾肺，止咳定喘。药用生黄芪 30 g，生白术 10 ～ 15 g，炙麻黄 10 ～ 15 g，杏仁 10 ～ 15 g，生石膏 15 ～ 30 g，葶苈子 10 ～ 15 g，白果 10 ～ 15 g，蛤蚧 1 只，百部 10 ～ 15 g，前胡 10 ～ 15 g，五味子 6 ～ 10 g，大枣 5 ～ 10 枚，甘草 6 g。

方义分析：五行相生，土为金母，脾强则肺自不弱，脾为生痰之源，肺为贮痰之器，故补脾化痰，既是治本，亦为治标。故方中黄芪甘温，具有补益脾肺、益卫固表、充养元气等多重作用，可见其功用立足补气，顾护肺脾，兼及痰阻；白术甘温，补脾燥湿、消痰利水，能培土生金，充实肺气，二者共为君药，一表一里，相互为用，补益肺气之功愈强，又能杜绝生痰之源。方中寓含麻杏甘石汤和葶苈大枣泻肺汤之义，两方所属共为臣药，其中麻黄辛散，重在平喘，兼有宣散疏泄的作用；石膏辛寒，清热透邪、生津止渴，二药合用能宣透肺经壅遏之热邪；杏仁降肺，与麻黄相配，一宣一降，共复肺气之宣降。葶苈子苦寒沉降，泻肺气而利水，祛痰定喘；大枣甘缓补中，补脾养心，缓和药性，二药合用，以大枣之甘缓，缓葶苈子性急泻肺下降之势，防其泻力太过，共奏泻痰行水、下气平喘之功；且杏仁以宣肺平喘为主，葶苈子以泻肺平喘为要，二药伍用，一宣一泻，气机畅通，哮喘则平。前胡、百部均为佐药，降气化痰、止咳平喘，宣降相伍，以利肺气。白果苦涩，敛肺气、定喘嗽；蛤蚧咸平，功主补肺肾、定喘嗽；五味子酸涩收敛，善敛肺气而滋肾水，三药亦为佐药，合用相得益彰，则补肾纳气，定喘止咳之力增强，且五味子与麻黄伍用，一收一散，一走一守，开阖有序，双相调节，敛不碍气，散不伤正，则止咳平喘之力倍增。炙甘草、大枣均为使药，具有调和诸药的功效，能增进麻黄及杏仁缓和喘咳的作用。以上诸药温凉共用，宣降联合，敛散并施，共奏清热疏风、宣肺化痰、平喘止咳之功。

3. 对于肺肾两虚、痰瘀互结者

其基本病机为久病肺肾两虚，肺为气之主，肾为气之根，肺之主气功能失常，肺虚及肾，金不生水，致肾气衰惫，肺不主气，肾不纳气，同时肺肾两虚，痰湿瘀血内阻，上逆而喘，发为本证。临床可见气喘日益加重，呼吸短促难续、腰膝酸软、小便清长，痰液难以咯出，胸闷多痰，或痰中带紫暗血块，舌紫暗或有斑点，苔白腻，脉沉细涩。治疗予以补肺纳肾、活血化瘀、止咳化痰、平息定喘。药用生黄芪 15 ～ 30 g，生白术 10 g，茯苓 15 g，山萸肉 15 g，五味子 10 g，补骨脂 10 ～ 15 g，白果 10 ～ 15 g，蛤蚧 1 只，百部 10 ～ 15 g，炙麻黄 10 ～ 15 g，杏仁 10 ～ 15 g，生石膏 15 ～ 30 g，葶苈子 10 ～ 15 g，大枣 5 ～ 10 枚，赤芍 10 ～ 15 g，丹参 10 ～ 15 g，橘红 10 ～ 15 g，甘草 6 ～ 10 g。

方义分析：方中黄芪，大补肺脾之气，并固表止汗；白术，补脾利水，培土生金，助黄芪以加强益气固表之力，两君药相合，一表一里，相互为用，补益肺气之功愈强，又能杜绝生痰之源。孙彬教授认为肺病哮喘病性为本虚标实，其本虚为肾脏虚损，即“肾不纳气，气不归根”，故在治疗哮喘的方药中必加补肾药物，常用山萸肉、白果、补骨脂、五味子、蛤蚧等共为臣药，以补肾益精、纳气平喘、敛肺止咳。方中寓含麻杏甘石汤和葶苈大枣泻肺汤之义，两方中所属共为佐药，其中石膏、麻黄可清泻肺胃之热、宣肺解表平喘；杏仁能够苦降肺气、止咳平喘。葶苈大枣泻肺汤有泻肺行水、平喘止咳之效，两方合用宣泻并用，调畅气机，哮喘自平。关于“哮喘治瘀”，孙彬教授有如下观点：其一，肺主气，朝百脉，宿痰内伏，肺气壅塞，必阻碍气血运行，而成瘀血阻络；其二，久病必瘀，哮喘日久伤及肺络，必兼血瘀，故常于方中辅佐以丹参、赤芍、橘红等行气活血、疏经通络之品。此外，茯苓亦为佐药，甘淡而平，功专健脾补中、利水渗湿，与白术伍用，一健一渗，水湿有出路，故脾可健、湿可除、饮可化，诸恙悉除，同时亦蕴含健补脾脏、补土生金之法。炙甘草、大枣均为使药，以顾护胃气，调和诸药。诸药合用，契合病机，标本兼治，共奏补肺纳肾，活血化瘀，止咳化痰，平息定喘之功。

孙彬教授在临床上大体分以上三型治疗。可临症选药，相互加减应用，病情复发一般 7 ～ 30 剂之间可控制症状，如患者不能坚持服汤药者，拟上方加工为粉剂，每次 10 g，每日 3 次，服用数月或一年左右，治愈者不鲜。

根据以上证型，患者不愿意或不能坚持服汤药者，可阶段性服汤药，平素辨证选用以下中成药坚持治疗，以愈疾病，确实疗效十分满意：肺力咳胶囊、金荞麦片、葶贝胶囊、橘红痰咳颗粒、消咳喘、补肾活血胶囊等。

根据患者具体病情，可暂时不用西药，已用西药或吸入剂者，可逐渐减少剂量，直至停用。

（三）体会

慢性支气管炎、过敏性支气管炎、肺气肿、慢性阻塞性肺疾病、肺纤维化、支气管扩张、哮喘等慢性肺病患者，常有咳嗽、咳痰、喘憋等一般症状者，春季易发作或秋末冬初冬季易发作，或过敏性哮喘者，需要长期坚持治疗。由于其临床发病特点以“虚”为主，常伴有痰浊、瘀血等病理因素，本虚标实，虚实夹杂，导致肺脾肾功能失职而发。因为长期的脏腑功能失职和病理因素难以消除，所以单纯症状控制或消失不算治愈，必须经 X 线、胸部 CT、肺功能检查恢复正常才算治愈，否则仍然复发，也就是在稳定期可以长期配合者，大多数可以治愈或者于秋冬季节发作次数和程度减少。肺纤维化及其症状最严重者，经治疗症状控制，检查肺纤维化好转 85% 以上、肺功能明显好转，少数患者常春季痊愈，到立秋时再服少量药物，一冬者不再复发，继续坚持治疗，于第三年不再容易复发。

四、对肝胆脾胃疾病的认识

孙彬教授治疗肝胆脾胃系统疾病的临床经验颇丰，尤其在对慢性胃炎、慢性肝病及慢性肠炎的治疗上，疗效尤为显著。对于慢性胃炎患者，孙彬教授多从气滞血瘀入手，因为脾胃为气机升降之枢纽，多种致病因素均可导致脾胃升降失常，且久病入络，瘀血内阻，同时注意和胃理气。对于慢性肝病、肝硬化患者，临床尤其注意“既病防变、未病先防”的病理特点，遵从张仲景“见肝之病、知肝传脾”的特点，注重从脾胃入手，既可防止肝木克脾土，又可固护脾胃之气，利于疾病的恢复。孙彬教授对于慢性肠炎患者多从脾肾入手，以健脾温肾祛湿方之法治之，患者长期坚持，每获良效。

（一）脾胃疾病

1. 学术观点

临床脾胃疾病如功能性胃肠紊乱、浅表性胃炎、胆汁返流性胃炎、充血红斑型胃炎或胃溃疡等属于中医“胃脘痛”“胃痞”等范畴，孙彬教授认为本病的发生多与饮食、情志、外邪、脾胃虚弱、湿热中阻等因素相关，上述因素均可导致中焦气机阻滞，脾胃升降功能失职而发。孙彬教授临床上擅用加味丹参饮治疗各种脾胃疾病，乃至慢性肝病合并有胃脘部症状者，以及冠心病患者，都予以临床应用，屡见奇效。

2. 治疗及临床应用

孙彬教授加味丹参饮为自拟方，根据《时方歌括》丹参饮化裁。其基本病机为气血瘀滞，互结于中、胃气不降反而上逆，临床表现为胃脘胀满疼痛、打嗝、泛酸、嘈杂、不欲饮食、虚恭不畅等症，舌质暗红或淡红，苔白厚腻或黄厚腻，脉滑弦缓不等。药用丹参 15 ～ 30 g，檀香 10 ～ 15 g，砂仁 6 ～ 10 g，广木香 6 ～ 10 g，鸡内金 15 ～ 30 g，炒莱菔子 15 ～ 30 g，焦三仙 10 ～ 15 g，佩兰 15 ～ 30 g，红豆蔻 6 ～ 10 g，枳实 10 ～ 15 g，大白 10 ～ 15 g，甘草 6 g。

方义分析：丹参饮所治之心胃诸痛为气血瘀滞互结于中所致，故宜祛瘀行气止痛之法。自拟加味丹参饮，重用丹参活血祛瘀为君药，朱丹溪曰：“世人只知丹参活血，不知丹参降胃也。”胃气以降为顺，故用檀香、广木香、厚朴、枳实、砂仁、红豆蔻行气宽中降胃为臣，加鸡内金、炒莱菔子、焦三仙为佐以消积化滞，使以大白、佩兰和中化湿而祛陈腐，且枳实、大白有协同理气、消积导滞的作用，诸药合用，共奏活血祛瘀、行气止痛之功效。临床对于血瘀气滞、心胃诸痛患者均可应用。

临床应用要点如下。

（1）常用于治疗消化道疾病，以胃脘疾病为主，或为慢性肝病。症见上腹部胀满疼痛，不欲食，嗳气呃逆，腹部胀满，不转矢气或矢气不顺，舌质暗红或瘀青，舌苔厚腻黄白或如积粉，舌体胖大，边多齿痕，脉实、滑、弦等，腹部叩诊呈鼓音，上腹满硬紧张无包块（肝脾肿大或然有之）。

（2）胃镜提示。慢性浅表性胃炎、胆汁返流性胃炎、十二指肠球炎、充血性红斑性胃炎、萎缩性胃炎，或轻或重，属于痞证、胃脘痛的范畴。

如证见反酸者，去山楂，重用红蔻 10 ～ 15 g，加乌贼骨 10 ～ 15 g，瓦楞子 10 ～ 15 g。如有溃疡者加白及粉 15 ～ 30 g（先煎 30 分钟～ 1 小时），三七粉 1 ～ 2 g，1 日 2 次冲服，或云南白药 0.5 g，1 日 2 次冲服。如胃脘痛甚者，加香附 10 ～ 15 g，良姜 10 ～ 15 g。

（3）急慢性甲肝、乙肝，重症肝病，慢性活动性肝炎出现以上消化道症状者，如急性黄疸型肝炎，出现上症伴总胆红素高。肝功异常者，加茵陈 30 ～ 60 g，败酱草 15 ～ 30 g，大枣 10 枚。如是慢性活动性肝炎出现上症，肝区疼痛者，加醋柴胡 10 ～ 15 g，醋香附 10 ～ 12 g，醋元胡 10 ～ 15 g，生白芍 15 ～ 30 g，败酱草 15 ～ 30 g。如肝硬化腹水、胀甚、小便不利者，加泽泻 15 ～ 30 g，炒白术 10 ～ 15 g（或苍术），猪苓 15 ～ 30 g，茯苓皮 15 ～ 30 g，大腹皮 15 g，冬瓜皮 30 ～ 60 g，生姜皮 15 ～ 30 g，桂枝 6 ～ 10 g。如慢性肝病或腹水消失、纳差、食欲不振者，可合香砂六君子汤加减治疗。

（4）心肌供血不足、心绞痛或经常心前区隐痛、胸闷不适或不明原因胸痛者，合瓜蒌薤白白酒汤加减应用：即加全瓜蒌 10 ～ 15 g，薤白 10 ～ 15 g，青皮 10 g，降香 10 g，枳壳 10 g，香附 12 g，元胡 10 g 等。

疗效：本方疗效与其主治病情轻重有关。谨守病机随症加减，一般施药 7 剂可见明显疗效。初病者胃镜示无实质性病变、胃脘胀满而痛者，7 ～ 12 剂痊愈；

胃脘胀满不转矢气者，20剂痊愈；如胃镜提示有红斑性充血或溃疡者，要服用3～5月才能治愈。如系心肌供血不足、心绞痛、不明原因胸痛者，服用数剂即可止痛，用药1～4月心电图可恢复正常。

（二）慢性肝病、肝硬化腹水

1. 学术观点

慢性肝病中医属于“胁痛”“癥瘕”“鼓胀”等范畴，其病因多与情志、饮食、外邪等相关，病理因素主要为“气滞”“瘀血”“痰阻”“水湿”等，四者相互影响交结，壅滞腹中，导致临床诸症发生，其病变部位主要责之于肝脾肾三脏功能失调。病延日久，肝脾虚损，进而肾虚，则肝脾肾俱病。肾虚既不能温煦脾土，又不能滋养肝木，更促使肝脾俱虚，则气血瘀结于腹内，则形成肝硬化腹水。孙彬教授结合肝硬化临床特点，主要从早期、中期、失代偿期和恢复期进行辨证论治。

2. 治疗

（1）肝硬化早期。肝硬化是由慢性肝炎久治不愈而形成，或在慢性活动性肝炎阶段，其病机特点主要为肝郁脾虚，临床主要表现为：精神抑郁，体倦乏力，肝区隐痛，胸腹满闷，舌尖红、苔白腻或中心薄黄，脉沉弦或弦滑，肝功能损害或正常。治宜疏肝健脾，脾健肝畅，则诸症缓解。

方用香砂六君子汤和逍遥散加减，以愈诸症和预防黄疸的发生。药用太子参15～30 g，白术10～15 g，茯苓15 g，砂仁6 g，半夏10 g，陈皮10 g，广木香6 g，醋柴胡15 g，郁金15 g，醋香附12 g，醋元胡10 g，醋白芍15 g，薄荷10 g，败酱草15～30 g。若慢性活动性肝炎、肝功能不正常，有热象者，有无黄疸出现，均可加茵陈15～30 g以利胆消炎退黄或预防黄疸的出现。

（2）肝硬化中期。早期迁延不愈或治疗不当，病情逐渐发展而致，其病机特点为肝郁脾虚、气滞血瘀，临床主要表现：精神不振，体倦乏力，消瘦，面黄无泽，有蜘蛛痣，胸腹胀满，不欲食，恶心口干，肋下痛拒按，肝脾肿大，舌质红暗，舌苔腻少津或中心黄燥，脉沉弦或弦滑有力，肝功能损害较重。此期由于肝病日久，瘀血阻于肝脾，病情较前为重。治宜疏肝理气健脾，酌加活血化瘀、消癥散结之品。

药用醋柴胡 15 g，醋白芍 15 ～ 30 g，醋香附 12 g，醋青皮 12 g，川楝子 10 g，陈皮 10 g，醋元胡 10 g，当归 15 g，薄荷 10 g，丹皮 10 ～ 15 g，太子参 30 g，白术 10 g，茯苓 15 g，丹参 15 ～ 30 g，鸡内金 10 ～ 15 g，穿山甲 10 g，龟甲 15 g，鳖甲 10 g，三棱 10 g，莪术 10 g。水煎服，或研细粉，每次 6 g，每日 3 次，冲服。若有黄疸热象者加茵陈 15 ～ 30 g，金钱草 30 g，败酱草 30 g。

（3）肝硬化失代偿或肝硬化腹水期。此期为气血水同病。其病机特点为气滞、血瘀、水饮等病理因素相互交结，壅滞腹中。主要临床表现为腹胀大，青筋暴露，面色暗黄，唇干，尿少，大便干或溏，舌红少苔或无苔、或苔腻而黄燥，胸胁胀痛加剧，腹胀满，虚恭不畅或有出血倾向、肝功严重损害、蛋白倒置等，病情危急。

治疗应十分慎重，除疏肝理气健脾外，须加行血利水之剂，根据中医“急则治标，缓则治本”原则，无尿或少尿时可用大戟、芫花、商陆等猛攻峻下之剂驱逐腹水，但不可多用。可攻补兼施，或缓下温利之剂。

药用太子参 15 ～ 30 g，白术 10 g，茯苓 15 g，泽泻 15 g，大腹皮 30 g，茯苓皮 30 g，冬瓜皮 30 g，生姜皮 30 g，猪苓 15 g，鸡内金 15 ～ 30 g，大黄 10 ～ 30 g，厚朴 10 ～ 15 g，枳实 10 ～ 15 g。若有黄疸热象者加茵陈 30 g，金钱草 30 g，白茅根 30 g。根据辨证加减，保持大便通畅、小便通利，结合西医支持等疗法，可应手而愈。此期关键在于从治疗气滞血瘀入手，以肝为本，以肾为标，脾为枢纽，疏肝健脾，见肝之病，当先实脾，软肝柔肝以收后效，预后良好。

（4）恢复期。肝硬化腹水治愈后，其基本病机为正气亏虚、血瘀积滞，临床表现为：腹水消失，诸症缓解，肝功能基本正常，球白倒置或持平，舌尖红、苔腻微黄，脉弦等。此期应以善后调理，谨守病机，遵《金匮要略》中“见肝之病，知肝传脾，当先实脾”的治疗大法，以实脾为主，消积软肝为治疗。首先调理脾胃以康复，而后在实脾的基础上软肝消积而愈病。

药用太子参 15 ～ 30 g，白术 10 g，茯苓 15 g，半夏 10 g，砂仁 6 g，陈皮 10 g，广木香 6 g，茵陈 15 g，败酱草 15 g，金钱草 15 g，醋柴胡 15 g，醋香附 10 g，醋元胡 10 g，鸡内金 15 g，生姜 3 片，大枣 5 枚。水煎服，每日 2 次。

调复肝脾，肝功渐复正常以实脾软肝丸而愈后，防止复发，致肝脾软化恢复正常，临床痊愈。药用太子参 30 g，白术 15 g，茯苓 30 g，炒扁豆 15 g，陈皮 15 g，莲子 30 g，薏苡仁 30 g，穿山甲 30 g，鳖甲 30 g，龟甲 30 g，鸡内金 30 g，三棱 15 g，莪术 15 g，五灵脂 15 g，元胡 15 g。研粉为水丸，每次 6 g，每日 3 次，服 3 ～ 6 月或 1 年以上，巩固疗效。

3. 体会

肝硬化和肝硬化腹水是由慢性肝炎（乙肝）久治不愈而形成。中医认为，肝郁气滞，血行不畅，肝脉郁阻，则渐成积癥为肝硬化，久则殃及脾肾，运化失职，水湿内停与血蕴结，痞塞中焦，腹部胀大而成鼓胀，而瘀血内著则贯穿肝硬化腹水基本病理过程的始终。因此，《金匮要略》中“见肝之病，知肝传脾，当先实脾……”为本病的病理机制；谨守病机，遵守“当先实脾”的治疗大法，在辨证的基础上，健脾疏肝，清热利胆，软坚化积治疗肝硬化、慢性肝炎是基本治法；又在辨证的基础上，重在活血化瘀，温通或清通利水是治疗肝硬化腹水的基本治则。若瘀化血行而气机通畅，则水湿分消，新血易生，精气渐存而愈后良好。实脾软肝而至康复，延年益寿。

（三）慢性泄泻（慢性结肠炎、溃疡性结肠炎）

1. 学术观点

泄泻临床有急性和慢性之分，急性泄泻多与感受外邪、饮食不节（洁）、情志因素等相关。孙彬教授临床擅长治疗慢性泄泻，病因多为饮食不节或不洁、误食生冷、情志不遂等，或者年老体弱，或者久病之后，日久导致脏腑功能衰败，以脾肾功能损伤为主。脾胃虚弱，脾之升降运化功能下降，或肾阳不足，名门火衰，脾失温煦，水谷不能腐熟，运化失常，导致水反为湿，谷反为滞，湿滞内停，阻碍气机，升降失调，清浊不分，混杂而下，成为本病。临床只要以健脾温肾之法，持久用药巩固，调方均可治愈，无一例不愈者。

2. 治疗

（1）对于脾胃虚弱者，其基本病机为久病之后、误食生冷、年老体弱等，导致脾胃虚弱，运化失职，水谷不化，升降失调，清浊不分，混杂而下发为本病。临床可见大便溏薄，并有不消化食物，稍进油腻则可见大便次数增多，迁延反复不愈。同时可伴有神疲乏力、纳差食少，食后腹胀不舒，舌质淡，苔薄白，脉沉细等。治疗予以补益脾胃，方选参苓白术散合补中益气汤加减，药用党参 30 g，炒白术 10 g，茯苓 15 g，升麻 10 g，柴胡 10 g，炒薏苡仁 30 g，黑姜 10 g，附子 10 g，诃子肉 15 g，炒莲子 15 g，砂仁 6 g，甘草 6 g。同时注意脾为后天之本，肾为先天之本，后天损伤日久，导致先天肾之不足，故临床在补益脾土的同时，不忘温补肾水，以期增加脾肾气化及运化腐熟水谷之功能，减轻患者临床痛苦。

如过服用上方效果慢者，可选用下方：党参 30 g，炒白术 10 g，茯苓 15 g，炒扁豆 15 g，炒莲子 15 g，陈皮 10 g，砂仁 10 g，炒薏苡仁 30 g，补骨脂 10 g，吴茱萸 10 g，煨肉蔻 10 g，五味子 10 g，甘草 6 g。二者均以参苓白术散加减，而后者在补益脾胃虚弱的同时，注重固摄收敛治疗，因肾开窍于耳及前后二阴，所以在补骨脂、肉豆蔻、五味子、吴茱萸四神丸等固肠止泻，缓解肠道清浊下注之苦。

（2）对于肾阳亏虚为主者，其基本病机为肾阳不足，命门火衰，不能温煦脾土，脾运失司，发为本病。临床可见晨起腹痛，肠鸣泄泻，大便夹有不消化食物，脐腹冷痛喜暖，面白神疲，精神萎靡，形寒肢冷，小便清长，舌质淡，苔白，脉沉细。治疗予以温补脾肾，固肠止泻。方选四神丸加减，药用补骨脂 10 g，吴茱萸 10 g，煨肉蔻 10 g，五味子 10 g，黄芪 15 ～ 30 g，党参 15 ～ 30 g，柴胡 10 g，升麻 10 g，白扁豆 10 ～ 15 g，乌梅 10 ～ 15 g。同时注意在温补脾肾的同时，适当予以滋补肾阴之品。

注意：从慢性泄泻的发病来看，虽然有脾胃虚弱和肾阳亏虚之不同，但是在临证时，治疗只是有侧重点的不同，脾胃虚弱为主者，以参苓白术散合补中益气汤加减为主，同时酌加温补肾阳之品；以肾阳亏虚为主者，以四神丸温补脾肾为主，同时酌加补益脾胃之品，二者临床必需相伍治疗，才能起到更好的治疗效果。

3. 体会

慢性泄泻患者由于长时间大便不正常，日渐形体消瘦，很多患者会有绝望心理，认为自己得了绝症（比如肠癌），对于这样的患者，一定要注意心理的疏导，同时也要完善检查，如肿瘤指标和肠镜等。对于检查无异常者，鼓励患者建立战胜疾病的信心，同时根据临床辨证之不同予以辨证施治，待泄泻控制后上药研粉，巩固半年至一年者，基本不会复发。

五、对水肿（肾炎）的认识

急慢性肾炎属于中医“水肿”“虚劳”等范畴，孙彬教授对于急慢性肾炎、糖尿病肾病等有不同认识，前文已对糖尿病肾病进行阐述，本部分重点阐述孙彬教授对急慢性肾炎的诊治经验。对急慢性肾炎的病因病机的认识急性肾炎与感受外邪、水湿、疫毒、湿热之邪有关，外感之邪以风邪为主，内舍于肺，风水相搏，水湿疫毒、湿热之邪等影响三焦通调水道失职，膀胱气化失司，小便不利、水湿溢于肌肤而发为水肿。慢性肾炎与肺脾肾脏腑功能失职、阴阳失调、气血运行不畅等相关，临床以本虚为主，夹杂有水湿、痰浊、瘀血、邪毒等病理因素，虚实夹杂，病情易反复，严重者可出现关格、心力衰竭等危象。

（一）急性肾炎

1. 学术观点

孙彬教授认为急性肾炎的发生特点在于“急”，因为急，所以要求要治疗及时，防止疾病迁延不愈，导致慢性肾炎发生。孙彬教授认为本病发生多与感受外邪、水湿、疫毒之邪而发，以实证为主，但“邪之所凑，其气必虚”，所以存在正气耗损的表现。其病机特点为外邪或水湿、疫毒、湿热之邪侵犯人体，导致肺气不宣，脾气失运，肾失蒸化，影响水液的“通调”“转输”和“气化”功能，而致水液排泄障碍，溢于颜面肌肤而发为水肿。由于本病的发生与肺脾肾三脏失职有关，且临床患者均有不同程度的肺虚、脾虚、肾虚等表现，治疗在驱邪的同时，应加补益肺脾肾等扶正之品。

2. 治疗

对于感受外邪者，临床有风寒和风热之分。基本病机为感受外邪，外邪内舍于肺，肺气失于宣降，风水相搏，发为本病。其临床表现为眼睑浮肿，严重者波及四肢及全身，伴有少尿，血尿等。偏风寒者，可见恶寒、咳嗽等，舌质淡红，舌苔白，脉浮滑或紧或沉。偏风热者，可见咽喉肿痛，舌质红，苔薄黄，脉浮滑数。治疗予以疏风利水、解表消肿。

偏于风寒者，予以越婢加术汤加减。药用麻黄 6 ～ 9 g，羌活 10 ～ 15 g，防风 10 ～ 15 g，防己 6 ～ 9 g，桂枝 10 ～ 15 g，白术 10 ～ 15 g，猪苓 15 ～ 20 g，茯苓 15 ～ 30 g，泽泻 15 ～ 30 g，车前子 15 ～ 30 g，白茅根 30 ～ 60 g，生地榆 15 ～ 30 g，炙甘草 6 ～ 9 g。

偏于风热，予以银翘散加减。药用金银花 15 ～ 30 g，连翘 10 ～ 20 g，薄荷 6 ～ 9 g，牛蒡子 15 ～ 30 g，芦根 15 ～ 30 g，竹叶 6 ～ 9 g，白茅根 30 ～ 60 g，生地榆 15 ～ 30 g，射干 9 ～ 15 g，桔梗 10 ～ 15 g，茯苓 15 ～ 30 g，泽泻 15 ～ 30 g，车前子 15 ～ 30 g，甘草 6 g。

3. 注意事项

本证临证时应认识到发病的本质是风遏水阻、风水相搏所致。治疗疏风散邪，同时通利小便，但是疏风散邪不宜过度发汗，利尿也应该适宜，防止汗出利小便过多而导致正气亏损。同时治疗期间应注意正气固护，防止感冒发生等。

对于水湿浸润者，其基本病机为水湿之邪浸淫到四肢肌肤，湿阻气机，从而出现壅滞不行，水湿内聚，三焦水道决渎失职，膀胱气化不利，水湿之邪出路受阻，泛溢肌肤，发为本病。临床可见全身水肿，按之凹陷，下肢水肿明显，小便短少，身体困乏无力，胸闷纳呆，舌质淡，苔白厚腻，脉沉细或濡缓。治疗以温阳化湿、利水消肿，予以五皮饮加减。药用桑白皮 15 ～ 30 g，大腹皮 15 ～ 30 g，生姜皮 15 ～ 30 g，茯苓皮 15 ～ 30 g，泽泻 15 ～ 30 g，苍术 10 ～ 15 g，白术 10 ～ 15 g，陈皮 10 ～ 15 g，猪苓 15 ～ 30 g，桂枝 10 ～ 15 g，甘草 6 g。有明显湿邪困阻脾胃者，可予以胃苓汤加减。

孙彬教授临证应用五皮饮经验丰富，除了治疗肾炎水肿之外，对于肾病综合征、肝硬化腹水等均有临床应用经验，孙彬教授认为水液的正常运行依赖气的推动，水肿的发生主要是全身气化功能障碍表现。就脏腑而言，人体水液的运化主要与肺、脾、肾有关，肺失宣降，不能通调水道；脾失健运，不能运化水湿；肾失气化，不能开合关门，都能引起水液潴留，形成水肿。以肾为本，以肺为标，而以脾为制水之脏，肺与肾的关系上是母子相传，脾与肾是相互制约，故临床上常以五皮饮加减治疗各种急慢性水肿，效果明显。

对于湿热蕴结者，其病机为湿热之邪壅滞肌肤经髓，导致三焦水道不利，膀胱气化蒸腾失职，发为本病。临床可见遍身水肿，皮肤绷急而光亮，烦热口渴，小便短赤，或大便干，舌质红，苔黄厚腻，脉滑或濡数。治疗以清热利湿、利水消肿，予以三仁汤加减。药用杏仁 6 ～ 9 g，豆蔻 9 ～ 12 g，薏苡仁 15 ～ 30 g，滑石 15 ～ 30 g，竹叶 6 ～ 9 g，车前草 15 ～ 30 g，泽泻 15 ～ 30 g，大黄 6 ～ 9 g，厚朴 10 ～ 15 g，半夏 9 ～ 12 g，淫羊藿 15 ～ 30 g，甘草 6 g。临床因为湿热之邪导致疮疡发生者，可予以五味消毒饮加减。

孙彬教授在 20 世纪 70 年代下乡期间，经常遇到急性肾炎患者，当时由于经济条件和医疗条件所限，让患者在田间自行采摘鲜白茅根泡水，每获良效。临床研究证实白茅根有清热、凉血止血功效，现代药理研究有抗菌利尿消肿降压等作用，对于急性肾炎有明显治疗作用。因此孙彬教授在当时的条件下单用白茅根治疗急性肾炎，体现了因地制宜的治疗特点。

注意：急性肾炎临床处理不及时，会出现严重水肿、高血压等，甚至出现高血压脑病和急性肾功能衰竭，注意临床上积极把握病情变化，如有病情加重，应及时予以对应治疗。

（二）慢性肾炎

1. 学术观点

慢性肾炎的临床表现有蛋白尿、血尿、高血压、水肿等，严重者出现肾功能异常，最终会发展至终末期肾病，属于中医“虚劳”“腰痛”“水肿”等范畴。

孙彬教授认为慢性肾炎的病机特点以有“本虚”“标实”之别。本虚指的是气血、阴阳、脏腑之虚，包括肝肾阴虚、脾肾气（阳）虚、肺肾气虚、气阴两虚、气血两虚等，标实包括“瘀血”“浊毒”为主，临床病理特点以本虚和标实相互影响，加重病情。因此，在治疗中补虚不忘去实，去实不忘补虚，以本为主、标本结合，才能面面俱到，起到最佳临床治疗效果。孙彬教授认为中医药对于蛋白尿、血尿及早期肾功能异常治疗更能突出中医优势，一旦进展到终末期肾病，则以透析治疗为主。

2. 治疗

（1）本虚证治疗。

1）对于肝肾阴虚者，其基本病机为久病肾阴亏损，肝肾同源，肾阴虚不能滋养肝木，导致肝肾阴虚，阴虚火旺，灼伤脉络，固摄失职，发为本病。临床可见尿浊、血尿，腰膝酸软，目涩目糊，耳鸣健忘，胁痛，五心烦热，颧红盗汗，口干咽燥，失眠多梦，男子遗精，女子经少或崩漏，严重者可见下肢水肿，舌红苔少，脉细数。治疗予以滋补肝肾，方选六味地黄汤或左归丸加减。药用熟地 10 ～ 15 g，山药 15 ～ 30 g，茯苓 15 ～ 30 g，泽泻 15 ～ 30 g，酒萸肉 15 g，丹皮 9 ～ 12 g，枸杞子 15 ～ 30 g，牛膝 15 ～ 30 g，芡实 10 ～ 15 g，菟丝子 15 ～ 30 g，甘草 6 g。阴虚火旺，灼伤脉络，临床见血尿者，可予以生地 15 ～ 30 g、赤芍 15 g、仙鹤草 15 ～ 30 g 等，同时应注意养阴过程中适当酌加理气之品及温阳之品，一则可以防止养阴滋腻脾胃，另则可体现阴液得阳助则源源不竭的目的。

2）对于脾肾气（阳）虚者，其基本病机为久病损及脾肾阳气，固摄失职，水液蒸腾气化失职，发为本病。临床可见面色㿠白，精神倦怠，形寒肢冷，周身水肿，尿少，腹胀、纳差，呕恶，甚则咳逆喘息不得卧，性功能低下或月事失调，舌质淡，苔薄白，脉沉细。阳虚为气虚之甚者，临床脾肾气虚与脾肾阳虚的区别在于是否有畏寒怕冷之表现，临床可根据患者的具体表现进行辨证加减。

偏于脾虚者，治疗予以益气健脾，方选参苓白术散、补中益气汤等加减。药用党参15～30 g，黄芪30～60 g，白术10～15 g，茯苓15～30 g，山药15～30 g，薏苡仁15～30 g，扁豆10 g，芡实10～15 g，柴胡9 g，升麻6～9 g，甘草6 g。

偏于肾虚者，治疗予以补肾固摄益精，方选五子衍宗丸加减。药用枸杞子15～30 g，菟丝子15～30 g，覆盆子10 g，车前子15～30 g，山药15～30 g，黄精15～30 g，酒萸肉10～25 g，熟地10 g，芡实10～15 g，金樱子10～15 g，甘草6 g。

偏于脾阳虚者，治疗予以温补脾阳，方选桂枝人参汤加减。药用桂枝10～15 g，人参15～30 g，干姜6～9 g，白术15 g，黄芪30 g，当归15 g，茯苓15～30 g，山药15～30 g，黄精15～30 g，芡实15 g，金樱子15 g，甘草6 g。

偏于肾阳虚者，方选肾气丸或右归丸加减。药用肉桂10～15 g，附子10 g，熟地10 g，酒萸肉15 g，茯苓15～30 g，山药15～30 g，淫羊藿15～30 g，肉苁蓉15～30 g，菟丝子15～30 g，枸杞子15～30 g，甘草6 g。如果患者水肿明显者，可选用真武汤加减。

3）对于肺肾气虚者，其基本病机为久病耗气，金不生水，子盗母气，导致肺肾气虚，宣降失职，蒸腾气化不足，发为本病。临床可见面色少华，眼睑及脸面浮肿，倦怠乏力，易感冒，自汗，腰膝酸软，手足不温，尿频数或夜尿多，舌质淡，苔白，脉沉细或弱。治疗予以补益肺肾，药用人参15 g，黄芪30 g，山药15～30 g，五味子10 g，熟地10 g，酒萸肉15 g，菟丝子15～30 g，白术15 g，防风10 g，淫羊藿15～30 g，枸杞子15～30 g，甘草6 g。孙彬教授临床也擅于应用防己黄芪汤治疗本证，临床表现为水肿、合并有气虚不固、自汗易感冒等，防己黄芪汤有益气祛风、健脾利水之功效，对肺脾肾气虚、表虚不固之风水风湿者，均可应用，每获良效。中成药亦可选用金水宝胶囊以补益肺肾，金水相生。

4）对于气阴两虚者，其基本病机为久病伤津耗气，气虚不能生津，气阴两虚，收敛固摄失职，气虚推动无力，瘀血内生，发为本病。临床可见面色少华或晦暗，倦怠乏力，易感冒，手足心热，口干咽燥，午后潮热，下肢浮肿，舌红少苔，脉沉细弱。治疗予以益气养阴，辅以活血化瘀、补肾固摄，方选生脉饮加减。药用太子参 30 g，麦冬 15 g，五味子 10 g，酒萸肉 15 g，黄芪 30 g，当归 15 g，枸杞子 15 ～ 30 g，北沙参 15 g，丹参 30 g，牛膝 15 ～ 30 g，淫羊藿 15 ～ 30 g，茯苓皮 15 ～ 30 g，泽泻 15 ～ 30 g，芡实 15 g，甘草 6 g。

5）对于气血两虚者，其基本病机为心脾肾功能失职，运化蒸腾气化不足，发为本病。临床可见神疲乏力，头晕，面色少华，口唇色淡，女子月事减少，失眠，舌质淡，苔少，脉沉细等。治疗予以补益气血，方选归脾汤加减。药用黄芪 30 ～ 60 g，当归 10 ～ 15 g，党参 15 ～ 30 g，白术 15 g，茯苓 15 ～ 30 g，山药 15 ～ 30 g，阿胶 10 g，芡实 15 g，黄精 15 ～ 30 g，丹参 30 g，白芍 15 g，石菖蒲 15 g，远志 15 g，木香 6 g，甘草 6 g。气血亏虚，临床常合并有瘀血内生，在原方基础上酌加活血化瘀之品。

（2）标实证治疗。

1）对于瘀血阻络者，其基本病机为肺脾肾功能失职，气虚推动无力，加之久病入络，瘀血内生，发为本病。临床可见面色黧黑或晦暗，腰痛固定或刺痛，肌肤甲错，肢体麻木，胸部憋闷疼痛，舌质紫暗有瘀斑，脉沉细涩。治疗予以活血化瘀，辅以补益肺脾肾，方选桃红四物汤加减。因气能生血，气能行血，临证加减注意补气药物应用，且久病阳气不振，酌加温阳之品，利于经脉通畅。药用桃仁 6 ～ 9 g，红花 15 g，川芎 15 g，熟地 10 g，赤芍 15 g，牛膝 15 ～ 30 g，当归 15 g，黄芪 30 g，太子参 30 g，益母草 15 ～ 30 g，桂枝 10 g，淫羊藿 15 ～ 30 g，甘草 6 g。

2）对于浊毒内蕴者，其基本病机主要为脏腑功能失职，浊毒代谢失职，蕴结体内，日久浊毒益甚，发为本病。临床可见面色晦暗或黧黑或黄白，口有异味，颜面肢体浮肿，小便短少，纳差恶心呕吐，舌质淡，苔白厚，脉沉细。治疗予以祛湿泄浊，辅以补益脾肾。药用黄芪 30 ～ 60 g，当归 15 g，人参 15 ～ 30 g，土茯苓 15 g，车前草 15 ～ 30 g，半夏 10 g，大黄 10 ～ 15 g，鸡内金 15 ～ 30 g，大腹皮 15 ～ 30 g，麦芽 15 ～ 30 g，丹参 15 ～ 30 g，泽泻 15 ～ 30 g，益母草 15 ～ 30 g，白花蛇舌草 30 g，甘草 6 g。对于本型，一般临床可见肾功能不全，同时可予以中药灌肠，药用生大黄 15 ～ 30 g、槐米 30 g、龙骨 30 g、牡蛎 30 g、丹参 30 g、肉桂 30 g、六月雪 30 g、积雪草 30 g 等，有利于毒素排出，保护肾功能等。

3. 注意事项

慢性肾炎最终演变为终末期肾病，在临床治疗中应注意患者的日常生活管理，定期监测尿蛋白、肾功能、电解质等，尽可能延缓疾病发展。

第二篇 名方、经方诊治经验

丹参饮

丹参饮，源于清代陈修园的《时方歌括》，方由丹参一两，檀香、砂仁各一钱组成。《时方歌括下卷·寒能胜热篇》云："心腹诸痛有妙方，丹参为主义当详。檀砂佐使皆遵法，入咽咸知效验彰。"指出本方可以治疗心胸、脘腹诸般疼痛，其用于妇人，疗效更佳。方中重用丹参为君，取其活血化瘀止痛而不伤气血，同时兼有凉血养血、除烦安神的功效；配以檀香、砂仁二药，温中行气止痛为佐使，辅以丹参活血祛瘀行气止痛。血为气之母，气为血之帅，血的运行，有赖气之推动；气的推动，有赖血的濡养，若气有一息不运，则血有一息不行，二者相互影响，血瘀气亦滞。方中丹参的用量为檀香、砂仁用量之和的五倍，以活血化瘀为主，行气化滞为辅，气血并治，瘀化而气畅，则疼痛自止。本方虽简，但配伍得当，气血并治，刚柔并济，是一祛瘀、行气、止痛的良方，诚如《医学三字经》对本方所做的评价："治心胸诸痛神验。"

孙彬教授深谙本方应用之道，广泛用于治疗气滞血瘀所致胃痞、胃痛、胸痹、胁肋痛、痛经、闭经等临床常见疾病。

一、胃痞

胃痞多表现为胃脘饱胀、疼痛，食后尤甚，或有嗳气，大便不调等症状，类似于现代医学的慢性胃炎、胃十二指肠溃疡、胃神经官能症等，孙彬教授认为"胃以通为用"，本病多由气机升降失调，胃腑不通、胃纳失司，故见胃脘饱胀、痞满作痛，或者食欲不振。胃纳失职、胃气不降而上逆，故见嗳气，治疗当以行气活血，消胀止痛为法，方选丹参饮加减。药用丹参 30 g，檀香 10 g，砂仁 10 g，枳实 10 g，槟榔 10 g，木香 10 g，鸡内金 30 g。若胃痛明显，加高良姜 10 g、香附 10 g 以温中止痛；腹胀明显，加炒莱菔子 30 g、厚朴 15 g 以行气除胀；反酸、胃灼热，加红豆蔻 10 g、海螵蛸 20 g、煅瓦楞子 30 g 制酸止痛；大便干结，加重枳实、槟榔用量为 15 g，以加重通降之力；纳差，加焦三仙各 15 g，以醒脾开胃、消食导滞；夜寐不安、失眠，加炒枣仁 30 g、茯神 30 g，以养心安神；舌苔厚腻，口气重者，加藿香 15 g、佩兰 15 g，以醒脾化湿。

二、胸痹心痛

胸痹心痛，痹者不通也，轻者胸部满闷隐痛，重者疼痛剧烈，痛连背臂，甚至手足厥冷，全身冷汗。常见于现代医学的冠心病、心绞痛、心肌梗死等心血管疾病。中医认为本病多为本虚标实之证，本虚多为气虚、阴虚、阳虚，标实多为痰浊、气滞、血瘀等，常见症候为心血瘀阻型、痰浊阻滞型、痰瘀互结型、气虚血瘀型、心气不足型、寒痰阻滞型、阴阳两虚型等。孙彬教授治疗本病经验丰富，常选用丹参饮为基础方，通过辨证论治，以丹参饮合其他方剂治疗，疗效确切。现代药理研究证实，丹参饮可扩张冠状动脉和周围血管，使得冠脉血流量增加。若证见心胸疼痛、痛有定处、入夜加重，舌质暗红或有瘀斑，脉沉涩，则属心血瘀阻型，治以活血化瘀、通脉止痛，方选丹参饮合血府逐瘀汤加减；若兼见胸中闷痛、嘈杂，胆怯易惊，口干口苦，呕吐吞酸，舌苔厚腻，脉弦滑，则属痰浊阻滞型，治以清热化痰、行气止痛，方选丹参饮合黄连温胆汤加减；若兼见气短，自汗，面色晄白，舌淡苔白，脉沉，则属心气不足型，治以补益气血、行气止痛，方选丹参饮合养心汤；若胸痛隐隐，心悸气短，动则益甚，伴有倦怠乏力，心烦口干，易汗出，舌质淡红苔薄白，脉虚细，则属气阴两虚型，治以益气养阴生津、活血行气止痛，方选丹参饮合生脉饮加减；若兼见高血压，头胀痛、面赤，头晕耳鸣，舌红苔黄，脉弦数，则属肝阳上亢型，治以平肝熄风，行气活血，方选丹参饮合天麻钩藤饮加减；如兼见胸闷痛，饱食后加重，脘腹痞满胀痛，纳呆，舌质暗红，苔腻，脉弦滑等，则属饮食积滞型，治以理气活血、化瘀通络、消食导滞，方选丹参饮合保和丸加减；若以胸闷为主，伴有胸痛，素体肥胖，遇阴雨天易发作或加重，咳吐痰涎，舌体胖大边有齿痕，苔白滑腻，脉滑，则属寒痰阻滞型，治以通阳泄浊、豁痰宣痹，行气活血化瘀，方选丹参饮合瓜蒌薤白半夏汤加减。

三、妇科病

妇女的闭经或痛经，但见有行经紫暗有块，舌质紫暗或见瘀斑，脉涩等症状，孙彬教授亦用本方加减用之。如小腹胀痛甚或胸胁胀痛者，酌加香附、乌药以理气行滞；若小腹冷痛，得热则减，为寒凝血瘀，酌加肉桂、吴茱萸以温通血脉；若伴见腰膝酸软者，酌加续断、杜仲、菟丝子等补肾气，强腰脊。

猪苓汤

猪苓汤出自汉代张仲景《伤寒论》："若脉浮，发热，渴欲饮水，小便不利者，猪苓汤主之；阳明病，汗出多而渴者，不可与猪苓汤，以汗多胃中燥，猪苓汤复利其小便故也；少阴病，下利六七日，咳而呕渴，心烦不得眠者，猪苓汤主之。"方药组成：猪苓（去皮）、茯苓、泽泻、阿胶、滑石（碎）各9 g；具有利水清热养阴之功，主治：水热互结证。临床见小便不利，发热，口渴欲饮，或心烦不寐，或兼有咳嗽，呕恶，下利等，舌红苔白或微黄，脉细数者。本方以利水为主，兼以养阴清热，是治疗水热内结伤阴证的代表方剂。方中以猪苓、茯苓渗湿利水为君；滑石、泽泻通利小便，泄热于下为臣，君臣相配，既能分捎水气，又可疏泄热邪，使水热不致互结；更以阿胶滋阴为佐，滋养内亏之阴液。诸药合用，利水渗湿与清热养阴并进，利水而不伤阴，滋阴而不敛邪，使水湿去，邪热清，阴液复而诸症自除。

本方以利水为主，兼以养阴清热，主治水热互结而兼阴虚之证。临床应用以小便不利，口渴，身热，舌红，脉细数为辨证要点。临床加减常用以治疗泌尿系统感染、肾炎、膀胱炎、产后尿潴留等属水热互结兼阴虚者。

一、肾病综合征、慢性肾炎、糖尿病肾病水肿

水肿是肺、脾、肾三脏功能失调，导致体内水液潴留，泛溢肌肤，引起头面、四肢、腹背甚至全身水肿，严重者伴有胸腔积液、腹水等。水肿之病因，不外乎内外二因，在外为风邪外袭、湿毒浸淫、水湿浸渍；在内为劳倦内伤、房劳过度等，均可导致肺失通调、脾失转输、肾失开合，三焦水道失畅，体内水液停聚，诱发水肿。《素问·水热穴论》曰："故其本在肾，其末在肺。"《素问·至真要大论》曰："诸湿肿满，皆属于脾。"《景岳全书·肿胀》指出："凡水肿等证，乃肺、脾、肾三脏相干之病。盖水为至阴，故其本在肾；水化于气，故其标在肺；水惟畏土，故其制在脾。"治疗上，健脾以固中土，使水有所制；温肾助阳，助其肾脏气化功能，以气化行水；泻肺行水，治其标。

孙彬教授认为，水肿为病，病位在肺、脾、肾三藏，肺气虚，则治理和调节津液输布、运化和排泄功能失司；脾气虚，则水谷精微、水湿不能运化，气血生化乏源；肾气虚，则蒸腾气化功能失常，致小便不利、水肿。故治疗上应以清热利水、滋阴、健脾固土助运化为治则。多选用猪苓汤加减应用，方中猪苓清热利水；泽泻利水而不伤阴；滑石滑利三焦，泄热救阴；黄精、白芍养阴血；茯苓、白术、炒麦芽、神曲健脾运脾，使水有所制。水肿症状明显者，加白茅根、车前草、瓜蒌皮、葶苈子以加强利水消肿之功。《医学衷中参西录》言白茅根"治阳虚不能化阳，小便不利"，利水而无伤阴之弊，故孙彬教授对于水肿患者，特别是合并阴虚内热者多加白茅根 15 ～ 45 g。黄芪补肺气，《医学衷中参西录》言黄芪能"大补肺气以益肾水之上源，使气旺自能生水"，故常加黄芪发

挥补气、滋阴、利水之功。治疗后期出现沈阳亏虚者，再加附片壮肾阳，使水有所主。纵观全方，利水的同时不忘养阴和营，避免利水太过耗伤阴液，滋阴太甚助水邪之弊。

二、尿路感染

淋证以小便频繁而数量少，尿道灼热疼痛，排便不利，或小腹急痛、腰腹为主要表现的病症。此病多因嗜酒过度，或多食肥甘食品，造成湿热，或郁怒伤肝所致。湿热下注膀胱，气化失司，故见尿频、尿急、尿痛诸症。《诸病源候论·淋病诸候》提出“诸淋者，由肾虚而膀胱热故也。”孙彬教授认为，反复尿路感染者，多有过用清热利水通淋药物之嫌，日久则阴伤更重，而此时纯投滋阴之品，又恐湿热之邪胶着难化，唯有清热利水通淋与益气养阴二法同用，故常选用猪苓汤为主方加减应用，猪苓汤既能疏泄下焦之湿热浊邪，又能滋阴润燥，补益肾中真阴，正切合病机，清热利湿的同时滋养肾阴，诸药配合，则水湿去，邪热清，阴血复，诸症自解。方中猪苓能渗上焦之湿；茯苓味甘，主中焦之湿；泽泻味咸，渗下焦之湿并泄热；滑石能泻中焦之热；四药皆渗利，又恐亡阴，故用阿胶为佐，全方清热利水养阴，祛邪而不伤正，故收到较好疗效。

半夏泻心汤

半夏泻心汤是中医经典名方，出自医圣张仲景的《伤寒杂病论》，由半夏、黄芩、黄连、炙甘草、干姜、人参、大枣七味药组成，原文曰：“伤寒五六热日，呕而发热者，柴胡汤证具，……但满而不痛者，此为痞，柴胡不中与之，宜半夏泻心汤。”“呕而肠鸣，心下痞者，半夏泻心汤主之。”方中重用半夏和胃降逆止呕，为方中之君药；黄芩、黄连苦寒，泄热消痞；干姜温中散寒，寒热并用辛开苦降，共为臣药；更佐人参、大枣、炙甘草补益脾胃，共达调和中焦脾胃升降之功。本方为少阳误下成痞所设，是辛开苦降、寒温并用、攻补兼施、调和脾胃的代表方。本方虽小，因其配伍精当，效专力宏，故后世广泛应用于各种消化系统疾病的治疗。

孙彬教授认为本方虽曰泻心，实则泻胃，心下痞即胃中痞。痞者不通也，即胸膈满闷，胃脘部痞塞。本方病因主要由于各种原因导致脾胃功能失调，气机升降失职，清气不升而浊气不降，寒热互结，天地不交。因此，导致胃脘痞满胀痛、纳呆嗳气、大便不调，变生诸证。患者既可见到舌红苔黄腻、口干口苦、大便干等热证；又可见到饮食生冷则易腹泻肠鸣、大便溏薄等寒象。孙彬教授指出，半夏泻心汤对于此种寒热错杂，虚实互结的“痞”证疗效甚好，临床应用广泛，今之胃炎、胃十二指肠溃疡、肠炎、痢疾、神经性呕吐及肝胆胰疾病，只要辨证准确，加减得当，均可收到满意疗效。如果证见恶心呕吐、胃脘痞满疼痛、肠鸣泄泻等症，可单用本方；若为水样便，加苍术、茯苓燥湿运脾；若为脓血便，加秦皮、赤芍以凉血解毒；若经久不愈，可合乌梅丸；若胃脘疼痛明显，加木香、白芷、延胡索行气消滞、和血散瘀、解痉止痛；呕吐清水、酸水加吴茱萸、乌贼骨；若兼见发热恶寒、关节疼痛等外感症状，合柴胡桂枝汤发散表邪、和解少阳；若兼见嗳腐吞酸，口气重，大便干等食积表现，加焦三仙、鸡内金消食导滞；若兼见舌苔厚腻，大便黏腻等湿滞表现，加藿香、佩兰醒脾化湿；若兼见腹胀明显，连及胁肋，加柴胡、香附行气开郁；若兼见纳呆、食少，加陈皮、砂仁、鸡内金醒脾开胃；失眠不寐，加炒枣仁、茯神；若胃镜提示萎缩性胃炎有肠化或不典型增生，加丹参、三棱，以消瘀散结、抑制肠化，半枝莲、白花蛇舌草、山慈菇抗癌防癌。另外，对于胃下垂、胃肠功能紊乱、低钾综合征所致之痞满，用半夏泻心汤合补中益气汤加枳实，亦可收到满意疗效。

据报道，单用本方可以治疗妊娠呕吐、糖尿病胃轻瘫；加钩藤、远志、石斛等可以治疗胃神经官能症；加瓜蒌、薤白可治疗冠心病之胸闷气短、胃脘憋闷等症状。孙彬教授治疗慢性胃病，临床经验丰富，认为治疗胃病要重一“守”字，即运用汤剂取得效果后，改汤为丸，缓缓图之，有利于患者坚持治疗，从而达到彻底治愈的目的。另慢性胃病“三分药七分养”，患者饮食、情绪均会对病情产生影响，因此孙彬教授经常嘱咐患者要保持情绪舒畅、饮食清淡以利于疾病的恢复。

孙彬教授常将甘草泻心汤、生姜泻心汤、黄连汤作为半夏泻心汤的加减方，如黄连汤是由半夏泻心汤去黄芩加桂枝组成，治疗上热下寒之呕吐、腹痛、泄泻，加桂枝是为宣通上下阴阳之气，又因患者下焦虚寒、腹中疼痛，故而去黄芩。生姜泻心汤即半夏泻心汤减干姜二两，加生姜四两而成。方中重用生姜，取其和胃降逆，宣散水气而消痞满，配合辛开苦降、补益脾胃之品，故能用治水热互结于中焦，脾胃升降失常所致的痞证。甘草泻心汤即半夏泻心汤加重炙甘草用量而成，方中重用炙甘草调中补虚，配合辛开苦降之品，故能用治胃气虚弱，寒热错杂所致的痞证。

桂枝汤

桂枝汤源于张仲景的《伤寒论》，原方由下列五味药物组成：桂枝、芍药、生姜、大枣（切）各 9 g，甘草（炙）6 g。水煎服，温服取微汗，一日一剂，严重者一日两剂。具有辛温解表，解肌发表，调和营卫之功效。主治头痛发热，汗出恶风，鼻鸣干呕，苔白不渴，脉浮缓或浮弱者。本方证为风寒伤人肌表，腠理不固，卫气外泄，营阴不得内守，肺胃失和所致。治疗以解肌发表、调和营卫为主。本方证属表虚，腠理不固，且卫强营弱，所以既用桂枝为君药，解肌发表，散外感风寒，又用芍药为臣，益阴敛营。桂、芍相合，一治卫强，一治营弱，合则调和营卫，是相须为用。生姜辛温，既助桂枝解肌，又能暖胃止呕。大枣甘平，既能益气补中，又能滋脾生津。姜、枣相合，还可以升腾脾胃生发之气而调和营卫，所以并为佐药。炙甘草之用有二：一为佐药，益气和中，合桂枝以解肌，合芍药以益阴；一为使药，调和诸药。所以本方虽只有五味药，但配伍严谨，散中有补，乃滋阴和阳，调和营卫，解肌发汗之总方也。

孙彬教授认为，桂枝汤是治疗太阳中风表虚证的方剂，运用以发热、汗出、恶风、苔白滑、脉浮缓为其要点。功效是解肌散风、调和营卫。然而，临证中以桂枝汤为主方，略加化裁，可用于治多种病症并取得显著效果。虽所治病类众多，病候表现不一，但其最根本的一条，必须在桂枝汤方证的范围内随兼症表现而灵活地配方遣药，决不可脱离桂枝汤方证这一主题。因桂枝汤具有解肌发表、调和营卫的作用，因此可以通过不同的服法而突出其解肌发表或调和营卫的作用，还可在配伍上稍作改变，以增其功效。原桂枝汤用以调和阴阳及营卫，主用汗法，发汗解表，临床中用于见桂枝汤证者或表证未解而见微喘者。桂枝和芍药一散一收，二者相结合，一治卫强二治营弱，桂枝发汗解肌，白芍补虚，适合治疗外感风寒证。在原桂枝汤方的基础上配伍厚朴、杏仁，厚朴用以化湿消痰，治疗咳喘，杏仁以止咳祛痰平喘的功效，治疗外感风寒兼有咳喘的病症。对于风寒咳嗽孙彬教授讲，若患者若无肺实质病变，则可用桂枝汤加减生黄芪 30 g、生白术 10 g、防风 10 g、炙麻黄 10 g、生石膏 10 ～ 15 g、干姜 6 ～ 10 g 等，治疗肺炎后期形怯气虚、营卫失和、肺部啰音吸收不利、迟迟不愈者。孙彬教授指出，患者在患病初期不宜发汗过度，得轻微汗出即可。所以，在原方的基础上，略减桂枝与白芍至 6 g，其余剂量不变，同时可配伍葛根，因其有祛风发散，治疗项背强痛和止渴消渴的作用，如在治疗外感风寒表证的基础上，可解肌舒筋，治疗项背强痛；同时孙彬教授根据其止渴消渴作用把桂枝汤用在消渴病前期，多取得了很好的疗效。

桂枝汤除了用于中风表虚证，孙彬教授还用于治疗末梢神经炎，用桂枝汤加减黄芪、当归、威灵仙、丹参等。治疗频发性室性早搏，脉现结代用桂枝汤配炙甘草、党参、苦参、丹参、石菖蒲等。桂枝汤配生脉饮，佐郁金、降香，治心营虚损之心绞痛，舌嫩红剥苔，脉细弱者。对于过敏性鼻炎，时流清涕者用桂枝汤加细辛、辛夷、蝉衣、荆芥等治疗。还可用桂枝汤配玉屏风散，治疗卫表不固，风邪袭络之荨麻疹；配当归、胡麻仁、何首乌、刺蒺藜，治疗老年血虚风燥，肌肤失荣之瘙痒症。

半夏厚朴汤

半夏厚朴汤载于张仲景《金匮要略》:“妇人咽中如有炙脔，半夏厚朴汤主之。”方由半夏、厚朴、茯苓、苏叶和生姜五味药组成，具有行气散结、降逆化痰之功效，方中半夏辛温入肺，化痰散结，降逆和胃，行气开郁，下气除满为君药。厚朴苦辛散温，下气除满，助半夏散结降逆，为臣药。茯苓甘淡渗湿健脾，以助半夏化痰；生姜辛温散结，和胃止呕，且制半夏之毒；苏叶芳香行气，理肺疏肝，助厚朴行气宽胸、宣通郁结之气，共为佐药。正如《经方方论荟要》所曰：“本方为开结散郁，调气化痰之剂。”本方多因痰气郁结于咽喉，情志不遂，肝气郁结，肺胃失于宣降，津液不布，聚而为痰，痰气相搏，结于咽喉，故见咽中如有物阻，咳吐不出，吞咽不下。肺胃失于宣降，还可致胸中气机不畅，而见胸胁满闷、或咳嗽喘急、或恶心呕吐。气不行则郁不解，痰不化则结难散，故宜行气散结、化痰降逆之法。全方辛苦合用，辛以行气散结，苦以燥湿降逆，使郁气得舒，痰涎得化，则痰气郁结之证自除。全方除茯苓甘淡平外，其余诸药皆有辛温之性，符合仲景“病痰饮者当以温药和之”的用药原则。

孙彬教授指出：梅核气最早见于《南阳活人书》，言本病主要症状为“塞咽喉，如梅核絮样，咯不出，咽不下”，与半夏厚朴汤主治之“咽中如有炙脔”极为相似，因此后世医家主要将本方用于治疗因情志不畅、痰气互结所致的梅核气，相当于现代医学的慢性咽炎、癔症。临床凡见痰气互结所致的咳嗽、慢性咽炎、抑郁症、胃神经官能症、癔症等，均以本方加减治疗，颇有良效。

一、咳嗽

孙彬教授认为治疗咳嗽的方药很多，《内经》亦云："五脏六腑皆令人咳，非独肺也。"但是仲景在《金匮要略》中将咳嗽与痰饮列为一篇，说明痰饮与咳嗽有密切的关系，临床上很多咳嗽是由于痰饮上犯、气逆不降导致，因此选用半夏厚朴汤治疗，能收到较好效果。常用处方为：半夏 15 g，厚朴 12 g，茯苓 15 g，苏子 10 g，桔梗 10 g，炒杏仁 10 g，陈皮 15 g。辨证要点为：咽堵胸闷，闻及刺激性气味加重。临证加减：若有轻微发热，将苏子改为苏叶 10 g；口干咽痛，加生石膏 30 g、牛蒡子 10 g；咳痰清稀、色白量多，加干姜 5 g、细辛 5 g、五味子 10 g；若痰稠色黄，加黄芩 10 g、金荞麦 30 g、鱼腥草 30 g；如果伴有口苦、纳差、咳则胸痛，合用小柴胡汤；胸闷、腹胀、四肢冷，合用四逆散。

二、慢性咽炎

慢性咽炎常表现为咽中梗塞，如有物阻，咯之不出，咽之不下，伴有胸胁满闷，多是情志不畅，痰气相互搏结于咽喉所致，用半夏厚朴汤酌加疏肝理气之品（郁金、香附、木香等），对症应用清利咽喉之品（桔梗、射干、胖大海等）。临证加减：咽后壁淋巴滤泡增生者，加浙贝母 10 g、玄参 10 g、煅牡蛎 30 g 以软坚散结；咽喉灼热者，去生姜，加玄参 15 g、麦冬 15 g 以养阴清热；咽痒者，加僵蚕 10 g、蝉蜕 10 g 以祛风止痒。

三、胃神经官能症

本病常表现为胃脘反复胀满，甚则疼痛，或吞咽困难，或嗳气呕吐，或反酸、胃灼热，以致心下痞满不适，多属痰湿中阻、肝气犯胃，宜本方加减，苏叶改为苏梗，酌加黄连、神曲、香附、青皮等，以温化痰湿，调肝和胃。若胃脘疼痛明显，加木香、白芷、延胡索行气消滞、和血散瘀、解痉止痛;呕吐清水、酸水加吴茱萸、乌贼骨；若兼见嗳腐吞酸，口气重，大便干等食积表现，加焦三仙、鸡内金消食导滞；若兼见舌苔厚腻，大便黏腻等湿滞表现，加藿香、佩兰醒脾化湿；若兼见纳呆、食少，加陈皮、砂仁、鸡内金醒脾开胃；失眠不寐，加炒枣仁、茯神。

四、癔症

癔症常见神情抑郁，胸闷脘胀，夜卧不安，心中烦乱，悲伤欲哭，或者呵欠频作，或咽喉异物感，舌苔白腻，脉弦滑。用本方合甘麦大枣汤清心安神除烦，酌加石菖蒲、远志化痰开窍，龙骨、牡蛎重镇安神等，若伴有严重失眠，可加琥珀 3 g、朱砂 1.5 g 冲服。

孙彬教授强调，使用本方需注意，方中多辛温苦燥之品，仅适用于痰气互结而无热者。若见颧红口苦、舌红少苔等热象症状者，虽有梅核气之特征，亦不适合用本方。

五、甲状腺结节

甲状腺结节属于“瘿病”范畴，其发生与痰、气、瘀等病理因素相关，对于痰气交阻患者，其病机为肝气郁结，气机不畅，气不化津，痰湿内生，痰气交阻，壅滞颈部，临床有颈部憋胀、吞咽不畅等表现，予以化痰理气，辅以软坚散结。该类型患者多有情志不畅，肝气郁结，临证选用半夏厚朴汤加减。在化痰理气的同时，临床注意酌加软坚散结、活血化瘀之药，对于有肝郁化火的患者，可酌情加入丹皮、栀子、黄芩、柴胡等药。

小柴胡汤

小柴胡汤出自《伤寒论》，为和解剂，由下列药物组成：柴胡 24 g，黄芩、人参、半夏、甘草（炙）、生姜（切）各 9 g，大枣（擘）4 枚，上七味，以水一斗二升，煮取六升，去滓，再煎，取三升，温服一升，日三服（现代用法：水煎服）。其功效主要是和解少阳，和胃降逆，扶正祛邪。用于少阳证之寒热往来，胸胁苦满、不欲饮食、心烦呕恶、口苦咽干、耳聋目眩、舌苔薄白、脉弦而数者。本方多由邪在少阳，经气不利，郁而化热所致，治疗以和解少阳为主。少阳经脉循胸布胁，位于太阳、阳明表里之间。伤寒邪犯少阳，邪正相争，正胜欲拒邪出于表，邪胜欲入里并于阴，故往来寒热；邪在少阳，经气不利，郁而化热，胆火上炎，而致胸胁苦满、心烦、口苦、咽干、目眩；胆热犯胃，胃失和降，气逆于上，故默默不欲饮食而喜呕。邪在表者，当从汗解；邪入里者，则当吐下。今邪既不在表，又不在里，而在表里之间，则非汗、吐、下所宜，故惟宜和解之法。方中柴胡苦平，入肝胆经，透泄少阳之邪，并能疏泄气机之郁滞，使少阳半表之邪得以疏散，为君药。黄芩苦寒，清泄少阳半里之热，为臣药。柴胡之升散，得黄芩之降泄，两者配伍，是和解少阳的基本结构。胆气犯胃，胃失和降，佐以半夏、生姜和胃降逆止呕；邪从太阳传入少阳，缘于正气本虚，故又佐以人参、大枣益气健脾，一者取其扶正以祛邪，一者取其益气以御邪内传，正气旺盛，则邪无内向之机。炙甘草助参、枣扶正，且能调和诸药，为使药。诸药合用，以和解少阳为主，兼补胃气，使邪气得解，枢机得利，胃气调和，则诸症自除。

孙彬教授指出小柴胡汤为和剂，一般服药后不经汗出而病解，但也有药后得汗而愈者，这是正复邪却，胃气调和所致。正如《伤寒论》所说："上焦得通，津液得下，胃气因和，身濈然汗出而解。”若少阳病证经误治损伤正气，或患者素体正气不足，服用本方，亦可见到先寒战后发热而汗出的“战汗”现象，属正胜邪却之征。本方为治疗伤寒少阳证的基础方，又是和解少阳法的代表方。临床应用以往来寒热，胸胁苦满，默默不欲饮食，心烦喜呕，口苦，咽干，苔白，脉弦为辨证要点。临床上只要抓住前四者中的一二主证，便可用本方治疗，不必待其证候悉具。正如《伤寒论》所说：“伤寒中风，有柴胡证，但见一证便是，不必悉具。”此外，孙彬教授指出使用小柴胡汤还须注意以下两点：一是本方主要作用在于柴胡，必须重用。《时方妙用》说：“方中柴胡一味，少用四钱，多用八钱。”其剂量以大于人参、甘草一倍以上为宜；二是本方证或然证较多，当在辨明主证、主脉的基础上，随证灵活加减。

孙彬教授常用本方治疗感冒、流行性感冒、慢性肝炎、肝硬化、急慢性胆囊炎、胆道结石、急性胰腺炎、胆汁返流性胃炎、胃溃疡等属邪踞少阳、胆胃不和者。临床应用多依据《伤寒论》原文进行加减：若胸中烦而不呕，去半夏、人参，加瓜蒌以清热理气宽胸;若渴，去半夏，加天花粉止渴生津;若腹中痛者，去黄芩，加芍药柔肝缓急止痛；若胁下痞梗，去大枣，加牡蛎软坚散结；若心下悸，小便不利者，去黄芩，加茯苓利水宁心；若不渴，外有微热者，去人参，加桂枝解表；若咳者，去人参、大枣、生姜，加五味子、干姜温肺止咳。

玉屏风散

玉屏风散出自朱丹溪的《丹溪心法·自汗门》，被称为中药免疫调节剂。由防风、黄芪、白术三味药组成。方中黄芪益气固表止汗为君；白术补气健脾为臣；佐以防风走表而散风邪，合黄芪、白术以益气祛邪。且黄芪得防风，固表而不致留邪；防风得黄芪，祛邪而不伤正，有补中寓疏，散中寓补之意。方内药味精简，组合严谨，动静结合，托里固表而不留邪。玉屏风散具有补脾实卫，益气固表止汗的功能，主治表虚自汗，易感风邪；风雨寒湿伤形，皮肤枯槁；汗出恶风，面色皖白，舌淡苔薄白，脉浮虚；亦治虚者腠理不固，易感风邪。本方常用于过敏性鼻炎、上呼吸道感染等属表虚不固而外感风邪者，以及肾小球肾炎易于伤风感冒而诱致病情反复者。但若属外感自汗或阴虚盗汗，则不宜使用。孙彬教授多应用玉屏风散治疗汗证、反复呼吸道感染等

一、糖尿病汗证

糖尿病所致多汗症患者的主要临床表现为颈部、头面部及前胸部出汗较多，中医认为，糖尿病所致多汗症属于“汗证”的范畴。此病主要是由脏腑功能失调、腠理开合失司所致。病机多为是肺气不足或营卫不和，以致卫外失司而津液外泄。孙彬教授多用玉屏风散加味治疗卫气不固所致的汗证。方药组成：黄芪、白术、防风、麻黄根、浮小麦。此方中的黄芪可止汗固表、补脾益肺；白术可益气健脾、燥湿利水、止汗；防风可解表散邪，与白术、黄芪合用可祛邪益气（黄芪得防风，固表而不致留邪；防风得黄芪，祛邪而不伤正，有补中寓疏，散中寓补之意）；麻黄根、浮小麦可止汗固表。兼阴虚症状的患者加用麦冬、丹皮、知母及生地黄，以起到降火凉血、清热养阴的功效；兼心悸症状的患者加用炒枣仁、炙远志及五味子，以起到固精养阴、安神宁心的功效；兼阳虚症状的患者加用炙附子、淫羊藿，以起到助阳补火、止痛散寒的功效；合并眩晕症状的患者加用天麻、石决明及川牛膝，以起到止痉、祛风、通络的功效；合并失眠症状的患者加用合欢皮、夜交藤，以起到安神宁心的功效；合并烦躁症状的患者加用炒栀子、郁金香，以起到除烦泻火的功效。临床取得良好的效果。

二、反复呼吸道感染

反复上呼吸道感染是一种常见的高发性疾病，特别是合并慢性虚损性疾病

的体质虚弱的患者，免疫力相对较低，容易病毒入侵，甚合并细菌感染，是现代医学的治疗难题。对中医来说反复呼吸道感染的发病机制为肺卫气虚，所以中医上以扶正祛邪为纲，是为主要的治疗办法。对于此类患者的治疗，孙彬教授多在玉屏风散基础上加银花、黄芩、板蓝根、生甘草，临床效果颇佳。若外感偏于风寒，方中清热解毒之品可换成羌活、荆芥、桂枝之类；若伴有纳食不香，大便溏泄，苔腻者，加藿香、砂仁、焦三仙；热毒入里，壮热者，加石膏、知母；咽喉燥痛，乳蛾肿痛者，加山豆根、牛蒡子（打碎）。

三、变态反应性疾病

孙彬教授认为变态反应性疾病多具有风善行数变的特点。内因多与肺脾气虚，外有风邪来扰相关。所以树立屏障以御风邪，尤为重要。健脾益肺，固卫祛风，佐以抗敏，是治疗变态反应性疾病的根本之法。所以对于变态反应性皮肤病，如风瘾疹，孙彬教授对玉屏风散进行创新（玉屏风散基础上加银柴胡、乌梅、蝉蜕、地肤子），效果明显。若血热证，可在方中加丹参、生地、赤芍、丹皮、紫草、蒲公英；若湿热熏蒸，加苦参、黄柏、苍术、薏苡仁；若阴虚证，加麦冬、五味子、制首乌、女贞子、枸杞、桑葚子；若阳虚证，加桂枝、麻黄、干姜。

对于过敏性哮喘缓解期，孙彬教授根据“肺为气之主，肾为气之根”的理论，多用玉屏风散加大量纳肾之品，补肺纳肾。阳虚证，加百部、紫菀、款冬花、细辛；痰湿证，加半夏、陈皮、茯苓；肺热证，加车前子、桔梗、板蓝根、黄芩、鱼腥草；阴虚证，加百合、麦冬、五味子、桔梗、甘草。过敏性鼻炎，若性偏虚寒，加苍耳子、细辛、香白芷、辛夷花；若偏热性，加连翘、香青蒿、黄芩、板蓝根。

白虎加人参汤

白虎加人参汤首先由汉代的张仲景提出，由石膏、知母、党参、粳米、甘草组成，具有清热泻火、益气生津之功。用于伤寒或温病，里热盛而气阴不足，发热，烦渴，口舌干燥，汗多，脉大无力;暑病气津两伤，汗出恶寒，身热而渴。张仲景及后代许多医家如刘完素、李杲等倡导仲景的理论并在糖尿病中运用此方，以清热止渴、益气生津。其中生石膏辛甘大寒，功专清肺胃之热邪，且石膏为甘寒之品，既可清阳明之内热，又能滋养肺阴，与少阴肾经之知母相配，既可泻无根之肾火、宣气分之郁热，又可养阴生津；知母之辛苦寒凉，下则润肾燥以滋阴，上则清肺金而泻火；粳米生胃津益胃气；甘草和胃养阴；党参益气生津协同白虎诸药化其燥热，益气生津，邪热自可顿消，消渴得瘥。因此方疗效显著故一直沿用至今。

孙彬教授多将白虎加人参汤用于消渴病的上消、中消的治疗中。上消属肺，以肺热炽盛为主的上消证症见多饮而渴不止、口干舌燥为主，兼有尿频量多、舌质红、脉数等，应选用清热润肺、生津止渴的药物。用白虎加人参汤加味：生石膏 60 g，知母 12 g，甘草 5 g，党参 15 g，粳米 15 g，生地黄 18 g，天花粉 15 g，鲜石斛 15 g，鲜芦根 15 g。中消属胃，以胃火炽盛为主的中消症见多食善饥、饮水多而小便短赤、日加消瘦、大便干燥、苔黄、脉滑实等。临床用白虎加人参汤加减化裁:生石膏 60 g，知母 12 g，甘草 5 g，沙参 15 g，熟地黄 15 g，生地黄 18 g，天花粉 15 g，玉竹 20 g，鲜芦根 15 g，黄连 10 g，麦冬 20 g。病久乏力、消瘦较剧，减少石膏、知母用量，增加党参用量；口干苦、苔黄腻或薄黄者，加黄连、黄柏；便秘者重用知母 20 ～ 30 g；口干苦、便秘同时并见加龙胆草、黄柏、黄连、栀子以疏泄肝胆湿热；手足心热者，加地骨皮、柴胡、丹皮以滋阴清热；食欲不振加鸡内金、枸杞子；对于消渴病的兼症，可于白虎加人参汤方剂的基础上，选用中药加减化裁以治疗。如兼有视物不清者，选用石斛、密蒙花、枸杞子、决明子等以滋阴补肾，清肝明目；兼有手足麻木者，加用白芍、赤芍、鸡血藤、钩藤等以养血活血通络。蛋白尿者加芡实、覆盆子、金樱子；下肢水肿者加白茅根、丝瓜络、茯苓皮、大腹皮；既能消除消渴病的症状，又可防治消渴病的并发症。

孙彬教授临床观察“口燥渴、心烦、背恶寒、时时恶风、汗出”等症状也多见于心悸患者，且心悸与白虎加人参汤所治阳明经热病的病机基本相同，均为气阴不足。故孙彬教授将白虎加人参汤加减化裁(生石膏 30 g，知母 10 g，生山药 15 g，炙甘草 6 g，赤芍、党参各 15 g，珍珠母 30 g，甘松 6 g)用于治疗心悸病，具有养心阴、补心气、通心络、除心烦、定惊悸之功，对于心悸病治疗效果显著。若快速性心律失常加苦参、生地各 15 g；慢速性心律失常加麻黄 6 g，制附子 9 g，细辛 3 ～ 6 g；失眠加炒枣仁 15 g，远志 10 g，夜交藤 30 g；高血压患者加生龙牡、葛根各 30 g；口干加山萸肉、麦冬各 30 g，五味子 10 g；舌苔白腻或黄腻者可以合用温胆汤或瓜蒌薤白白酒汤。

肾气丸

肾气丸为补肾名方，出自东汉医家张仲景所著《金匮要略》，又名金匮肾气丸、八味地黄丸、崔氏八味丸、桂附八味丸等，该方由干地黄八两、山茱萸四两、山药四两、泽泻三两、丹皮三两、茯苓三两、桂枝一两、附子一两组成。具有滋阴温阳、阴中求阳、阴阳双补功效。用于治疗肾气不足，阴阳俱虚证。方中干地黄即生地黄，补肾精之良药也，是为君药，量用八两之多，更有四两山药之助，补益肾精之效更佳，此“补”之义也；山茱萸味酸入肝，以实肝气也，此“助”之义也；附子大辛大热，温阳补火，桂枝辛甘而温，与酒共奏温通心脉之效，更与附子合用，有“拨云见日”之妙，大大增强温补心火、蒸腾气化之力；茯苓、泽泻合桂枝增强肾及膀胱蒸腾气化之能，以温化痰饮，给水湿出路；牡丹皮凉肝活血，轻清心火，合生地黄，以防血热过甚，蜜可解附子之毒，兼有和药性之用，故炼之和丸。“丸者缓也”，虚损之证需缓缓调养，不宜速补，故制成丸剂。

本方在《金匮要略》中先后出现五次，分别用于治疗“脚气上入、少腹不仁”“虚劳腰痛、少腹拘急、小便不利”“短气有微饮”“转胞不得溺”“消渴、小便反多”等五种病证。由于该方疗效确切，并以“少火生气”“阴中求阳”“补中寓泻”的补肾配伍方法而深受历代医家推崇，临床运用两千年而不衰，成为补肾诸法之始祖。

孙彬教授认为“肾气丸是针对肾阴不足，阴损及阳，阴阳俱虚，水湿内停病机而设。”总之，在临床上凡病机为肾阴虚或肾阳虚或阴阳两虚者，皆可用肾气丸加减随证施治。古代医家对于本方的加减变化主要是通过辨证论治，选用适当的药物，以适合病情的需要，提高疗效。

脾为后天之本，肾为先天之本。脾之健运，化生精微，须借助于肾中精气的蒸腾气化作用，而肾中精气亦有赖于后天水谷精微的培育和充养，才能不断充盈和成熟，因此，脾与肾在生理上相互资助、相互促进，在病理上亦常相互影响，互为因果。古代医家在临床应用本方，常合补中益气汤、六君子汤、人参等补气方药以补益脾气，使脾气充则运化有权，五脏得养，以助肾气丸来温补肾气。脾阳根于肾阳，如肾脏阳气虚弱不能温煦脾阳，则可见腹部冷痛，下利清谷，或五更泄泻，水肿等症，故医家亦常合用附子理中丸温补脾阳，以助肾气丸温补之效。

肾气丸的临床应用，现代已发展为肾阳亏虚证的基础方，凡肾阳不足、虚寒内生、气化失司的诸多病症均可加减使用。但是，凡原方不变或使用正宗的金匮肾气丸治疗，一般用于无明显寒象的肾虚之水肿、夜尿多、下消、痰饮之喘咳哮证；凡用于有虚寒的肾阳亏虚证，如眩晕、耳鸣失聪、齿松发落、骨脆不坚、腰膝酸冷、畏寒神疲、嗜睡肢冷、阳痿早泄、滑精、性机能低下等，均宜去掉方中的泽泻、丹皮，桂枝改肉桂，提高附、桂用量，相应加上巴戟天、补骨脂、菟丝子、淫羊藿，甚或鹿茸、鹿角胶、冬虫夏草等温补药品。方称之肾气丸，顾名思义，是以其主治肾气虚弱病证，具补肾气之功能而命名，正如柯琴所云:“肾气丸意不在补火，而在微微生火，即生肾气也，故不曰温肾，而名肾气。”

方中熟地黄味厚滋阴养血，补肾益精力宏，故用为君药，填补阴精以实化气之本源。臣药的选择有两个必须的方向，首先是辅助滋补阴精之品，加强熟地力单之不足，山茱萸酸温滋补肝阴而涩精，肝肾同源于阴血，地黄与山茱萸合用滋补肝肾，既补阴精又可防肝虚之盗伤；山药甘平补脾益肾，滋润而固精，既能助后天之化源，又可滋脾补肺，而助上源之水以濡下，三药合力滋阴补精，源流兼顾，且助封藏之能，使精藏而无泄。阴精被耗肾气始虚，肾阳必随之而衰，现阴精得充，当辅以温阳之品蒸化阴精以生肾气，故用附子温振阳气，合熟地温补已虚肾阳而行化生肾气之能；桂枝温阳行水，助附子温阳化气，利水道以泄阴浊之水。二药用量极小，仅为补阴精药量的八分之一，含少火生气之理，意不在温补阳气，而在于温化肾气以助气化行水之职。

五苓散

五苓散出自张仲景的《伤寒论》，由泽泻、茯苓、猪苓、白术、桂枝组成，其中猪苓、茯苓、泽泻淡渗利水，导水下行，通利小便；白术健脾化湿；桂枝则通阳化气，兼以解表。其功用通阳化水、健脾利水，兼以解表。书中原用其治疗太阳表邪不解，水蓄为患之病症，《伤寒论》第七十一条“太阳病，发汗后，大汗出，胃中干，烦躁不得眠，欲得饮水者，少少与饮之，令胃气合则愈。若脉浮，小便不利，微热消渴者，五苓散主之。”后世医家以脉浮，小便不利，微热消渴为五苓散证，即表邪未解，水热蓄太阳腑之膀胱，故认为五苓散为表里双解剂，治疗热与水结证。

孙彬教授认为五苓散原用于治疗太阳蓄水证，与恢复水液正常代谢密切相关。现临床广泛应用于多系统、多部位疾病，其共同点都与水液失常相关。五苓散的这些应用，既是中医异病同治思想的体现，也反映了太阳功能失常与脏腑疾病之间的密切关系。因为太阳生理功能上主水，外则化气以为六经之藩篱，内则行水以为脏腑之滋源。其功能失调，必然与水液代谢失常密切联系，由此引发诸多水液代谢失常的疾病。

五苓散对于脾肾阳虚型糖尿病肾病水肿的治疗，从脾肾着手，通过健脾、补肾两个途径，可以有效消除蛋白尿，从而改善临床水肿症状，不良反应小，对于糖尿病肾病的预后有较重要意义。五苓散在辨证施治的基础上，结合现代医学对疾病病因的认识加减用药，可明显改善糖尿病肾病Ⅲ～Ⅳ期患者的临床症状，延缓和阻止病情的进展，值得临床借鉴。

孙彬教授发现五苓散对于改善脾虚痰湿型肥胖症患者有明显疗效，临床发现五苓散有降低血脂、改善脂代谢作用，中医对肥胖病因的认识多责之饮食不节、久卧久坐、先天禀赋、脏腑功能失调和七情所伤，其病机多归结为脾肾气虚、痰湿壅滞。在临床实践中采用五苓散治疗脾虚痰湿型肥胖症患者，取得了满意的疗效。

五苓散用于治疗梅尼埃病，此类患者多有眩晕、恶心呕吐、闭目难睁等症，梅尼埃病属于中医学“耳眩晕”范围，多由脏腑功能损伤引起。本病显然为脾失健运、水湿内停之证。痰饮上犯清窍头目，则出现眩晕、视物旋转、耳鸣、痰湿；由于水饮之邪停留于中焦，水饮中阻、清阳不升，故头昏目眩，闭目难睁，气机升降失调，阻遏中焦，干扰脾胃升降功能，则出现恶心、呕吐、渴不欲饮、胸满痞塞；舌质淡白、苔腻，脉滑等主水湿停留。五苓散功专利水、健脾化湿，甚合此证。

甘麦大枣汤

甘麦大枣汤，出自《金匮要略》，“妇人脏躁，喜悲伤欲哭，象如神灵所作，数欠伸者，甘麦大枣汤主之。”本证乃心阴不足，肝气失和，心神失宁所致。思虑悲哀过度，耗伤阴血，心肝失养，神魂不安，则精神恍惚、睡眠不安、心中烦乱；肝失所养，气郁不舒，疏泄失常，则悲伤欲哭、不能自主、言行失常；呵欠频作，乃阴血不足、阴不配阳、上下相引而致；舌质淡红，脉来细数，亦心肝阴血不足之征。妇女精神恍惚忧郁，烦躁不宁，应以养心滋液为主，使患者情志舒畅，心胸开朗。治宜养心安神，和中缓急。本方由甘草 90 g、小麦 30 g、大枣 10 枚组成。临床以精神恍惚，悲伤欲哭为辨证要点。本方主治脏躁，而脏躁一证是由五脏功能失调所致。方中重用小麦，取其甘凉之性，补心养肝，益阴除烦，宁心安神，是为君药，正如《灵枢·五味》曰：“心病者，宜食麦。”甘草甘平，补养心气，和中缓急（肝），为臣药。大枣甘平质润，益气和中，润燥缓急，为佐使药。三药合用，甘润平补，养心调肝，使心气充，阴液足，肝气和，则脏躁诸症自可解除。亦属“损其肝者缓其中”之法也。孙彬教授深谙本方之病机，广泛应用于癔症、更年期综合征、小儿多动症、癫痫等病的治疗。

一、更年期综合征

孙彬教授常用甘麦大枣汤加味方治疗更年期综合征，临床疗效满意。具体处方：甘草 30 g，生地黄 15 g，麦冬 15 g，竹茹 10 g，青皮 10 g，陈皮 10 g，木香 10 g，远志 10 g，九节菖蒲 10 g，龙骨 30 g，牡蛎 30 g，浮小麦 50 g，大枣 30 g。方解：甘麦大枣汤养心安神、和中缓急，木香、竹茹、青皮、陈皮、远志、石菖蒲行气化痰开窍，龙骨、牡蛎重镇安神。加减化裁：若见舌尖红，心烦甚者，加栀子 10 g；若大便干者，重加麦冬、生地各 30 g；若见阵发性身热，面赤，汗出，可加麦冬以养心止汗；心烦不眠，可加茯神 30 g、酸枣仁 30 g，以养肝宁心；呵欠频作属于心肾两虚者，可加山萸肉、党参以补养心肾。

二、癫痫

癫痫是临床常见病，新发者多以实为主，治以豁痰开窍、息风定惊；久病多虚，治以养心安神、扶脾抑肝。孙彬教授认为，对于癫痫病时发时止、迁延日久者，选用甘麦大枣汤加味，具有良好的疗效。本病发作时伴见失神抽搐，常加珍珠母、石决明重镇安神；针对风痰闭阻的诱发因素，借用牵正散的思路，加用白僵蚕、全蝎、天麻等祛风化痰之药。标本兼治，疗效颇佳。

三、梅核气

中医认为梅核气一般乃痰气阻结于咽喉部位所致，治以降气化痰的半夏厚朴汤加减，疗效尚可。若患者情志因素较为明显，易于紧张，甚至产生悲观情绪者，孙彬教授常选用甘麦大枣汤加味治疗：甘草 15 g，小麦 50 g，百合 30 g，桔梗 10 g，苏梗 10 g，大枣 10 枚。虽方小药简，但切合病机，常能收到良好的效果。

四、小儿多动症

宋代儿科大家钱乙认为小儿体质有“三有余”“四不足”，其中“三有余”指心、肝、阳有余。孙彬教授认为小儿多动症的发生与“三有余”有密切关系，多以心肝之阳亢所致，又因小儿乃“稚阴稚阳”之体，不可过用苦寒，遵《内经》:“肝苦急，急食甘以缓之。”之旨，选用甘麦大枣汤合升降散加减治疗本病，疗效突出。

五、癔症

癔症常见神情抑郁，胸闷脘胀，夜卧不安，心中烦乱，悲伤欲哭，或者呵欠频作，或咽喉异物感。若起病于精神刺激，或常因精神因素诱发者，用本方合半夏厚朴汤清心安神除烦，酌加石菖蒲、远志化痰开窍，龙骨、牡蛎重镇安神等；若伴有严重失眠，可加琥珀 3 g、朱砂 1.5 g 冲服。

甘麦大枣汤是《金匮要略》的一张名方，迄今两千多年来，仍有其临床价值和现实意义。近年来对该方的药理和临床应用进行了很多研究，不仅用于妇人脏躁病，而且广泛用于治疗其他疾病。后世医家在临床实践中更是扩大了本方的治疗应用范围，凡神不守合、情志抑郁属于心血不足、心失所养者，都可以用本方为基础加减治疗。现代医学研究发现，甘麦大枣汤具有镇静、催眠、抗惊厥作用，可调整神经活动，能缓和神经紧张。在临证中，孙彬教授对于一些病情比较特殊，不易用一般辨证理论加以解释而有心脾虚象的，往往喜用此方，或与其他方合用，达到补益心脾以振元气、调和阴阳之目的。

镇肝熄风汤

镇肝熄风汤出自《医学衷中参西录》，方药组成如下：怀牛膝、生赭石（轧细）各 30 g，生龙骨（捣碎）、生牡蛎（捣碎）、生龟甲（捣碎）、生白芍、玄参、天冬各 15 g，川楝子（捣碎）、生麦芽、茵陈各 6 g，甘草 4.5 g。具有镇肝熄风，滋阴潜阳的功效。临床主治类中风，症见头目眩晕，目胀耳鸣，脑部热痛，心中烦热，面色如醉，或时常噫气，或肢体渐觉不利，口角渐行歪斜；甚或眩晕欲仆，昏不知人，移时始醒；或醒后不能复原，脉弦长有力者。方中怀牛膝归肝肾经，入血分，性善下行，故重用以引血下行，并有补益肝肾之效为君。代赭石之质重沉降，镇肝降逆，合牛膝以引气血下行，急治其标；龙骨、牡蛎、龟甲、白芍益阴潜阳，镇肝熄风，共为臣药。玄参、天冬下走肾经，滋阴清热，合龟甲、白芍滋水以涵木，滋阴以柔肝；肝为刚脏，性喜条达而恶抑郁，过用重镇之品，势必影响其条达之性，故又以茵陈、川楝子、生麦芽清泄肝热，疏肝理气，以遂其性，以上俱为佐药。甘草调和诸药，合生麦芽能和胃安中，以防金石、介类药物碍胃为使。本方配伍特点，重用镇潜诸药，配伍滋阴之品，镇潜以治其标，滋阴以治其本，标本兼顾，以治标为主。诸药成方，共奏镇肝熄风之效。

本方是治疗类中风之常用方。无论是中风之前，还是中风之时，亦或中风之后，皆可运用。临床应用以头目眩晕，脑部胀痛，面色如醉，心中烦热，脉弦长有力为辨证要点。临床通过加减常用以治疗高血压、脑血栓形成、脑出血、血管神经性头痛等属于肝肾阴虚，肝风内动者。

一、眩晕

孙彬教授认为，眩晕为病，多为脑窍失养、清阳被扰所致，其病机多为肝肾阴虚、肝阳化风所致。肝为风木之脏，体阴而用阳，肝肾阴虚，肝阳偏亢，阳亢化风，风阳上扰，故见头目眩晕、目胀耳鸣、脑部热痛、面红如醉；肾水不能上济心火，心肝火盛，则心中烦热；肝阳偏亢，气血随之逆乱，遂致眩晕。本证以肝肾阴虚为本，肝阳上亢，气血逆乱为标，但以标实为主。治宜镇肝熄风，滋阴潜阳，临证多选用张锡纯《医学衷中参西录》中“镇肝熄风汤”。

孙彬教授认为，镇肝熄风汤全方特点主降逆下行，选用牛膝、赭石等，妙在生茵陈、生麦芽、川楝子、茵陈为青蒿之嫩者，得初春少阳生发之气，与肝木同气相求，泻肝热兼舒肝郁，实能将顺肝木之性。麦芽为谷之萌芽，生用之亦善将顺肝木之性，使不抑郁。川楝子善引肝气下达，又有折其反动之力。三药佐升，致使气机升降有常，避免降逆过度，从而机体恢复正常。

二、失眠

失眠表现为入睡困难，时寐时醒，醒后不能再寐，甚或彻夜不寐。属于中医“不寐”“目不瞑”“不得卧”范畴。孙彬教授认为失眠的病机多为阴阳失和，阳盛阴衰。病因总属阴阳失交，一为阴虚不能纳阳，二为阳盛不能纳阴。老年人气血衰弱，肝肾阴虚，导致日昼没有精神，夜晚则不能安寐。孙彬教授认为“阳气自动而之静，则寐；阴气自静而之动，则寤；不寐者，病在阳不交阴也”。孙彬教授指出，失眠患者多为老年，肝肾已亏，不能敛阳，加之多数患者同时存在高血压病，肝阳暴涨，上扰心神，发为不寐。阳盛则热，气血随其上逆，充溢脉络，则颜面潮红，头痛目胀；津血同源，肝肾阴虚，阴血虚少而化津乏源，则咽干喉燥。肝风侵扰筋脉则肢体颤抖，故方选镇肝熄风汤加减，重镇潜阳，平息肝风。如失眠较重、彻夜难眠者，加重镇安神之品珍珠母、琥珀、牡蛎；肝禀春木之性，喜条达而恶抑郁，然而对于长期失眠患者，因饱受疾病煎熬，常伴有抑郁状态，表现为善太息、胸胁乳房胀痛等，故常需加郁金、香附以疏肝解郁，调畅情志，以助睡眠。

三、高血压病

高血压病是目前国内最常见的慢性病，也是心脑血管疾病最主要的危险因素。高血压病的持续存在严重影响机体血管系统的结构，造成血管系统及心、脑、肾等重要脏器的损伤。孙彬教授认为，在中老年人中，最常见的高血压为阴虚阳亢型高血压，由于体内阴精滋养不足，阴火伤及脉络，阳亢于上，龙雷之火妄动，气血运行逆乱，波及心脑神窍，导致多种心脑血管疾病的发生。阴虚阳亢型高血压因风阳过于亢盛，肝风携痰瘀逆行于脉络，致经脉阻闭不畅，气血郁闭不通，肝阳上亢于头则头痛，肝阳有余，化热扰心，故见心神不安，心神蒙蔽，神志不清，舌红苔黄脉弦数。在治疗过程中多以镇肝熄风汤为治疗主方，或加用天麻钩藤饮以增强镇肝熄风之力，天麻钩藤饮由天麻、钩藤、石决明、牛膝、桑寄生、栀子、黄芩、益母草、茯神、夜交藤等药物组成，其中天麻、钩藤合用以平肝熄风，《本草汇言》:“天麻，主头痛，头晕虚眩……一切中风，风痰。”《本草纲目》:“钩藤，主头旋目眩，平肝风，除心热。”石决明平肝潜阳，除热明目。《医学衷中参西录》:“石决明味微咸，性微凉，为凉肝镇肝之要药……善治脑中充血作疼作眩晕。”桑寄生补肝肾之阴，以治其本。栀子、黄芩清肝降火，以折其亢阳。茯神、夜交藤宁心安神，祛风通络。以上诸药合用增强镇肝熄风汤镇肝熄风之力，使肝肾之阴充而肝阳之风熄，阴阳平衡，气血调和，痰瘀同治。

四、脑梗死

脑梗死是由于脑部血液供应障碍，而导致的局部脑组织缺血、缺氧性坏死，从而出现相应神经功能缺损的临床综合征，包括脑血栓形成、脑梗死和脑栓塞，早期治疗的关键在于恢复局部脑血流和对缺血性神经细胞的保护两方面。脑梗死属中医学“中风”范畴，多由饮食不节、恣酒纵欲、忧思恼怒等因，致使肝肾阴亏、肝阳偏亢、气血逆乱运行不畅所致。临床表现以猝然昏仆、头晕目眩、头胀脑热、口眼歪斜、半身不遂等为主要症状。孙彬教授认为，肝为风木之脏，木性升发而喜条达，肝肾阴亏，肝阳上亢，阳亢化风，风动而气血上逆，上扰清窍，轻则风扰经络，口角渐行歪斜;重则风中脏腑，出现头晕目眩、目胀耳鸣、昏仆不知人事、肢体不利、半身不遂等中风症状。肝肾阴亏，肝阳偏亢，阳亢化风，故治宜平肝熄风、化痰通腑、活血通络、清热涤痰，佐以滋养肝肾。镇肝熄风汤正是据此组方，临床可用于中风各时段，方中重用牛膝入肝肾经，以引血下行，折其亢阳，平定气血逆乱之势，且滋补肝肾，为君药;代赭石、龙骨、牡蛎镇肝潜阳，即可潜降摄纳上亢之肝阳，又可平镇上逆之气血，为牛膝之助，是臣药;龟甲、白芍、玄参、天冬滋养肝肾之阴，其中龟甲能坚肾阴而潜阳熄风，白芍能养血以柔肝缓急，天冬下滋肾水上润肺金而制肝木，玄参滋阴而清肝阳有余之热，为佐药；茵陈、川楝子、麦芽，顺肝木之升发，条达肝气而防郁滞，兼清肝热，亦为佐药。甘草调和诸药与麦芽相伍，养胃和中，兼为佐使。诸药成方，共奏镇肝潜阳，滋阴潜风之效。

防己黄芪汤

防己黄芪汤源于《金匮要略·痉湿暍病脉证并治》:“风湿，脉浮身重，汗出恶风者，防己黄芪汤主之。”

张秉成《成方便读》卷三:“此治卫阳不足，风湿乘虚客予表也。风湿在表，本当以风药胜之，从汗出而愈，此为表虚有汗，即有风去湿不去之意，故不可更用麻黄、桂枝等药再发其汗，使表益虚。防风、防己二物，皆走表行散之药，但一主风而一主湿，用各不同，方中不用防风之散风，而以防己之行湿。然病因表虚而来，若不振其卫阳，则虽用防己，亦不能使邪径去而病愈，故用黄芪助卫气于外，白术、甘草补土德于中，佐以姜、枣通行营卫，使防己大彰厥效。服后如虫行皮中，上部之湿欲解也。或腰以下如冰，用被绕之，令微汗出瘥，下部之湿仍从下解，虽下部而邪仍在表，仍当以汗而解耳。”药物组成：防己、黄芪、甘草、白术，有益气祛风、健脾利水之功。主治表虚不固之风水或风湿证：汗出恶风，身重微肿，或肢节疼痛，小便不利，舌淡苔白，脉浮。本方所治风水或风湿，乃因表虚卫气不固，风湿之邪伤于肌表，水湿郁于肌腠所致。风性开泄，表虚不固，营阴外泄则汗出，卫外不密故恶风；湿性重浊，水湿郁于肌腠，则身体重着，或微有浮肿；内湿郁于肌肉、筋骨，则肢节疼痛。舌淡苔白，脉浮为风邪在表之象。风湿在表，当从汗解，表气不足，则又不可单行解表除湿，只宜益气固表与祛风行水并施。方中以防己、黄芪共为君药，防己祛风行水，黄芪益气固表，兼可利水，两者相合，祛风除湿而不伤正，益气固表而不恋邪，使风湿俱去，表虚得固。臣以白术补气健脾祛湿，既助防己祛湿行水之功，又增黄芪益气固表之力。佐入姜、枣调和营卫；甘草和中，兼可调和诸药，是为佐使之用。诸药相伍，祛风与除湿健脾并用，扶正与祛邪兼顾，使风湿俱去，诸症自除。

本方是治疗风湿、风水属表虚证之常用方。临床应用以汗出恶风，小便不利，苔白脉浮为辨证要点。若兼喘者，加麻黄以宣肺平喘；腹痛肝脾不和者，加芍药以柔肝理脾；冲气上逆者，加桂枝以平冲降逆；水湿偏盛，腰膝肿者，加茯苓、泽泻以利水退肿。若水湿壅盛肿甚者，非本方所宜。

案例一

李某，女，65岁，2020年06月15日初诊，3月前发现水肿，经多项检查，除A/G倒置外，其他未见明显异常，曾以渗水利湿治疗，未见明显改善，西药给予呋塞米利尿消肿治疗，过后肿势更加明显，浮肿早晨明显，睁眼不开，下肢压之凹陷不起，两腿酸沉无力，时汗出恶风，苔白润，脉浮沉滑。

中医诊断：水肿。

辨证：表虚寒饮内停证。

治法：实表利水。

方药：防己黄芪汤加减。药物组成：防己10 g，生姜10 g，白术15 g，茯苓20 g，大腹皮15 g，黄芪20 g，大枣15 g，苍术20 g。上方15剂，患者汗出基本消失，浮肿较前明显好转，增黄芪至30 g，继续服药1月，患者浮肿症状消失，他证亦不明显。

孙彬教授认为：防己黄芪汤应与防己茯苓汤相鉴别，两方均含有防己、黄芪、甘草。因此益气祛风是其共性，防己茯苓汤中另有茯苓和桂枝，因此此方更偏重于温阳利水，而防己黄芪汤中有白术和姜枣以培土和中，健脾蕴湿而无温阳作用。

案例二

王某，女，40岁，2020年07月10日初诊，患者以“水肿1年余，加重1个月”为主诉，诊断为肾病综合征。口服中药及黄葵胶囊，症状未见明显好转，现证见：全身水肿，双下肢较重，手部肿胀，手足冰凉，怕冷腰痛，纳眠可24小时尿量约 1000 mL，色黄，大便调，舌质淡红，脉沉细。实验室检查，TP：55.30 g/L；ALB：27.3 g/L；Ca：1.96 g/L；TCH：9.88 mmol/L；TG：2.13 mmol/L；24 小时尿蛋白量：5.814 g/d。

中医诊断：水肿。

辨证：脾肾阳虚兼水停。

治法：健脾温阳利水。

方药：防己黄芪汤合五苓散合真武汤加减。药物组成：防己 10 g，生姜 20 g，白术 15 g，茯苓 30 g，黄芪 20 g，泽泻 20 g，桂枝 15 g，猪苓 15 g，陈皮 10 g，制附子 10 g，菟丝子 20 g，巴戟天 20 g，白芍 20 g，丹参 30 g，甘草 15 g。

经上方治疗 1 月余，患者浮肿基本消失，24 小时尿蛋白量：0.21 g/d，血浆蛋白和血脂均恢复正常，但患者仍有手足冰凉症状，方用四逆散合补中益气汤加减后，又服 15 剂后，患者症状基本消失。

越婢汤

越婢汤出自《金匮要略》：“风水，恶风，一身悉肿，脉浮不渴，续自汗出，无大热，越婢汤主之。”方剂由麻黄六两（18 g）、石膏半斤（25 g）、生姜三两（9 g）、甘草二两（6 g）、大枣三枚组成。有发汗利水之功，方中麻黄为君药，发汗解表，宣肺行水；佐以生姜、大枣则增强发越水气之功，不仅使风邪水气从汗而解，尤可借宣肺通调水道之力，使水邪从小便而去。因肺胃有热，故加石膏以清其热。使以甘草，调和药性，与大枣相伍，则和脾胃而运化水湿之邪。综合五药，乃为发越水气、清泄里热之剂，对风水证有很好的疗效。与麻杏甘石汤相比，麻杏甘石汤重在宣肺清热以平喘，越婢汤重在发越水气以消肿。临床常用来治疗风水恶风，一身悉肿，脉浮，不渴，续自汗出，无大热者。本方为治疗风水而肺胃有郁热之主要方剂，主要以一身悉肿、脉浮不渴、续自汗出、无大热为辨证要点。通过临床加减常用于治疗急性肾炎、流行性出血热(发作期)、肾炎初期、慢性肾炎急性发作、不明原因之水肿、变态反应性皮肤病等属肺胃郁热类疾病。

一、慢性肾炎水肿

慢性肾炎是一组原发于肾小球的疾病，主要表现为蛋白尿、血尿、高血压、水肿，起病方式不同，病情迁延，进展缓慢，可伴有不同程度的肾功能减退，最终将发展为慢性肾衰竭。肾小球肾炎一般起因多为免疫介导炎症，但病因、发病机制及病理类型不尽相同。孙彬教授认为，慢性肾小球肾炎归属“水肿”“阴水”范畴。在感受外邪或内伤的情况下，肺脾肾亏虚，气血、阴阳失调，三焦气机失畅，水气壅滞，水湿泛滥，出现水肿之证。除水肿外，血瘀亦是慢性肾小球肾炎的病理表现之一，“血不利则为水”，《素问·调经论》有言：“孙络水溢，则经有留血。”综上，气滞血瘀、水壅气闭，二者相互转化、相互影响是导致阴水的病理要素，加之肺脾肾三脏亏虚，升降失司，精关不固，津液不能输布，终致水肿。由于本病多起病缓慢，病程较长，故临床以虚证居多，治疗以疏风解表、宣肺行水，同时要注重补虚。越婢汤方中麻黄石膏辛散，可发越人体阳气，但有耗伤津液之弊，故配伍生姜、大枣、甘草，健运中焦以生气血津液，调和脾胃以固护后天之本。炙甘草为甘温补脾养胃之药，味甘性平，具有补益脾气和中、缓急止痛、调和药性的功效。大枣味甘性平，可健脾益胃补气养血；生姜味辛性微温，可散可行，能从肌腠达表而除水肿，姜枣相伍，生姜得大枣相助，驱散邪气步步为营，大枣得生姜相助，补脾养胃事半功倍。纵观全方，麻黄和石膏相配，通过肺的宣发肃降功能，发越水气，清除肌腠风邪郁热，麻黄配生姜，祛除风邪，发越阳气宣散水湿，生姜、大枣、甘草化生营卫之气，以防伤营液。若外邪内犯太阴中焦，脾胃虚不能制水，加白术健脾燥湿，内消水邪；若肾虚恶寒明显，则加附子温肾散寒。

二、湿疹

湿疹是一种具有渗出倾向的皮肤炎性反应，可发生在患者全身，具有多样性且常呈对称分布；孙彬教授认为，湿疹虽表现于外但发于内，内外之邪彼此作用形成了湿疹发病的主要病机，而脾虚湿蕴型湿疹，是因脾为湿所困而不得健运所致。越婢汤首载于张仲景《金匮要略》，汤中麻黄配石膏为张仲景的经典配伍，以补脾、调水道为组方要领，辅以甘草、生姜、大枣，主治风水证，有发汗利水之功效。以调脾去湿为主要思路，湿去则脾自健。但因临床变证多见，临证加减应用非常重要，孙彬教授在使用越婢汤主方时，除越婢汤原方，对于阳郁恶寒明显者，加附子、泽泻，以温阳利水；若水气明显者，加白术、茯苓，以健脾燥湿，利湿制水；若咽喉肿痛者，加牛蒡子、薄荷、连翘，以清热解毒，利咽消肿；若大便干结者，加大黄、芒硝，以泻热通便等。

三、肝硬化腹水

肝硬化腹水中医称之为“鼓胀”，症见腹大如鼓、下肢水肿。孙彬教授认为，鼓胀病位在肝脾肾。病因病机为肝气郁滞，瘀血阻络，水湿外出之路被阻；脾气亏虚，水湿运输之枢无权；肾阳亏虚，水湿蒸化温散乏力，以致水邪湿浊内滞下聚而致。治当遵从《金匮要略》中“诸有水者，腰以下肿，当利小便；腰以上肿，当发汗乃愈”之训。方用越婢汤，方中麻黄发汗解表，宣肺行水;生姜、大枣增强发越水气之功，不仅使风邪水气从汗而解，尤可借宣肺通调水道之力，使水邪从小便而去；石膏清内热；甘草，调和药性，与大枣相伍，则和脾胃而运化水湿之邪。临证根据患者临床症状辨证加减:如肾阳亏虚,加附子以温肾阳，蒸腾水湿；脾胃水湿较重，加入白术健脾使枢运有权；如大便秘结，以牵牛子通大小便，使水湿之邪从二便而泻；后期血瘀之证明显，加泽兰活血利尿，桃仁活血润肠通便，赤芍活血通利血脉；因肝硬化腹大胀满，肝郁气滞明显，需软坚散结，故常加柴胡疏肝气，大腹皮行气除胀，鳖甲软坚散结。

四、甲状腺功能减退性水肿

瘿病是由于情志内伤，饮食及水土失宜等因素引起的，以致气滞、痰凝、血瘀壅结颈前为基本病机，以颈前喉结两旁结块肿大为主要临床特征的一类疾病。瘿病临床常伴有水肿症状，孙彬教授认为其发病机制多为属肾阳衰微，脾阳不足，水湿内聚成瘀，阳气不达四肢所致。治当温阳利水，常用越婢汤加附子为主方应用。方中附子温补肾阳；麻黄发汗解表；生姜、大枣增强发越水气之功，使水邪从小便而去；石膏清泄内热；甘草调和药性，与大枣相伍，则和脾胃而运化水湿之邪。临证多加白术健脾除湿；桂枝温通血脉；细辛行散滞气，宣通腠理；通草渗湿行津，利其水道；桃仁活血、润肠；与车前子利小便，使水湿之邪从小便而去。

麻杏石甘汤

麻杏石甘汤出自《伤寒论》，原文有“发汗后，不可更行桂枝汤，汗出而喘，无大热者，可与麻黄杏仁甘草石膏汤。”“下之后，不可更行桂枝汤，若汗出而喘，无大热者，可与麻黄杏仁甘草石膏汤。”方药组成：麻黄（去节）四两（9 g），杏仁（去皮尖）五十个（9 g），甘草（炙）二两（6 g），石膏（碎，锦裹）半斤（18 g）。具有辛凉宣肺，清热平喘之功。主治：表邪未解，肺热咳喘证。身热不解，咳逆气急鼻煽，口渴，有汗或无汗，舌苔薄白或黄，脉浮而数者。方中麻黄为君，取其能宣肺而泄邪热，是“火郁发之”之义。但其性温，故配伍辛甘大寒之石膏为臣药，而且用量倍于麻黄，使宣肺而不助热，清肺而不留邪，肺气肃降有权，喘急可平，是相制为用。杏仁降肺气，用为佐药，助麻黄、石膏清肺平喘。炙甘草既能益气和中，又与石膏合而生津止渴，更能调和于寒温宣降之间，所以是佐使药。综观药虽四味，配伍严谨，用量亦经斟酌，尤其治肺热而用麻黄配石膏，是深得配伍变通灵活之妙，所以清泄肺热，疗效可靠。麻杏石甘汤临床应用广泛，是治疗表邪未解，邪热壅肺之喘咳的基础方。临床应用以身热不解、咳逆气急、鼻煽、口渴、有汗或无汗、舌苔薄白或黄、脉滑而数为辨证要点。临床加减后常用以治疗各种原因引起肺气郁热表现出的各种病症，如咳嗽、鼻炎、支气管炎、哮喘、肺炎等疾病。

孙彬教授使用麻杏石甘汤的病证非常广泛，主要疾病如下。

一、风热咳嗽

咳嗽为病，总为肺失宣降，肺气上逆所致，病因有外感、内伤两类。外感咳嗽一般病程短，为外邪犯肺、肺失宣降所致。孙彬教授认为，麻杏石甘汤用于治疗风热犯肺之咳嗽，效果较佳，功效在于清热化痰，宣肺止咳，麻杏石甘汤辛凉宣泄，清肺止咳平喘，方中麻黄性属辛甘温，有宣肺解表、止咳平喘之功。石膏辛甘大寒，能够清泄肺胃之热以生津，两药相配既能宣肺，又能泄热。炒杏仁苦降肺气，止咳平喘，既助石膏沉降下行，又助麻黄泻肺热；炙甘草顾护胃气，防石膏之大寒伤胃，调合麻黄石膏之寒温。孙彬教授认为，咳嗽初期，均有炎症存在，需清热解毒消炎治疗，可使用银翘散疏散风热、清热解毒。故治疗风热咳嗽时，对于热象明显患者，初期常加用金银花、连翘等清热解毒药物，或直接合银翘散加减应用，共奏清热解毒、辛凉宣泄、清肺止咳平喘之功。如患者咳痰量多，加用川贝母、化橘红止咳化痰，蒲公英、鱼腥草清热解毒，托毒外出，以助痰液排出。

二、支气管哮喘

支气管哮喘的发作多呈季节性，一般常见于冬春季节，是一种反复发作的由多种细胞及细胞组分参与的气道慢性炎症性疾病。孙彬教授认为支气管哮喘的本质为本虚标实，其中肺肾虚为本，痰热血瘀为标，发作关键在于痰与热，其病机为肺气闭郁，肾失摄纳，肺气失宣，痰热内生。肺主气司呼吸，其脏虚弱不能主气，气不化津则痰浊内生；脾气虚弱运化失司，水谷不化则蕴湿生痰；肺脾两脏乃母子相关，脾虚生痰最终影响肺气宣发肃降；肾为人之根本，肾气不足摄纳失常则津液四溢，肾阳虚衰则水泛成痰。三脏功能失常造成痰邪的生成，病程过长则伤及五脏，最终造成肾阳衰惫，入络伤及血分，因而导致痰热郁肺肾虚血瘀的证候，肺气郁闭，痰热内生，久病及肾必有肾气亏虚。哮喘发作时痰邪闭郁于肺，不能宣发肃降则痰热内生。孙彬教授认为支气管哮喘为慢性疾病反复发作，久病入络，肺气虚耗、痰热烧灼必然造成肺络瘀阻，支气管哮喘发作时标实为肺气闭郁，本虚为肾脏虚损，故治疗支气管哮喘主张开宣肺气、清泻肺热、活血通络、补肾平喘，应用麻杏石甘汤加用补肾敛肺清热化痰之药品。故在治疗哮喘的方药中必加补肾药物，常用仙茅、淫羊藿补肾阳，白果、紫苏子、法半夏敛肺化痰降气，伤及肺络常用红曲、当归、丹参等活血通肺络。

三、喘息性支气管炎

支气管炎为临床常见病、多发病，属于中医“咳嗽”“痰饮”“哮喘”的范畴。慢性患者常反复发作，经久不愈，并发肺气肿、肺源性心脏病，严重威胁患者身体健康，甚至危及生命。西医认为本病为多因素性疾病，如细菌、病毒的感染，物理、化学刺激，或对某种物质过敏等均可引起气管黏膜发炎、充血、肿胀、分泌物增多，产生咳、痰、喘等症。孙彬教授认为：风、寒、热、燥之邪由口鼻而入，或侵袭皮毛，内犯于肺，以致肺气失于宣肃而发生本病。若长久不治或治不得法，可使肺、脾、肾三脏受损，病情逐渐加重或恶化。故有“肺不伤不咳，脾不伤不久咳，肾不伤不咳不喘”之谈。又有“肾为生痰之本”“脾为生痰之源”之论。

麻杏石甘汤既可以宣肺止咳平喘，同时又可以清泄肺热。方中麻黄为主药，可以发散表寒，同时可以宣肺平喘，麻黄所含麻黄碱能缓解支气管平滑肌痉挛，故可平喘；石膏性辛甘寒，归肺、胃经，除烦止渴，清热泻火，更能透热外达；

杏仁降气，化痰止咳，可助麻黄平喘；甘草清热解毒，调和诸药，亦清利咽喉。临证多加减应用，咳嗽痰多者多加紫菀、百部，紫苑性温味苦辛、润肺下气、消痰止咳，百部性温味甘苦、润肺下气止咳，适合于新久咳嗽。热象明显者多加银花、连翘，银花、连翘清热解毒，性寒味甘，凉散风热；痰喘不易排出者加鱼腥草；肺热痰喘者加地龙，清肺热平喘；久咳不愈加川贝母，清热润肺，化痰止咳。

小青龙汤

小青龙汤源于张仲景的《伤寒论》，原方由下列八味药物组成：麻黄10～15 g，芍药10～15 g，细辛3～6 g，干姜10～15 g，甘草（炙）10～15 g，桂枝（去皮）10～15 g，五味子3～6 g，半夏（洗）10～15 g。水煎温服。小青龙汤具有辛温解表、解表散寒、温肺化饮之功效，主治外寒里饮证。恶寒发热，头身疼痛，无汗，喘咳，痰涎清稀而量多，胸痞，或干呕，或痰饮喘咳，不得平卧，或身体疼重，头面四肢浮肿，舌苔白滑，脉浮。本证由风寒束表，卫阳被遏，表寒引动内饮所致。治疗以解表散寒，温肺化饮为主。水寒相搏，内外相引，饮动不居，水寒射肺，肺失宣降，故咳喘痰多而稀；水停心下，阻滞气机，故胸痞；饮动则胃气上逆，故干呕；水饮溢于肌肤，故浮肿身重；舌苔白滑，脉浮为外寒里饮之佐证。方中麻黄、桂枝相须为君，发汗散寒以解表邪，且麻黄又能宣发肺气而平喘咳，桂枝化气行水以利里饮之化。干姜、细辛为臣，温肺化饮，兼助麻、桂解表祛邪。然而素有痰饮，脾肺本虚，若纯用辛温发散，恐耗伤肺气，故佐以五味子敛肺止咳、芍药和养营血；半夏燥湿化痰，和胃降逆，亦为佐药。炙甘草兼为佐使之药，既可益气和中，又能调和辛散酸收之品。

临床上症见严重咳嗽，吐黄白痰，喘气，呼吸不畅，咽喉痛，舌质红，苔白黄厚腻，脉滑者，孙彬教授结合多年诊疗经验认为，可能为急慢性支气管炎、慢性阻塞性肺疾病、肺气肿、肺纤维化、哮喘等各种原因引起的急性发作或并发肺部感染。可通过小青龙汤基本方药加减：杏仁 10 ～ 15 g，生石膏 15 ～ 30 g，葶苈子 10 ～ 15 g，桔梗 15 g，橘红 10 ～ 15 g，川贝母 10 ～ 15 g，芦根 15 ～ 30 g，百部 10 ～ 15 g，款冬花 15 ～ 30 g，鱼腥草 30 g，金银花 30 g，连翘 10 ～ 15 g，黄芩 10 ～ 30 g，射干 5 g，大枣 5 ～ 10 枚。若属外感风寒，或内有寒湿痰饮者，舌质淡红，苔薄白或白厚腻，脉滑细无力者，上方去生石膏、款冬花、鱼腥草、金银花、黄芩，加干姜 6 ～ 10 g，生白芍 25 g，细辛 3 g，姜半夏 10 g，五味子 10 g。各种原因引起的肺部感染、久咳不愈，咳吐脓痰，或低热、高热，并胸腔积液者，或轻或重，病程长久不愈者，总属元气大虚，不能托里排脓外出，渗出积液不能吸收而致病，应大补元气，涤痰外出，苦淡渗湿燥湿而愈病。上方重加生黄芪 30 ～ 60 g，生白术 10 ～ 15 g，生晒参 10 ～ 15 g，生薏苡仁 30 ～ 60 g，白花蛇舌草 30 g，芦根 30 ～ 60 g（鲜芦根 300 g 最好）。

孙彬教授临床还用小青龙汤治疗肺炎、百日咳、过敏性鼻炎、卡他性结膜炎、卡他性中耳炎等西医疾病属于内有水饮停聚、外感寒邪者。外寒内饮证多因脾肾阳虚，触冒风寒，外寒引动内饮。肺为水之上源，主行水，太阳病失治，则肺之宣降失常，水液不行而成饮邪，又复外感寒邪，则水寒相搏，水停胃中则干呕，渍于肠间则下利，蓄于下焦则小便不利少腹满。咳嗽、喘、短气、痰多清稀、恶寒、发热、无汗、形寒肢冷、背冷、面色青晦、口不渴或渴喜热饮、舌淡、苔白滑、脉弦紧等为常见证候。对此外寒内饮之证，若不疏表而徒治其饮，则表邪难解；不化饮而专散表邪，则水饮不除。故治宜解表与化饮配合，一举而表里双解，故选用小青龙汤治疗。

麻子仁丸

麻子仁丸源于东汉张仲景的《伤寒论·辨阳明病脉证并治》篇，原方由下列六味药物组成：麻子仁二升（500 g），芍药半斤（250 g），枳实（炙）半斤（250 g），大黄（去皮）一斤（500 g），厚朴（炙）去皮一尺（250 g），杏仁去皮、尖，熬，别作脂一升（250 g）。用法：上六味，蜜和丸，如梧桐子大，饮服十丸，日三服，渐加，以知为度（现代用法：上药为末，炼蜜为丸，每次 9 g，每日 1 ～ 2 次，温开水送服。亦可按原方用量比例酌减，改汤剂煎服）。具有润肠泄热，行气通便之功。本方病证乃因胃肠燥热，脾津不足所致，《伤寒论》称之为“脾约”。成无己说：“约者，约结之约，又约束也。经曰：脾主为胃行其津液者也，今胃强脾弱，约束津液不得四布，但输膀胱，致小便数而大便硬，故日其脾为约。”《伤寒明理论》根据“燥者润之”“留者攻之”的原则，故当润肠泻实，宜润肠药与泻下药同用。方中麻子仁性味甘平，质润多脂，功能润肠通便，是为君药。杏仁上肃肺气，下润大肠；白芍养血敛阴，缓急止痛为臣。大黄、枳实、厚朴即小承气汤，以轻下热结，除胃肠燥热为佐。蜂蜜甘缓，既助麻子仁润肠通便，又可缓和小承气汤攻下之力，以为佐使。综观本方，虽用小承气以泻下泄热通便，而大黄、厚朴用量俱从轻减，更取质润多脂之火麻仁、杏仁、芍药、白蜜等，一则益阴增液以润肠通便，使腑气通，津液行，二则甘润减缓小承气攻下之力。本方具有下不伤正、润而不腻、攻润相合的特点，以达润肠、通便、缓下之功，使燥热去，阴液复，而大便自调。本方为丸剂，而且只服 10 小丸，依次渐加，均意在缓下，润肠通便。

麻子仁丸是治疗胃肠燥热、脾津不足之“脾约”证的常用方，又是润下法的代表方。临床应用以大便秘结，小便频数，舌苔微黄少津为辨证要点。痔疮便秘者，可加桃仁、当归以养血和血，润肠通便；痔疮出血属胃肠燥热者，可酌加槐花、地榆以凉血止血；燥热伤津较甚者，可加生地、玄参、石斛以增液通便。

麻子仁丸加减可以治疗便秘型肠易激综合征，它属中医“便秘”“腹痛”范畴。病因病机多为胃肠气机郁滞，濡润失调，通降失常，传导失职，运化失济。治当润肠除满、行气通便，重在通润。《本草述》谓其“麻子仁，非血药而有化血之液，不益气而有行气之用。”杏仁苦而微温，上肃肺气，下润大肠。《本草求真》谓其“杏仁，苦则下气，润则通秘”。白芍酸苦微寒，敛阴益营，缓急止痛。《神农本草经》谓其“主邪气腹痛，破坚积，止痛，益气。”大黄、枳实、厚朴行气导滞，消积除满为佐。《本草切要》谓“凡蕴热之症，藏府坚涩，直肠火燥而大便秘；肥甘过度，胃火盛而大便结；纵饮太盛，脾火盛而大便结，必用苦寒，以大黄可也。”《本草纲目》谓：“枳实大抵其功能利气，气通则痛刺止，气利则后重除。”《汤液本草》谓：“厚朴若与枳实、大黄同用，则能泻实满。”此外，因久病入络瘀滞，佐以当归活血补血、行气止痛、润肠通便；久病脾虚失运，佐以白术健脾助运、益气和中。诸药合用，甘缓柔润，益阴增液，腑气得通。具有不伤正气、润而不腻、补中有泻、攻润相合的特点，可达润肠、通便、缓下之功。孙彬教授在临床运用上常以麻子仁丸加减治疗便秘型肠易激综合征，如若便秘重者加生地、玄参各 15 g；腹痛剧者加延胡索、乌药各 15 g，原方重用白芍；腹胀明显者加莱菔子、鸡内金各 15 g；纳差食少者加焦三仙各 15 g；久病者加桃仁、瓜蒌仁 12 g。

瓜蒌薤白半夏汤

瓜蒌薤白半夏汤见于张仲景《金匮要略·胸痹心痛短气病脉证第九》原文:“胸痹不得卧，心痛彻背者，瓜蒌薤白半夏汤主之。”由瓜蒌、薤白、半夏、白酒四味药组成，具有行气解郁、通阳散结，祛痰宽中之功。主治：痰盛瘀阻胸痹证。症见胸中满痛彻背，背痛彻胸，不能安卧者，短气，或痰多黏而白，舌质紫暗或有暗点，苔白或腻，脉迟。现代医家多将其归为“冠心病”“心绞痛”等范畴。而胸痹之意为胸中阳气为阴寒之气所乘，故而痹阻不通。“胸痹之病，咳唾喘息，胸背痛，短气，寸口脉沉而迟，关上小紧数”，是对胸痹临床表现的描述。而观其症，心肺疾病均可出现类似症状。

方义分析及现代药理学研究：本方瓜蒌甘寒，宽胸通下，化痰开结，而有散痰浊瘀滞之效;薤白有通阳走窜之力，化阴寒之饮，两药寒温相配，辛开苦降，能使阴寒得散，痰浊得化。最后以白酒温通经络脏腑，其气轻扬，载药上行直达病所，与前药相配一升一降，胸阳得以温通舒展，阴邪得以行散，胸中大气恢复运转，诸症渐消。

现代药理学研究证实，瓜蒌中的氨基酸具有良好的祛痰效果，瓜蒌煎剂对大肠埃希菌、溶血性链球菌、肺炎球菌、白喉杆菌、金黄色葡萄球菌、流感杆菌等具有一定抑制作用。薤白除抑菌消炎作用外，能够解除支气管平滑肌的痉挛，进而发挥其平喘作用。半夏所含生物碱可抑制咳嗽中枢，具有明显的镇咳作用。

临证加减:咳痰甚者，加桔梗、紫菀、款冬花、炒薏苡仁等;恶寒者，加干姜、桂枝、制附片等；胸部满闷甚者，加厚朴、枳壳等；气短、乏力甚者，加红参、太子参、麸炒山药、麸炒白术等;痰黄难咳，兼有热象者，加黄芩、栀子、知母、鱼腥草、薏苡仁等；大便闭结者，加当归、肉苁蓉、枳实、大黄等；合并外感发热者，加苏叶、荆芥、金银花等。

病案举例（孙彬教授临床应用)

病案一

患者董某,女,52岁,因“胸闷气喘,睡觉时心前区有压迫感1月”于2020年4月21日就诊。患者既往“气管炎”病史数年，每于受凉后胸闷气喘发作，遇冷加重。现症见:胸闷气喘，时有咳嗽，睡觉平躺觉心前区有压迫感，动则汗出，怕冷，舌质淡红，苔薄白，脉缓无力。拟方如下:瓜蒌10 g，薤白10 g，红参15 g，麦冬30 g，醋五味子10 g，黄芪30 g，丹参30 g，赤芍10 g，川芎10 g，檀香10 g，甘草6 g，陈皮6 g，升麻10 g，当归15 g，煅龙骨30 g，煅牡蛎30 g，浮小麦30 g。

二诊:服用7剂后,胸闷症状减轻,活动后仍喘,心前区压迫感减轻,汗出减少。舌淡红，苔薄白，脉缓无力。

病案二

患者许某，女，72岁，因“胸闷气喘，伴心前区疼痛，咽喉及胸骨柄有紧缩感”于2020年4月21日就诊。患者1年前劳累后出现胸闷气喘，伴心前区疼痛，经休息及口服速效救心丸后不能缓解，且疼痛剧烈，心电图提示急性心肌梗死，急行冠脉支架植入术，术后规律服药。现症见：活动后胸闷气喘，心前区不适，经休息可自行缓解，无明显咳嗽、咳痰咽喉及胸骨柄有紧缩感，舌质淡红，苔薄白，脉沉细无力。拟方如下:瓜蒌10 g，薤白10 g，红参15 g，麦冬30 g，醋五味子10 g，黄芪30 g，丹参30 g，赤芍10 g，川芎10 g，檀香10 g，甘草6 g，陈皮6 g，醋香附10 g，醋延胡索10 g，当归15 g，炒山楂10 g。

二诊：服用7剂后，胸闷及心前区疼痛感，稍减轻，咽喉及胸骨柄仍有紧缩感，舌淡，苔薄白，脉沉细。

病案三

患者王某，男，34岁，因“咳嗽1月余伴胸闷，胸前有压迫感”于2020年4月28日就诊。患者1月前受凉后出现咳嗽、咳痰，胸闷，睡觉时胸部有压迫感，无发热，服药后症状好转不明显。现症见：咳嗽、咳痰，胸闷气短，动则加重，胸前去有压迫感，平躺时明显。舌质暗红，苔黄厚腻，脉沉滑细。拟方如下：姜半夏 10 g，瓜蒌 10 g，薤白 10 g，金银花 30 g，连翘 15 g，桔梗 15 g，芦根 30 g，炒苦杏仁 10 g，黄芩 15 g，蜜麻黄 10 g，蜜百部 15 g，白术 10 g，甘草 6 g，川芎 30 g。

二诊：服用 7 剂后，咳嗽症状减轻，少量黄痰，活动后仍时有胸闷，睡觉时胸前区压迫感减轻，舌质暗红，苔薄黄，脉沉滑细。继续守上方服用 7 剂以巩固疗效。

病案四

患者成某，男，52 岁，“因阵发性胸闷、气短”于 2020 年 6 月 23 日就诊。现症见：阵发性胸闷，气短，舌质淡红，苔薄黄微燥，脉缓无力。拟方如下：瓜蒌 10 g，薤白 10 g，红参 15 g，麦冬 30 g，醋五味子 10 g，黄芪 30 g，丹参 30 g，赤芍 10 g，川芎 10 g，檀香 10 g，甘草 6 g，陈皮 6 g，升麻 10 g，当归 15 g，醋香附 10 g，醋延胡索 10 g，炒山楂 10 g，北柴胡 10 g。二诊：服用 7 剂后，胸闷，气短症状明显减轻，舌质淡红，苔薄黄微燥，脉缓无力。患者症状明显好转，继续守上方服用 7 剂左右巩固治疗。

病案五

患者张某，女，74 岁，因“时有胸闷胸疼气短数年”于 2020 年 8 月 4 日就诊。现症见：胸闷，胸疼，气短，活动后明显，心悸，纳可眠差，小便正常，大便干。舌质淡红，苔薄白，脉数有结代。心电图提示：窦性心动过速，左束支传导阻滞。拟方如下：瓜蒌 10 g，薤白 10 g，红参 15 g，麦冬 30 g，醋五味子 10 g，黄芪 30 g，丹参 30 g，赤芍 10 g，川芎 10 g，檀香 10 g，甘草 6 g，陈皮 6 g，升麻 10 g，当归 15 g，醋香附 10 g，醋延胡索 10 g，炒山楂 10 g，北柴胡 10 g。二诊：服用 15 剂后，胸疼、心悸症状明显减轻，活动后胸闷，气短症状明显减轻。患者时有脘腹胀痛，怕冷，眠差。舌质淡红，苔薄白，脉缓和有力。治疗上方基础上加重盐小茴香 10 g，炒莱菔子 15 g，生石膏 15 g，知母 10 g，北沙参 15 g，石斛 10 g，百合 15 g，茯神 30 g，炒酸枣仁 30 g，15 剂继续巩固治疗。

瓜蒌薤白半夏汤既往多用于胸痹（冠心病）的治疗，其在治疗肺系疾病，尤其是伴有明显胸阳不振的患者，值得继续挖掘其临床使用价值。

补阳还五汤

补阳还五汤源于王清任的《医林改错》，原方由下列七味药物组成：生黄芪 120 g，当归尾、赤芍各 6 g，地龙、川芎、桃仁、红花各 3 g。水煎服，每天 1 剂，具有益气活血、逐瘀通络之功。本方证由中风之后，正气亏虚、气虚血滞、脉络瘀阻所致。正气亏虚，不能行血，以致脉络瘀阻，筋脉肌肉失去濡养，故见半身不遂、口眼㖞斜。气虚血瘀，舌本失养，故语言謇涩；气虚失于固摄，故口角流涎、小便频数、遗尿失禁；舌暗淡，苔白，脉缓无力为气虚血瘀之象。本方证以气虚为本，血瘀为标，即王清任所谓“因虚致瘀”。治当以补气为主，活血通络为辅。黄芪乃性味甘温之补气要药，故方中重用黄芪以大补元气，意在气旺则血行，瘀去络通，为君药。独取当归尾活血通络而不伤血，用为臣药。赤芍、川芎、桃仁、红花协同当归尾以活血祛瘀；地龙通经活络，力专善走，周行全身，以行药力，亦为佐药。是治疗气虚血瘀型半身不遂和痿症的经典常用方。

孙彬教授认为黄芪除益气作用外还有升阳的作用，有的患者本身合并高血压、动脉硬化等疾病，黄芪起始剂量过大宜升阳太过，变生他证，加重病情。所以，黄芪起始剂量一般从 15 ～ 30 g 开始，一般不超过 30 g，如若效果不明显，在生命体征稳定的情况下，可逐渐增加黄芪的用量，如血压稳定，方可适当加大黄芪用量至 60 ～ 120 g，以补气活血。同时根据患者病情适当加大祛瘀药量，当归尾由原来的 6 g 增加到 10 ～ 15 g，赤芍由原来的 5 g 增加到 10 ～ 15 g，地龙由原来的 3 g 增加到 10 g，川芎由 3 g 增加到 9 ～ 15 g，红花由 3 g 增加到 10 ～ 15 g，桃仁由 3 g 增加到 9 ～ 12 g。

除了处方药物剂量的调整，孙彬教授在配伍加减上也有切身的体会。临床所见，缺血性脑卒中急性期以单一脑卒中证型出现较少，常伴有其他兼证，气虚、血瘀的轻重程度也有不同。因此，临床应根据病情变化进行配伍加减：言语不利配石菖蒲；神志不清加石菖蒲和远志；口眼歪斜加石菖蒲、生僵蚕、白附子、全蝎;兼偏头痛加茺蔚子、钩藤。有眩晕者加菊花、蔓荆子、白芷、元胡;有流涎者加钩藤、僵蚕；有失眠者加知母、茯神、酸枣仁；祛痰利窍配鸡血藤；气虚甚者加党参。上肢瘫痪配桑枝，下肢瘫痪配木瓜、杜仲、牛膝、桑寄生。肢体寒凉加肉桂、附子；肢体肌肉萎缩者加鹿角胶、阿胶。大便干燥数日不行者，加火麻仁、杏仁、枳实、莱菔子、大黄、芒硝、麦冬、玄参。兼有脉弱无力、体虚气短者加人参、鹿茸、熟地。关节疼痛加乳香、没药。诸药互相配合功效相得益彰，其组方非常合理，配伍巧妙，功能广泛可使气旺血行，瘀去络通，诸症自可渐愈。

补阳还五汤除了用于治疗中风后遗症，孙彬教授也将它用于其他气虚血瘀型病证的治疗，且验之临床，疗效确切。其一是治疗颈椎病、腰椎疾病、糖尿病引起的肢体麻木，认为肢体麻木的病机为不荣及不通，即麻木多与气血虚弱及闭塞不通有关，缘由气虚血瘀，导致筋脉不通，周身肌肤失于气血的濡养所致。“气为血之帅，血为气之母”，气虚则血虚，气虚无力推动血行则致血瘀。因此，益气活血通络为治疗麻木的求根之法。治疗以益气活血通络，在补阳还五汤基础上加用桂枝、夜交藤增加温阳通络之功。其二是治疗长期自汗不愈者。孙彬教授认为汗证日久不愈是由各种因素引起的气虚腠理不固、体液外泄失常所致。而气能行血，气虚则无力鼓动血行，久病易致血瘀；气能摄血，气虚无力固摄，则有血逸脉外，停于体内，终致瘀血。气可调腠理而司开合，瘀血影响气行，进而影响气对腠理的调节，致使津液外泄而致自汗之气虚血瘀证，方选补阳还五汤加减应用。兼乏力、便溏等脾胃虚弱者，加党参、白术、茯苓，取参苓白术散之意，以健脾益气；眠差易醒，佐以酸枣仁以养心安神，共奏益气行气、通络止汗之功，从而使津液输布正常，则自汗消，诸证蠲。

归脾汤

归脾汤原载于宋代严用和《济生方》，原方由人参、龙眼肉、黄芪、白术、酸枣仁、茯苓、木香、炙甘草等八味药组成。明代薛己为了增加养血宁神之效，在《正体类要》中增加了当归、远志两味药。煎煮时加生姜 5 片，大枣 1 枚。本方中黄芪甘温，补脾益气；龙眼肉甘平，既补脾气，又养心血，二者共为君药。人参、白术皆为补脾益气之要药，与黄芪相伍，其补脾益气之功益著；当归补血养心，酸枣仁宁心安神，二药与龙眼肉相伍，补心血，安神志之力更强，均为臣药。佐以茯神养心安神、远志宁神益智；更佐理气醒脾之木香，与诸补气养血药相伍，可使其补而不滞。炙甘草补益心脾之气，并调和诸药，用为佐使。用法中加生姜、大枣，调和脾胃，以资生化。诸药配伍，心脾得补，气血得养，诸病自除。全方具有益气补血，健脾养心的功效。用于治疗心脾气血两虚；脾不统血证。主治：①心脾气血两虚证。心悸怔忡，健忘失眠，盗汗虚热，体倦食少，面色萎黄，舌淡，苔薄白，脉细弱。②脾不统血证。便血，皮下紫癜，妇女崩漏，月经超前，量多色淡，或淋漓不止，舌淡，脉细弱。其适应范围随后世家临证实践而不断扩充。《济生方》原治思虑过度，劳伤心脾，健忘怔忡之证。元代危亦林在《世医得效方》中增加治疗脾不统血之吐、下血证。明代薛己在《内科摘要》中增补治疗惊悸、盗汗、嗜卧食少、月经不调、赤白带下等。至清《医宗金鉴》则又增虚劳烦热，时时恍惚……经断复来，痘色灰白陷下等。

一、心悸

心悸是一种心内科常见的临床疾病，患者主要临床表现为心慌，短时间内无法自主等。如若治疗时间不及时，或者是经久不愈，极易导致患者死亡。中医学认为心悸主要是由于患者先天体质较弱和外界环境因素导致的，其发病机制主要是气血两虚、阴阳不调。心悸的辨证重点是要分清虚实，辨明阴阳盛衰。特别应注意重病、久病的危逆征象。本病大多数属虚证，常在禀赋不足、久病失养、劳累过度基础上，突遇惊恐，忤犯心神，或长期忧思不解，伤及心脾而致。因此，最常见的证型为心脾两虚、心虚胆怯、心阳不振，少数为本虚标实之证。久病虚损加重可致水饮凌心，因此补益心脾、安神定志为基本治法。治疗心悸的关键是健脾宁心和益气养血。孙彬教授认为血虚和痰火是心悸致病的根本原因。思虑过度，劳伤心脾，脾胃为气血生化之源，脾伤则乏力；心主血，心血不足，常可以导致心悸。心其华在面，血虚则面色不华，心神失养则眠差，脉细弱为心血不足之征。归脾汤为思虑过度，劳伤心脾，气血不足所致之证而设，方中以参、芪、术、草诸甘温之品补脾益气以生血，使气旺而血生；当归、龙眼肉补血养心；茯苓、酸枣仁、柏子仁、远志宁心安神；木香辛香而散，理气醒脾，与大量益气健脾药配伍，复中焦运化之功，又能防大量益气补血药滋腻碍胃，使补而不滞，滋而不腻，姜枣调和脾胃，以资化源。全方共奏益气补血、健脾宁心之效。有痰饮瘀血兼证者可适当兼顾，酌加丹参、桃仁、红花、杏仁、鱼腥草等活血祛瘀，化痰之咳之品。

二、胸痹

胸痹之名称，首见于《内经》。《灵枢•本藏》:“肺大则多饮，善病胸痹、喉痹、逆气。”将饮邪痹阻胸中作为胸痹的主要病机。以胸部憋闷、疼痛，甚则胸痛彻背，短气，喘息不得卧等为主要表现的病症。多因素体阳虚，感受寒邪，寒凝心脉；或忧思恼怒，肝郁气滞，瘀血内阻；或饮食失节，损伤脾胃，聚湿生痰，闭阻心脉；或劳倦伤脾，生化无源，气血不足，心失所养；或久病不愈，房劳伤肾，进而损及心之阴阳等引起。孙彬教授认为，胸痹的常见病因有外感和内伤，内伤中又以劳倦为主。长期劳累导致心脾气血暗耗，脾气虚则乏力、纳呆；心血虚，心主神志功能不能发挥正常，则眠差，气血不能濡养筋脉则背痛。临证治疗，常用归脾汤加减，起到益气补血，健脾养心之效，方中以当归、龙眼肉补血养心，人参、白术、甘草、黄芪益气健脾，酸枣仁、远志、茯神养心安神，木香行气止痛。胸痹之证，多有瘀血内阻，加用丹参活血补血，胸背疼痛者加用葛根生津舒筋。诸药合用，共奏补血养心、健脾益气之效。

三、眩晕

眩晕即指眼花头晕，轻者闭目即止，重者如坐车船，不能站立，伴恶心、呕吐，甚则昏倒等症状。本症可出现于多种内科疾病中，常见于高血压、贫血、梅尼埃病等。眩晕病位在清窍，但与肝、脾、肾三脏功能失常关系密切。肝阴不足，肝郁化火，均可导致肝阳上亢，其眩晕兼见头胀痛，面潮红等症状。脾虚气血生化乏源，眩晕兼有纳呆，乏力，面色㿠白等；脾失健运，痰湿中阻，眩晕兼见纳呆，呕恶，头重，耳鸣等；肾精不足之眩晕，多兼腰酸腿软，耳鸣如蝉等。辨虚实：眩晕以虚证居多，挟痰挟火亦兼有之；一般新病多实，久病多虚，体壮者多实；体弱者多虚，呕恶、面赤、头胀痛者多实；体倦乏力、耳鸣如蝉者多虚；发作期多实，缓解期多虚。病久常虚中夹实，虚实夹杂。眩晕的治疗原则主要是补虚而泻实，调整阴阳。虚证以肾精亏虚、气血衰少居多，精虚者填精生髓，滋补肝肾；气血虚者宜益气养血，调补脾肾。实证则以潜阳、泻火、化痰、逐瘀为主要治法。

孙彬教授认为眩晕患者以虚者居多。脾胃虚弱者不能健运水谷以化生气血，致气血两虚，气虚则清阳不升，血虚则清窍失养，故眩晕，劳则加重；心失所养，心神不宁故眠差；气虚故神疲懒言、纳少、腹胀；舌质淡、脉细弱。四诊合参，证属气血两虚。归脾汤益气健脾、养心安神，方中以黄芪甘温益气升阳，四君子汤为主补气，当归、龙眼肉补血，酸枣仁、远志安神定志，木香理气醒脾，生姜、大枣调节气血、调和脾胃。

四、失眠

孙彬教授认为，现代人平素饮食失时或失节，故经常导致食积，脾胃虚损；脾胃虚损亦可导致痰湿内生，痰湿扰神；加之平素思虑太过，导致心血空虚，心不养神敛神；病机相互影响，导致入睡困难，或易醒多梦。治疗时除了要重视脾虚心血失养的病机，亦要考虑脾虚痰湿及食积导致心神受扰的情况。故孙彬教授在长期医疗实践中总结出使用加味归脾汤治疗失眠，方为：法半夏 15 ～ 30 g，茯神 15 ～ 30 g，煅龙骨 15 ～ 30 g，酸枣仁 15 ～ 30 g，当归 10 ～ 20 g，白术 10 ～ 20 g，黄芪 15 ～ 60 g，党参 15 ～ 30 g，甘草 6 ～ 15 g，陈皮 10 ～ 15 g。方中用半夏与酸枣仁同为君药，其用法为效仿半夏秫米汤之意。半夏秫米汤乃《黄帝内经》十三方之一，是治疗不寐证之祖方，重用半夏有化痰安神、通利中焦枢机、交通阴阳之用。另一君药酸枣仁具有酸收之性，敛摄神魂，善安眠睡。方中黄芪、当归的组合益气养血；党参、白术、茯神、甘草、陈皮及合半夏为六君子汤，健脾消痰；煅龙骨育阴潜阳收汗液；之所以去掉木香、远志、龙眼肉，是因木香温燥，远志芳香开窍，皆不利于阳气收敛，龙眼肉滋腻碍脾，不利于运脾祛痰。整方“消补并用”，健脾养血不滋腻，消除痰湿不温燥。

参苓白术散

参苓白术散源于宋代太平惠民和剂局编写的《太平惠民和剂局方》，原方由下列十味药物组成：莲子肉（去皮）一斤（500 g），薏苡仁一斤（500 g），缩砂仁一斤（500 g），桔梗炒令深黄色，一斤（500 g），白扁豆姜汁浸，去皮，微炒，一斤半（750 g），白茯苓二斤（1000 g），人参二斤（1000 g），甘草炒，二斤（1000 g），白术二斤（1000 g），山药二斤（1000 g）。用法：上为细末。每服二钱（6 g），枣汤调下。小儿根据岁数加减服之（现代用法：作汤剂，水煎服，用量按原方比例酌减）。具有益气健脾，渗湿止泻之功。本方证因脾虚湿盛所致，脾胃虚弱，纳运乏力，故饮食不化；水谷不化，清浊不分，故见肠鸣泄泻；湿滞中焦，气机被阻，而见胸脘痞闷；脾失健运，则气血生化不足；肢体肌肤失于濡养，故四肢无力、形体消瘦、面色萎黄；舌淡，苔白腻，脉虚缓皆为脾虚湿盛之象。治宜补益脾胃，兼以渗湿止泻。方中人参、白术、茯苓益气健脾渗湿为君。配伍山药、莲子肉助君药以健脾益气，兼能止泻；并用白扁豆、薏苡仁助白术、茯苓以健脾渗湿，均为臣药。更用砂仁醒脾和胃，行气化湿，是为佐药。桔梗宜肺利气，通调水道，又能载药上行，培土生金；炒甘草健脾和中，调和诸药，共为佐使。综观全方，补中气、渗湿浊、行气滞，使脾气健运、湿邪得去，则诸症自除。本方是在四君子汤基础上加山药、莲子、白扁豆、薏苡仁、砂仁、桔梗而成。两方均有益气健脾之功，但四君子汤以补气为主，为治脾胃气虚的基础方；参苓白术散兼有渗湿行气作用，并有保肺之效，是治疗脾虚湿盛证及体现“培土生金”治法的常用方剂。

参苓白术散本方药性平和，温而不燥，可以治脾虚湿盛证：饮食不化，胸脘痞闷，肠鸣泄泻，四肢乏力，形体消瘦，面色萎黄，舌淡苔白腻，脉虚缓。若兼里寒而腹痛者，加干姜、肉桂以温中祛寒止痛。

孙彬教授在治疗慢性肝炎、肝功能异常反复时，除了治肝之外，还必须治脾，特别是肝病而见纳呆腹胀、便溏等症状时，非实脾不可，此治肝补脾之妙也。临床常以参苓白术散为基础加减，肝气阻滞者，加柴胡、白芍、枳壳、郁金、延胡索、川楝子等药物；肝经热郁者，加连翘、鸡骨草、黄芩、白花蛇舌草等药物；肝血虚者，加当归、丹参、枸杞、墨旱莲等药物。孙彬教授还用参苓白术散加减治疗脾虚湿盛证的慢性结肠炎，如大便脓血者，加用银花配伍马齿苋疗效可；便脓血者，脓多湿重者，治宜益气健脾、渗湿止泻；血多热重者，治宜益气健脾、清热止泻。孙彬教授在治疗溃疡性结肠炎时以腹泻为主要症状，病机为脾虚湿盛，本虚标实之证，其标在肠，本虚在脾胃，其根在肾时，常用参苓白术散加减。若伴脾肾阳虚者加补骨脂、肉豆蔻；肝脾不和者加炒柴胡、枳壳；久泻不止者加罂粟壳、赤石脂；里急后重者加木香，腹痛甚者加青皮、香附；腹胀甚者加厚朴、大腹皮；纳呆食少者加山楂、炒麦芽等药物。

龙胆泻肝汤

龙胆泻肝汤出自《医方集解》，为清热剂，组成为：龙胆草（酒炒）6 g，黄芩（酒炒）9 g，山栀子（酒炒）9 g，泽泻 12 g，木通 9 g，车前子 9 g，当归（酒炒）8 g，生地黄 20 g，柴胡 10 g，生甘草 6 g。具有清脏腑热，清泻肝胆实火，清利肝经湿热之功效。主治：肝胆实火上炎证，症见头痛目赤、胁痛、口苦、耳聋、耳肿、舌红苔黄、脉弦细有力；肝经湿热下注证，症见阴肿、阴痒、筋痿、阴汗、小便淋浊或妇女带下黄臭等，舌红苔黄腻，脉弦数有力。本证多由肝胆实火上炎，肝胆湿热下注所致，治疗以清泻肝胆实火、清利肝经湿热为主。肝经绕阴器，布胁肋，连目系，入巅顶。肝胆实火上炎，上扰头面，故见头痛目赤；胆经布耳前，出耳中，故见耳聋、耳肿；舌红苔黄，脉弦细有力均为肝胆实火上炎。肝经湿热下注，故见阴肿，阴痒，阴汗，妇女带下黄臭。方中龙胆草大苦大寒，既能清利肝胆实火，又能清利肝经湿热，故为君药。黄芩、栀子苦寒泻火，燥湿清热，共为臣药。泽泻、木通、车前子渗湿泄热，导热下行；实火所伤，损伤阴血，当归、生地养血滋阴，邪去而不伤阴血；共为佐药。柴胡疏肝经之气，引诸药归肝经；甘草调和诸药，共为佐使药。

肝经湿热的临床表现多样可见于多种疾病，孙彬教授在临床抓病机使用本方，常随症加减：应用龙胆泻肝汤时，可加黄连、黄柏以清热燥湿；缠腰火丹者，加连翘以清热解毒；疮疡肿痛明显者，加丹皮、赤芍、元参以清热凉血解毒；肝火目赤痛者，加密蒙花、决明子以清肝明目；肝火夹心火偏亢证时加麦冬，偏于肾阴不足时加天冬；伴脾虚者，加人参益脾，以防肝木克伐；肝脾不调而致泄泻、腹痛者，加白芍以调和肝脾；热伤营血，血液涸而不流而致四肢肿痛者，加桃仁、泽兰以清火消瘀；肝火亢盛，乘虚下袭而致筋骨无力者，加牛膝以补肝肾、强筋骨；女子阴部突出物，坠痛不堪者，加血竭以活血定痛；胆涎沃心而致不寐者，加胆南星以清化胆经的痰火；腹痛便秘者，加大黄以泻热通便；肝郁胁痛者，加青皮破气疏肝；色青爪枯，筋膜干而挛急，精关不固者，加五味子以敛肺滋肾，涩精止泻；咽喉干痛者，加牛蒡子以利咽消肿；头目胀痛者，加天麻、防风以散肝经之郁火；肝胆湿热郁火，导致肾问阴火上冲或下注，加肉桂引火归原；肝郁而化火，扰动心神而致失眠者，常加酸枣仁、合欢皮、夜交藤养心安神，龙骨、牡蛎镇心安神；带状疱疹，常加大青叶、板蓝根清热解毒，赤芍、丹皮凉血活血；多囊卵巢综合征加丹皮清热凉血活血，夏枯草清肝火、散郁结；胆囊炎疼痛及急性痛风性关节炎，加延胡索活血行气止痛；治偏头痛，加川芎以升清降浊；真性红细胞增多症，加鸡血藤养血活血；治痤疮，加紫花地丁清热凉血解毒；腰椎间盘突出症，加川牛膝引药下行；小儿多发性抽动症，加白芍柔肝养阴等。

孙彬教授临床上多应用此方于带状疱疹、皮炎、湿疹、扁平疣、痤疮、多形红斑、脂肪肝、乙型病毒性肝炎、药物性肝炎、慢性胆囊炎、急性胆囊炎、失眠、焦虑症、三叉神经痛、坐骨神经痛、慢性前列腺炎、阳痿、阴囊湿疹、多囊卵巢综合征、阴道炎、慢性盆腔炎等多种疾病。孙彬教授指出：因肝木过盛，常克伐脾土，故在泻肝的同时，也要注意顾护脾胃。此外，孙彬教授还特别强调本方中药物的使用及剂量：①因关木通具有肾毒性，常以川木通或通草代替，川木通的剂量首选 1.5 g，最多不超过 3 g。通草亦为 3 g；②龙胆草性寒大苦，剂量以 3 g 为宜；③柴胡的首选剂量为 3 g；④选择生甘草符合方义，剂量 1.5 ～ 3 g 即可。

孙彬教授运用龙胆泻肝汤治疗不寐疗效颇好：症见不寐多梦，甚则彻夜不眠，急躁易怒，伴头晕头胀，目赤耳鸣，口干而苦，不思饮食，便秘溲赤，舌红苔黄，脉弦而数。治以疏肝泻火，镇心安神。用龙胆泻肝汤去木通，加枣仁、夜交藤、合欢皮，汤剂口服；胸闷胁胀者，加香附、郁金、佛手以疏肝解郁；胆涎沃心而致不寐者，加胆南星以清化胆经的痰火；腹痛便秘者，加大黄以泻热通便。

当归六黄汤

当归六黄汤出自《兰室秘藏》，具有清虚热，滋阴泻火，固表止汗之功效。主治阴虚火旺所致的盗汗。症见：面赤心烦，口干唇燥，大便干结，小便黄赤，舌红苔黄，脉数。肾阴亏虚不能于心火，虚火伏于阴分，助长阴分伏火，迫使阴液失守而盗汗。虚火上炎，故见面赤心烦；火耗阴津，乃见口干唇燥；舌红苔黄，脉数皆内热之象。原方由下列七味药物组成：当归、生地黄、熟地黄、黄芩、黄柏、黄连、黄芪，水煎服，一日一剂，小儿减半服之。方中当归养血增液，血充则心火可制；生地、熟地入肝肾而滋肾阴。三药合用，使阴血充则水能制火，共为君药。盗汗因于水不济火，火热熏蒸，故臣以黄连清泻心火，合以黄芩、黄柏泻火以除烦，清热以坚阴。君臣相合，热清则火不内扰，阴坚则汗不外泄。汗出过多，导致卫虚不固，故倍用黄芪为佐，一以益气实卫以固表，一以固未定之阴，且可合当归、熟地益气养血。诸药合用，共奏滋阴泻火，固表止汗之效。

孙彬教授认为当归六黄汤组方简洁而严密，“阳加于阴则为汗”，盖阴亏于下，火炎于上，逼津外泄，则为汗也。方中当归补心体，黄连泻心用，以汗为心之液也；生地黄、熟地黄甘凉柔润，滋阴养血；黄芩、黄柏，皆苦寒之味，一泻肺中伏火，一清肾中相火，此四者，使水火既济，自无炎灼之忧矣，黄芪甘温补中，以水火交济，必赖脾土上下斡旋耳。养血育阴与泻火清热并进，标本兼顾，使阴固而水能制火，热清则耗阴无由；并且益气固表与育阴泻火相配，育阴泻火为本，益气固表为标，以使营阴内守，卫外固密。孙彬教授治疗汗证根据辨证的结果加减不同的药物，若阴虚而实火较轻者，可去黄连、黄芩，加知母，以泻火而不伤阴；汗出甚者，可加浮小麦、山萸肉增强止汗作用；若阴虚阳亢，潮热颊赤突出者，加白芍、龟甲滋阴潜阳。效果颇佳。孙彬教授还强调虽然当归六黄汤养阴泻火之力颇强，对于阴虚火旺，中气未伤者适用。但若遇脾胃虚弱，纳减便溏者则不宜使用。

孙彬教授也利用当归六黄汤治疗遗精等男科疾病，遗精的原因是阴虚火旺和湿热下注，两因兼而有之。因此，不宜纯用补涩，使热邪增益；又不宜清化太过，致肾精愈虚。原方加减：黄柏、知母、当归、萆薢各 10 g，生熟地黄各 12 g，黄芪 15 g，泽泻 6 g，淮山药 20 g。此方加萆薢化湿，知母清相火，共奏化湿清火之功。并嘱其饮食清淡，忌辛辣肥甘，慎起居，疗效堪夸。结合经验孙彬教授运还用本方治疗感染、发热、甲状腺功能亢进症、糖尿病、更年期综合征等属阴虚火旺者。均效果显著。

血府逐瘀汤

血府逐瘀汤出自清代王清任《医林改错》，曰“立血府逐瘀汤，治胸中血府血瘀之症”。方药组成：桃仁四钱（12 g），红花三钱（9 g），当归三钱（9 g），生地三钱（9 g），川芎一钱半（4.5 g），赤芍二钱（6 g），牛膝三钱（9 g），桔梗一钱（4.5 g），柴胡一钱（3 g），枳壳二钱（6 g），甘草二钱（6 g）。具有活血祛瘀，行气止痛之功。全方以桃红四物汤和四逆散（枳壳易为枳实）加桔梗、牛膝而来，方中此方以四逆散调畅气机，桃红四物汤活血化瘀兼以养血，其中桃仁破血行滞而润燥，红花活血祛瘀以止痛，共为君药。赤芍、川芎助君药活血祛瘀；牛膝入血分，性善下行，能祛瘀血，通血脉，并引瘀血下行，使血不郁于胸中，瘀热不上扰，共为臣药。生地黄甘寒，清热凉血，滋阴养血；合当归养血，使祛瘀不伤正；合赤芍清热凉血，以清瘀热。三者养血益阴，清热活血，共为佐药。桔梗、枳壳，一升一降，宽胸行气，桔梗并能载药上行；柴胡疏肝解郁，升达清阳，与桔梗、枳壳同用，尤善理气行滞，使气行则血行，亦为佐药。甘草调和诸药，为使药。合而用之，使血活瘀化气行，则诸证可愈。配伍特点：一为活血与行气相伍，既行血分瘀滞，又解气分郁结；二是祛瘀与养血同施，则活血而无耗血之虑，行气又无伤阴之弊；三为升降兼顾，既能升达清阳，又可降泄下行，使气血和调，不仅可行血分之瘀滞，又可解气分之郁结，活血而不耗血，祛瘀又能生新，使“血府”之瘀逐去而气机畅通，从而诸证悉除，故名“血府逐瘀汤”。主治：胸中血瘀证。症见：胸痛、头痛，日久不愈，痛如针刺而有定处，或呃逆日久不止，或饮水即呛、干呕，或内热瞀闷，或心悸怔忡，失眠多梦，急躁易怒，入暮潮热，唇暗或两目暗黑，舌质暗红或有瘀斑、瘀点，脉涩或弦紧。以胸痛、头痛，痛有定处，舌暗红或有瘀斑，脉涩或弦紧为辨证要点。临床常用于久病不愈的某些疑难杂症及慢性病症，符合具有瘀血症状的患者均可应用本方主治。临床常用于治疗冠心病、心绞痛、风湿性心脏病、胸部挫伤及肋软骨炎之胸痛，以及脑血栓形成、高血压、高脂血症、血栓闭塞性脉管炎、神经官能症、脑震荡后遗症之头痛、头晕等属瘀阻气滞者。

一、胸痹心痛

胸痹心痛病是指胸部闷痛，甚则胸痛彻背，短气，喘息不得平卧为主症的一种疾病。轻者仅感胸闷，呼吸欠畅；重则胸闷、胸痛，痛势剧烈，胸痛彻背，背痛彻心，持续不解，伴汗出、肢冷、面白、唇紫、手足青至节，甚至旦发夕死，夕发旦死。此病有轻有重，有缓有急。孙彬教授认为，血瘀证是胸痹心痛病临床上最为常见的证候，中医辨证论治当以活血化瘀、行气止痛为治则，临证常用血府逐瘀汤加减。方中以丹参为君药，取其活血化瘀，祛瘀不伤正之效。三七善活血止血、化瘀定痛，红花能破瘀行血、通利经脉，二者有助丹参化瘀止痛之效，共为臣药。川芎上行头目，下行血海，有行气活血止痛之效；赤芍清热凉血、祛瘀止痛，有除血痹、散恶血之效。当归养血和血、活血而不伤血；延胡索、郁金、姜黄行气活血止痛。因血随气行，气滞则血瘀，故又佐以枳壳、木香以行气活血，其中枳壳理气宽胸，能行胸中郁气。以上均为佐药。炙甘草调和药性、益气和中、同护正气，使活血行气而不伤正，为使药。诸药相合，药到病除。

二、头痛

中医将头痛分外感和内伤两大类，外感头痛起病急，病程短，头痛较剧烈，常伴有外感症状；内伤头痛起病缓慢，病程较长，常反复发作，时轻时重。临床将头痛分为风寒头痛、风热头痛、风湿头痛、肝阳头痛、肾虚头痛、血虚头痛、痰浊头痛、瘀血头痛等。孙彬教授认为，瘀血头痛一般表现为头痛经久不愈，痛处固定不移，痛如锥刺，舌紫暗或有瘀斑，脉细或细涩等。多因头外伤，或久病入络，气机受阻，脉络不通，瘀阻脑络发病。当以活血化瘀、行气止痛为治则，多给予血府逐瘀汤加减。方中以桃仁、红花为君药，共奏破血行气、祛瘀止痛之效。臣以赤芍、川芎、郁金以助君药活血化瘀、行气止痛。佐以桔梗、枳壳，一升一降，宽胸理气，使气行则血行；柴胡疏肝解郁，升达清阳；香附行气止痛，并能增强活血化瘀之效；又以生地、当归养血益阴、清热活血，以防破气伤血，甘草为使以调和诸药。若舌质黄、脉有力，为内有郁火，加用黄连、川楝子以清热泻火。

三、失眠

中医称失眠为“不寐”，主要表现为入睡困难，多梦易醒，醒后不易入睡，严重者彻夜难眠。多为情志所伤、饮食不节、劳逸失调、久病体虚等因素引起脏腑机能紊乱，气血失和，阴阳失调，阳不入阴而发病。病位主要在心，涉及肝胆脾胃肾，病性有虚有实，且虚多实少。治疗以补虚泻实，调整脏腑阴阳为原则。孙彬教授认为，失眠病程日久，多成瘀血内阻之证，患者常有“郁”和“瘀”两种不同的病因病机，初起时多为肝郁气滞，逐渐演变为气滞血瘀之证。因内有瘀血阻滞，气血不能荣养，心神失养，肝失敛藏，故导致不寐，证见失眠、多梦、头晕、神疲、健忘等。肝喜调达、恶抑郁，如肝失疏泄，则气机郁滞，胸阳不展，故可见胸胁胀痛，时有叹息。妇人如有血瘀阻滞，气血运行不畅，可致月经不调。瘀血痹阻，气血不能荣养周身，故见面色晦暗，眼周皮肤泛黑。苔黄为瘀久化热之象；舌有瘀斑、脉细涩皆为血瘀内阻之象。故治以疏肝理气、活血化瘀，方用血府逐瘀汤加减。如患者有明显的肝郁之证，肝为刚脏，治宜柔肝和肝，当予凉、润、降、柔，不宜攻伐太过，以防辛散耗气。故肝郁患者常在血府逐瘀汤原方基础上加入郁金凉血活血、行气解郁，合欢花、合欢皮合用以加重安神解郁之效，再给予柏子仁、酸枣仁养心安神。

四、颈椎病

颈椎病在中医归属“项痹”“头晕”“眩晕”“颈肩痛”等范畴。多由于风寒湿邪侵袭，气滞血瘀，或体虚感邪，导致气血运行不畅。瘀血阻滞血脉，不通则痛，瘀血不除，新血不生，气虚无援，血液运行不畅，经络不通而出现颈背部沉重、疼痛及麻木。孙彬教授认为，颈椎病临床中最常见的是气滞血瘀型，治疗以活血化瘀、舒筋通络为主。因椎动脉受压，阻滞气血，导致气血不能运行于颈肩背部，局部的气血亏虚，无力推动血行，血液瘀滞，又可阻滞气机，使血瘀与气滞相兼，经络不通，而出现颈肩背部及右臂疼痛。临证多选用血府逐瘀汤加减应用，本方中君药为桃仁、红花，两药可破血行滞祛瘀。臣药有三，为川芎、赤芍、牛膝，可助君药祛瘀活血，并能引血下行。生地有清热凉血养阴，能消瘀热，当归有益阴养血之功用；桔梗、枳壳两药升降相伍，配合柴胡升阳疏肝，便可气行血行，四药均为佐药。桔梗为舟楫之药，不仅载药上行，且兼具使药之功；甘草调和诸药，为使药。以上诸药合用，可使血活气行，诸瘀可化。

逍遥散

逍遥散出自《太平惠民和剂局方》，由柴胡、当归、白芍、白术、茯苓、生姜、薄荷、炙甘草组成。具有疏肝解郁，健脾和营之效。主治：肝郁血虚而致两胁作痛，寒热往来，头痛目眩，口燥咽干，神疲食少，月经不调，乳房作胀，脉弦而虚者。逍遥散为肝郁血虚，脾失健运之证而设。肝为藏血之脏，性喜条达而主疏泄，体阴用阳。若七情郁结，肝失条达，或阴血暗耗，或生化之源不足，肝体失养，皆可使肝气横逆，胁痛，寒热，头痛，目眩等证随之而起。“神者，水谷之精气也”（《灵枢·平人绝谷篇》）。神疲食少，是脾虚运化无力之故。脾虚气弱则统血无权，肝郁血虚则疏泄不利，所以月经不调，乳房胀痛。此时疏肝解郁，固然是当务之急，而养血柔肝，亦是不可偏废之法。本方既有柴胡疏肝解郁，又有当归、白芍养血柔肝。尤其当归之芳香可以行气，味甘可以缓急，更是肝郁血虚之要药。白术、茯苓健脾去湿，使运化有权，气血有源。炙甘草益气补中，缓肝之急，虽为佐使之品，却有襄赞之功。生姜烧过，温胃和中之力益专，薄荷少许，助柴胡疏肝郁而生之热。如此配伍既补肝体，又助肝用，气血兼顾，肝脾并治，立法全面，用药周到，故为“调和肝脾”之名。

逍遥散成为治疗郁证的代表方已有百年的历史，孙彬教授在临床上也经常使用。郁证是由于情志不舒、气机郁滞所致，以心情抑郁、情绪不宁、胸部满闷、胁肋胀痛，或易怒喜哭，或咽中如有异物阻塞等症为主要临床表现的一类病症，临床多见于青中年女性。孙彬教授认为随着社会的发展，生活节奏加快，工作压力的增大等因素对人类心理健康的影响日益突出，郁证患者日渐增多，发病率逐年上升。临床见郁证患者，医者应深入了解病史，用诚恳、关怀、耐心的态度对待患者，取得患者的信任，对郁证的治疗具有重要作用；同时，应做好精神治疗工作，使患者能正确认识和对待自己的疾病，增强治愈疾病的信心，保持心情舒畅，对促进疾病的好转乃至治愈都大有裨益。孙彬教授在临床上常使用逍遥散加减治疗郁证：气郁化火者加丹皮、栀子；热势较甚，口苦，大便秘结者，加龙胆草、大黄泻热通腑；肝火犯胃而见胁肋疼痛，口苦，嘈杂吞酸，嗳气，呕吐者，可加黄连、吴茱萸清肝泻火，降逆止呕；肝火上炎而见头痛，目赤，耳鸣者，加菊花、钩藤、刺蒺藜清热平肝；热盛伤阴，而见舌红少苔，脉细数者，可去当归、白术、生姜之温燥，酌加生地、麦冬、山药滋阴健脾。

孙彬教授认为逍遥散适用于现代诸多病症，慢性肝炎、肝硬化、胆石症、胃十二指肠溃疡、慢性胃炎、胃肠神经官能症、乳腺小叶增生、经期紧张症、更年期综合征、盆腔炎、子宫肌瘤等，只要辨证准确，即可应用此方。

银翘散

银翘散出自《温病条辨》，是吴瑭论治温病所创第一方。依据叶桂的温热病学说，明确温病分三焦传变，阐述风温、温毒、暑温、湿温等病证的治疗。吴氏倡导用三焦辨证阐述温病发生、发展、传变规律和判断预后，主张立法处方紧扣病机。银翘散为温病初起，邪在上焦所设，并随证加减，衍生出多个变方。银翘散在《温病条辨》中的地位犹如桂枝汤之于《伤寒论》。上焦篇第四条:“太阴风温、温热、瘟疫、冬温，初起恶风寒者，桂枝汤主之；但热不恶寒而咳者，辛凉平剂银翘散主之。”第五条：“太阴温病，恶风寒，服桂枝汤已，恶寒解，余病不解者，银翘散主之，余症悉减者，减其制。”

温病初起，邪在卫分，卫气被郁，开合失司，故发热、微恶风寒、无汗或有汗不畅；肺位最高而开窍于鼻，邪自口鼻而入，上犯于肺，肺气失宣，则见咳嗽；风热搏结气血，蕴结成毒，热毒侵袭肺系门户，则见咽喉红肿疼痛；温邪伤津，故口渴；舌尖红，苔薄白或微黄，脉浮数均为温病初起之佐证。治宜辛凉透表，清热解毒。方中银花、连翘气味芳香，既能疏散风热，清热解毒，又可辟秽化浊，在透散卫分表邪的同时，兼顾了温热病邪易蕴结成毒及多夹秽浊之气的特点，故重用为君药。薄荷、牛蒡子辛凉，疏散风热，清利头目，且可解毒利咽；荆芥穗、淡豆豉辛而微温，解表散邪，此二者虽属辛温，但辛而不烈，温而不燥，配入辛凉解表方中，增强辛散透表之力，是为去性取用之法，以上四药俱为臣药。芦根、竹叶清热生津;桔梗开宣肺气而止咳利咽，同为佐药。甘草既可调和药性，护胃安中，又合桔梗利咽止咳，是属佐使之用。本方所用药物均系清轻之品，加之用法强调“香气大出，即取服，勿过煎”，体现了吴氏“治上焦如羽，非轻莫举”的用药原则。本方配伍特点有二：一是辛凉之中配伍少量辛温之品，既有利于透邪，又不悖辛凉之旨。二是疏散风邪与清热解毒相配，具有外散风热、内清热毒之功，构成疏清兼顾，以疏为主之剂。

孙彬教授临证应用银翘散时，结合流行病学特点及辨证分析，临床应用多种疾病的治疗。

一、亚急性甲状腺炎

亚急性甲状腺炎是一种急性甲状腺损伤，由于呼吸道感染了病毒之后进一步损伤甲状腺所致，临床以颈部疼痛、发热或不发热、血沉增快为主要特点。孙彬教授结合亚急性甲状腺炎的发病特点，认为其发病的本质在于首先在于“热毒蕴结”于颈部，导致颈部肿大、疼痛，触痛明显，伴有发热、口干、舌红、苔薄黄、脉浮数等。治疗予以疏风清热，解毒消肿。对于热毒严重者，临床出现发热，颈部疼痛难以忍受，可加柴胡、黄芩、生石膏，或者五味消毒饮增强清热解毒之功，同时酌加元胡、川楝子等理气止痛，由于寒凉伤胃，所以临证时注意固护胃气，防止寒凉伤胃。

二、急性肾炎（风热型）

急性肾炎属于中医“水肿”范畴，基本病机为感受外邪，外邪内舍于肺，肺气失于宣降，风水相搏，发为本病。其临床表现为眼睑浮肿，严重者波及四肢及全身，伴有少尿、血尿等。外感风热者，可见咽喉肿痛，舌质红，苔薄黄，脉浮滑数。治疗予以疏风利水、解表消肿。给予银翘散加减。临床应用中注意酌加利水消肿、凉血止血之品，如茯苓皮、泽泻、白茅根、生地榆、丹皮、赤芍等药。同时应注意本证临证时应认识到发病的本质为风遏水阻，风水相搏所致。治疗以疏风散邪，同时通利小便，但是疏风散邪不宜过度发汗，利尿也应该适宜，防止汗出利小便过多而导致正气亏损。治疗期间应注意正气固护，防止感冒发生等。

临床对于流行性感冒、流行性腮腺炎、扁桃体炎、乙型脑炎、流行性脑脊髓膜炎、咽炎、咽峡疱疹、麻疹、肺炎、药物性皮炎、小儿湿疹、产褥感染等病属中医风热表证者均可应用。

止嗽散

止嗽散源于《医学心悟》，原方由下列七味药物组成：桔梗（炒）、荆芥、紫菀（蒸）、百部（蒸）、白前（蒸）各 1 kg，甘草（炒）375 g，陈皮（水洗去白）

500 g。共为末，每日 9 g，一日一剂，临卧时开水调服，初感风寒者，用生姜汤调下。止嗽散具有辛温解表，宣肺疏风，止咳化痰之功效。主治外感咳嗽，症见咳而咽痒，咳痰不爽，或微有恶风发热，舌苔薄白，脉浮缓。临床用于治疗上呼吸道感染、支气管炎、百日咳等属表邪未尽、肺气失宣者。方中桔梗苦辛微温，能宣通肺气，泻火散寒，治痰壅喘促，鼻塞咽痛。荆芥辛苦而温，芳香而散，散风湿，清头目，利咽喉，善治伤风头痛咳嗽。紫菀辛温润肺，苦温下气，补虚调中，消痰止渴，治寒热结气，咳逆上气。百部甘苦微温，能润肺，治肺热咳呛。白前辛甘微寒，长于下痰止嗽，治肺气盛实之咳嗽。陈皮调中快膈，导滞消痰。甘草炒用气温，补三焦元气而散表寒。

孙彬教授曾讲慢性支气管炎、慢性阻塞性肺疾病、肺纤维化、哮喘均属于中医“咳嗽”“哮证”“痰饮”范畴。若风寒燥湿，痰浊之邪侵犯肺部引发诸病而不及时治疗，易发展为痰滞血瘀，阻塞气道，致使肺实质纤维化钙化，丧失正常的宣降功能，故临床上建议以养阴宣肺、化痰通调为主，在止嗽散的基础上进行加减配伍以平喘渗湿。临床上常视病情轻重结合影像学检查及望闻问切四诊分型用药。

孙彬教授结合经验认为严重咳嗽患者多具有肺肾两虚，且伴有一定的脾虚，肺喜清肃而恶燥，脾为生痰之源，肺又为储存痰的脏器，故须培土生金，补肾纳气，益气养阴，同时要提高患者的免疫力，改善肺功能，解决肺组织的纤维化问题，疾病才能得到缓解。肺阴虚者，可在止嗽散的基础上配伍生黄芪 15 ～ 30 g，生白术 10 g，北沙参 15 ～ 30 g，百合 10 ～ 15 g 等药物，用于滋阴清肺。脾肺气虚明显者，可加减生黄芪 15 ～ 30 g，生白术 10 ～ 15 g，生石膏 15 ～ 30 g，前胡 10 ～ 15 g，大枣 5 ～ 10 枚，百部 10 ～ 15 g，白果 10 ～ 15 g 等用于补益肺脾，止咳定喘。肺肾两虚、支气管扩张、肺纤维化患者，适当加减生黄芪 15 ～ 30 g，生白术 10 g，茯苓 15 g，山茱萸 15 g，五味子 10 g，补骨脂 10 ～ 15 g，白果 10 ～ 15 g，蛤蚧 1 只，百部 10 ～ 15 g，炙麻黄 10 ～ 15 g，杏仁 10 ～ 15 g，生石膏 15 ～ 30 g，葶苈子 10 ～ 15 g，大枣 5 ～ 10 枚，赤芍 10 ～ 15 g，丹参 10 ～ 15 g，橘红 10 ～ 15 g，甘草 6 ～ 10 g。

孙彬教授在临床上大体分以上三型治疗，可临证选药，加减应用。病情复发者一般 7 ～ 30 剂可控制症状。如患者不能坚持服汤药，拟上方加工为散剂，每次 10 g，每日 3 次，服用数月或 1 年左右，治愈者不鲜；或阶段性服汤药，平时辨证选用以下中成药坚持治疗，肺力咳胶囊、金荞麦片、葶贝胶囊、橘红痰咳颗粒、消咳喘、补肺活血胶囊等，疗效亦十分满意。根据患者具体病情，可暂时不用西药，已用西药或吸入剂者，可逐渐减少剂量，直至停用。

柴胡疏肝散

柴胡疏肝散，出自《医学统旨》，由以下药物组成：陈皮（醋炒）、柴胡各二钱（各 6 g），川芎、香附、枳壳麸炒、芍药各一钱半（各 5 g），甘炙草五分（3 g），水二盅，煎八分，食前服。具有疏肝解郁，行气止痛功效。主治肝气郁滞证。症见：胁肋疼痛，胸闷善太息，情志抑郁，易怒，脘腹胀满，脉弦。本方所治为情志不遂，肝失疏泄，肝郁血滞，横逆犯胃所致。肝失疏泄，经气不利，则胁肋疼痛，胸闷善太息，情志抑郁，易怒，脉弦；肝气不疏，横逆犯胃，则脘腹胀满。根据“木郁达之”之旨，治宜疏肝解郁，行气止痛。方以柴胡为君，调肝气，散郁结。臣以香附专入肝经，既疏肝解郁，又理气止痛；川芎辛散，开郁行气，活血止痛，二药助柴胡疏肝理气止痛。佐以陈皮理气行滞和胃，醋炒以增入肝行气之功；枳壳理气宽中，行气消胀，与陈皮相伍以理气行滞调中；白芍、甘草养血柔肝，缓急止痛。炙甘草又调和诸药，兼作使药。诸药合用，能理肝气、养肝血，和胃气，诚为疏肝理气解郁之良方。本方是四逆散加陈皮、川芎、香附而成。而四逆散中四药等量，侧重调畅气机，疏理肝脾；本方重用柴胡，轻用甘草，将枳实改为枳壳，再加陈皮、川芎、香附重在行气疏肝，兼以和血止痛，为治肝郁血滞之良方。

孙彬教授指出本方为疏肝解郁常用方剂。凡是临床表现为胁肋胀痛、脉弦，尤其是发作加重与情绪有关的都可以运用，随症加减：若胁肋痛甚者，酌加当归、郁金、乌药等以增强行气活血之力；肝郁化火，口渴舌红、脉象弦数者，加山栀、川楝子、黄芩等以清热泻火。肝炎、慢性胃炎、肋间神经痛等属肝郁气滞的可加减使用。需要注意的是本方中的药物芳香温燥，容易消耗人体的气阴，不宜久服。若胁痛伴有口干，舌红苔少等肝阴不足者、应配伍养血滋阴的药物。

孙彬教授常用本方治疗慢性肝炎、慢性胃炎、胆囊炎、肋间神经痛等属肝郁气滞者。

茵陈蒿汤

茵陈蒿汤出自张仲景的《伤寒论》，原方由以下三味药组成：茵陈蒿六两（18 g），栀子（擘）十四枚（14 g），大黄（去皮）二两（6 g）。上三味，以水一斗二升，先煮茵陈减六升，内二味，煮取三升，去滓，分温三服。小便当利，尿如皂荚汁状，色正赤，一宿腹减，黄从小便去也。具有清热、利湿、退黄的功效。本方为治疗湿热黄疸之常用方，《伤寒论》用其治疗瘀热发黄，《金匮要略》以其治疗谷疸。病因皆缘于邪热入里，与脾湿相合，湿热壅滞中焦所致。湿热壅结，气机受阻，故腹微满、恶心呕吐、大便不爽甚或秘结；无汗而热不得外越，小便不利则湿不得下泄，以致湿热熏蒸肝胆，胆汁外溢，浸渍肌肤，则一身面目俱黄、黄色鲜明;湿热内郁，津液不化，则口中渴。舌苔黄腻，脉沉数为湿热内蕴之征。治宜清热、利湿、退黄。方中重用茵陈为君药，本品苦泄下降，善能清热利湿，为治黄疸要药。臣以栀子清热降火，通利三焦，助茵陈引湿热从小便而去。佐以大黄泻热逐瘀，通利大便，导瘀热从大便而下。

孙彬教授认为本方为治疗黄疸阳黄之代表方，本方扩大运用时，并不拘于身目是否黄染，辨识的关键在于既有热不得越而郁于里的口苦口渴、局部出汗或渗液或肿痛，又有湿邪留滞的小便不利，苔腻之证。湿与热合，郁蒸为患，所涉甚广，上至头面五官，下至前后二阴，旁及四肢皮肤，皆有见证，所以本方临床应用机会甚多。本方重用茵陈蒿达六两之多并且先煮，其用义在于茵陈蒿体轻量多,先煮以利于药物有效成分充分煎出。方中大黄不后入,且方后注“小便当利，尿如皂荚汁状，色正赤，一宿腹减，黄从小便去也。”此处大黄非取其通腑、荡涤肠胃之用，而是以之泻热行瘀利小便。所以临证时不必拘泥于必见便秘之证。但湿热乃重浊之邪，常可导致腑气不利而出现腹满、大便不畅等证，大黄又可导湿热以下行，所以方后注有“腹减”一说。另外，大黄的不同作用，与剂量有关，观诸承气汤大黄均用四两，本方用二两，二者之别甚明，所以用本方时初始大黄量不得太大，且不后入，或易以制大黄。

孙彬教授认为茵陈蒿汤适用于现代急性病毒性肝炎、溶血性黄疸、肝硬化、急性肝萎缩、胆道蛔虫症、新生儿高胆红素血症等见有阳黄证者。皮肤科的皮肤瘙痒症、牛皮癣、过敏性皮炎、荨麻疹、痤疮、湿疹；五官科的口腔溃疡、中耳炎、牙龈炎、结膜炎及外科的阑尾炎等见有口苦口渴、尿赤、便秘、舌红苔黄腻也可选用本方。

六味地黄丸

六味地黄丸源于宋代医学家钱乙的《小儿药证直诀》，由熟地黄、山萸肉、牡丹皮、山药、茯苓、泽泻组方而成，是滋补肾阴的基础方剂，配伍组方上具有“三补三泻”的特点。方中熟地黄为滋阴补肾，生血生精；山萸肉为温肝逐风，涩精秘气；牡丹皮为泻君相之伏火，凉血退蒸；山药为清虚热于肺脾，补脾固肾；茯苓为渗脾中湿热，而通肾交心；泽泻为泻膀胱水邪，而聪耳明目。

孙彬教授常用六味地黄丸治疗糖尿病，糖尿病属于中医“消渴病”。消渴病的病因主要是素体阴虚，五脏柔弱，复因饮食不节，过食肥甘，情志失调，劳欲过度，而导致肾阴亏虚，肺胃燥热。病机重点为阴虚燥热，而以阴虚为本，燥热为标；病延日久，阴损及阳，阴阳俱虚；阴虚燥热，耗津灼液使血液黏滞，血行涩滞而成瘀；阴损及阳，阳虚寒凝，亦可导致瘀血内阳。中医认为久病必虚，久虚必瘀，六味地黄丸功专肾肝，寒燥不偏，而补兼气血，苟能常服。方中用熟地滋肾填精为主，辅以山萸肉养肝肾而涩精，山药补益脾肾而固精，又配茯苓淡渗脾湿，以助山药益脾、泽泻清泻肾火，并防熟地之滋腻；杜丹皮清泻肝火，并治山萸肉之湿。根据组方来看，一则具有甘淡利窍之功，以制阴药滋腻之性，以达补中有泻，以泻助补，使滋阴药更好的发挥滋补肾阴之功；二则具渗湿利水药之效，更祛在内之水湿，二者结合起来，达到滋阴而不助湿，利水而不伤阴，具有滋阴利水之功。现代研究六味地黄丸具有显著的增强免疫、抗衰老、抗疲劳、抗低温、耐缺氧、降血脂、降血压、降血糖、改善肾功能、促进新陈代谢及较强的强壮作用。肾为先天之本，肾虚则为疾病之源泉，因此治好糖尿病须补肾进行排毒，治疗糖尿病不仅要降低血糖值，还要通过中药治疗方法消除患者的临床症状体征，避免多种慢性疾病并发症，提高糖尿病患者生活质量。

六味地黄丸是治疗肾亏、肾虚十分重要的方药。患者在服用六味地黄丸之后，其作为补益剂，能够达到很好的滋阴补肾效果，可以明显改善患者由于肾阴虚产生的头晕耳鸣、腰膝酸软、盗汗遗精等症状。尤其是对于肾损伤患者来说，能够明显改善患者的肾损伤症状，对于肿瘤化疗产生的肾损伤也有一定作用。在对肿瘤进行治疗的过程中，化疗是最为主要的治疗手段，在运用化疗对患者进行治疗的过程中会对患者的肾功能产生严重的损害。化疗药物的肾毒性都非常强，会对患者的肾功能造成严重的损害，会造成患者出现血尿、休克、疼痛、腰部肿胀等症状。临床观察中发现在化学治疗的基础上加以服用六味地黄丸，可以改善气阴两虚患者和肝肾阴虚患者在治疗过程的不良反应，保护肾脏功能。

独活寄生汤

独活寄生汤出自唐代著名医药学家孙思邈的《备急千金要方》，由独活、桑寄生、牛膝、细辛、秦艽、茯苓、肉桂心、防风、川芎、当归、干地黄、杜仲、人参、芍药、甘草十五味中药组成。孙思邈在《备急千金要方》中对独活寄生汤记载："……夫腰背痛者，皆由肾气虚弱，卧冷湿地当风所得也，不时速治，喜流入脚膝，为偏枯冷痹缓弱疼重、或腰痛挛脚重痹，宜急服此方。"

独活寄生汤组成主要包括祛邪、扶正两类药物，以求补肝肾、益气血、祛风湿、止痹痛。方中独活祛风除湿、散寒通痹，且性善下行，长于祛下焦风寒湿邪，祛痹止痛，尤以腰膝、腿足关节痹痛为宜，用量宜大，为君药。防风、秦艽祛风胜湿；肉桂温里祛寒，通利血脉；细辛辛温发散，祛寒止痛，均为臣药。桑寄生、牛膝、杜仲补肝肾，强筋骨；当归、白芍、生地黄、川芎养血活血，寓“治风先治血，血行风自灭”之意；人参、茯苓、甘草补气健脾，扶助正气，均为佐使。纵观全方，能祛风除湿通痹，兼以补益肝肾，又有活血之功效，以使祛邪不伤正，扶正不留邪，实属扶正祛邪之良方。

孙彬教授认为独活寄生汤多运用于治疗痹证日久、肝肾两虚、气血不足、腰膝疼痛、关节屈伸不利或麻木不仁、畏寒喜温、心悸气短等证。本方设立之初用于治疗“腰痛”，尤其是以肝肾两虚、气血不足之腰腿痛，投以此方，均可获效。独活寄生汤是治疗痹证的名方，也是治疗腰痛的效方，随着中医药理论的不断发展和现代医学的日新月异，中医学“辨证”与现代医学“辨病”相结合用于指导临床，使本方的应用日趋广阔，使其外延不断丰富，根据“异病同治”的治则，将本方运用于内、外、妇、儿等各科疾病的治疗。

类风湿性关节炎以关节滑膜的慢性炎症、软骨吸收、骨质破坏骨纤维化为特点，症见四肢末节疼痛，周期发作，甚则关节变形影响功能，是一个难治且有破坏性的疾病，中医属“痹证”范畴。又有“历节病”“顽痹”等名称，其病机多为肝肾不足，风寒湿邪乘虚而入，使肌肉、关节、经络痹阻而致，《素问•痹论》说“痹在骨则重，在于脉则血凝而不流，在于筋则屈不伸，在于肉则不仁。”孙彬教授认为独活寄生汤是由四物汤加味而成，而四物汤是补血活血之基本方，养血兼活血，独活祛筋骨之风寒湿邪，细辛发散阴经风寒，搜剔筋骨风湿而止痛，防风祛风邪以胜湿，秦艽除风湿而舒筋，寄生、杜仲、牛膝祛风湿兼补肝肾，党参、茯苓补气健脾，肉桂温通心脉，甘草调和诸药。综合全方祛邪扶正，标本兼顾可使血气充足而风湿除，肝肾强而痹痛愈。临床常用于治疗类风湿性关节炎。

孙彬教授认为独活寄生汤可以治疗肝肾不足、气血两虚、风寒湿邪痹阻经脉而致的腰及肢体疼痛。方中独活、寄生祛风湿通络止痛；牛膝、杜仲、熟地补肝肾、强筋骨；细辛、桂枝、穿山龙温经散寒，通络止痛；川芎、当归、白芍养血活血；黄芪、茯苓、甘草健脾益气；秦艽、防风祛风除湿。诸药配伍共奏益肝肾、补气血、祛风湿、活血通络止痛之效。腰痛是以腰部或下腰部疼痛，重着麻木，甚则俯仰不便，或连及一侧或双侧下肢为主要症状的一类病症，多因肾虚不足、外邪杂至而引起经脉气血痹阻不通所致，因病位在腰亦称腰痹，早在《内经》中就记载了十二经脉皆可令人腰痛的特点，并指出“腰者，肾之府，转摇不能，肾将惫矣。”说明腰痛与肾关系最为密切。

小建中汤

小建中汤出自《伤寒论·太阳病》篇，“伤寒，阳脉涩，阴脉弦，法当腹中急痛。先与小建中汤，不差者，小柴胡汤主之”以及“伤寒二三日，心中悸而烦者，小建中汤主之”。本方由桂枝（去皮）三两（9 g），炙甘草二两（6 g），大枣（擘）十二枚（4 枚），芍药六两（18 g），生姜（切）三两（9 g），胶饴一升（30 g）组成。小建中汤证之症状当为腹中阵发性拘急疼痛，来去较快，心中动悸不安，四肢酸疼无力，手足烦热，虚烦，咽干口燥，鼻或齿时发衄血等。其机理为：中焦气血阴阳皆不足，而以阴血亏耗不能濡养为主，脾气不振，气血不和。其主要作用是温中补虚，和里缓急。中焦虚寒，肝木乘土，故腹中拘急疼痛、喜温喜按。气血津液皆不足，不能养心，故心中悸动。“脾主四肢肌肉”，脾之精血荣养四肢肌肉。中焦阴血不足，不能濡养，故四肢酸楚无力，不甚作劳。脾气流于四肢而主统血和推动，阴血不足，不能涵养阳气，脾气流溢而滞留于四肢，虚阳郁而为热，故手足烦热。由于阴血不足，不能荣养于上，津液不能上承而上燥，且脾气上浮，于咽喉等局部郁滞化热，燥热伤于局部，出现咽干口燥。阴虚，不能荣养于上，经中虚火郁滞化热，又因呼吸而致干燥。燥热最易伤及血络，而见鼻衄或齿衄时发，量不多。

孙彬教授认为，本方由桂枝汤倍芍药加饴糖而成，方中重用甘温质润入脾之饴糖，一者温中补虚，二者缓急止痛。一药而两擅其功，故以为君。臣以辛温之桂枝，温助脾阳，祛散虚寒。饴糖与桂枝相伍，辛甘化阳；温中益气，使中气强健，不受肝木之侮。正如《成方便读》所言："此方因土虚木克起见，故治法必以补脾为先。"臣以酸苦之芍药，其用有三：一者滋养营阴，以补营血之亏虚；二者柔缓肝急止腹痛，与饴糖相伍，酸甘化阴，养阴缓急而止腹痛拘急；三者与桂枝相配，调和营卫、燮理阴阳。佐以生姜，助桂枝温胃散寒；佐以大枣，助饴糖补益脾虚。生姜、大枣合用，又可调营卫，和阴阳。佐使炙甘草，一则益气补虚；二则缓急止腹痛；三则助君臣以化阴阳；四则调和诸药。诸药合用，可使脾健寒消，肝脾调和，阴阳相生，中气建立，诸症痊愈。正如《金匮要略心典》所云："是方甘与辛和而生阳，酸得甘助而生阴，阴阳相生，中气自立。"本方重在温补中焦，建立中气，故名"建中"。辛甘酸甘合化以调和阴阳；重用甘温质润以抑木缓急。而饴糖储购多有不便。在多年临床中实证，多用生山药、知母、黄精等药代替。处方为：桂枝 10～15 g，生白芍 20～30 g，生山药 20～30 g，知母 10～20 g，黄精 15～30 g。

其所设加减法大抵如下：以悸为主者，加柏子仁；以烦为主者，知母加量；以气虚乏力为主者，加黄芪；以衄为主者，加沙参、百合；以焦虑为主者，加合欢花、生麦芽、小麦；以便干为主者，生白芍加量；以四肢酸疼为主者，加鸡血藤、木瓜；大便溏者，易生白芍为炒白芍；中焦虚寒者，加炮姜。若气短胸满，因脾阳虚而致肺气虚的，倍用生姜；若脾阳虚而引起腹胀，去大枣，加茯苓健脾利湿；若因肺虚影响津液输布的致痰，加半夏燥湿祛痰；若中焦寒重者，可加干姜以增强温中散寒之力；兼有气滞者，可加木香行气止痛；便溏者，可加白术健脾燥湿止泻;面色萎黄、短气神疲者，可加人参、黄芪当归以补养气血。

孙彬教授临床常将本方用于治疗胃十二指肠溃疡、慢性肝炎、慢性胃炎、神经衰弱、再生障碍性贫血、功能性发热等疾病，他认为本方有滋补强壮作用，尤其对一些慢性、顽固性、虚损性疾病，效果良好。诸如治疗胃十二指肠溃疡，可加速溃疡面愈合；治疗男性不育症，可以增加精子数量，提高质量；治疗慢性活动性肝炎，具有保肝作用；治疗神经衰弱，具有镇静安神作用；治疗再生障碍性贫血,具有生化气血作用。在内科领域主要用于过敏性结肠综合征、胃炎、十二指肠溃疡、非溃疡性消化不良等多种消化道疾病。特别是对疲劳、体质虚弱者，或素体易疲劳、畏寒肢冷的虚证患者有效。另外，也用于成年人改善体质，体虚者腰痛、产后腰痛、痛经等不适。对儿童的鼻炎，特应性皮炎，青春期前神经性厌食症均有治疗作用。其共同病机均为中焦虚寒，肝脾失调。症虽不同，病本则一，总由中焦虚寒所致。治当温中补虚而兼养阴，和里缓急而能止痛。可以认为是治疗一切虚损不足之证的基本方。

桃红四物汤

桃红四物汤也称加味四物汤，方名始见于《医宗金鉴》，是《玉机微义》转引的《医垒元戎》中的一个方子，为调经要方之一，该方由四物汤加味桃仁、红花而成。方药组成为:熟地黄 12 g，当归 9 g，白芍 9 g，川芎 6 g，桃仁 9 g，红花 6 g。功效为养血活血。本方以强劲的破血之品桃仁、红花活血化瘀；以熟地黄、当归滋阴补肝、养血调经；芍药养血和营；川芎活血行气，调畅气血。全方配伍使瘀血去、新血生、气机畅，成为现代临床活血化瘀的最基础、最常用方剂之一。

主治血虚兼血瘀证。妇女经期超前，血多有块，色紫黏稠，腹痛，舌淡紫，苔白，脉沉迟或弦细涩。现代桃红四物汤临床应用十分广泛，具有扩张血管、抗炎、抗疲劳、抗休克、调节免疫功能、降脂、补充微量元素、抗过敏等作用。临床在治疗痛经、腰腿痛、便秘、糖尿病周围神经病变、慢性肾衰竭等病症方面有非常不错的效果。

一、冠心病、心绞痛

冠心病、心绞痛属中医“真心痛”“胸痹”范畴，其病机属于本虚标实，本虚为阴阳气血的亏虚，标实为瘀血、寒凝、痰浊、气滞交互为患，血瘀气滞、正气亏虚等引起血流涩滞、心脉痹阻而发病。现代医学认为，在心肌缺氧的情况下，心肌内积聚了过多的代谢产物或产生不正常的代谢产物，刺激心脏内传入性交感神经末梢，从而引起疼痛。大量研究表明血小板凝集、血黏度增高，血栓形成与心绞痛的发作有直接关系。孙彬教授认为，冠心病、心绞痛多由瘀血内阻所治，血液运行不畅、瘀积凝滞，或离经之血停积体内，临床表现多样且复杂，患者多有疼痛部位固定不够，性质多为刺疼，舌质青紫或有瘀点、瘀斑，肤色青紫，面色晦暗，肌肤甲错，或有瘀积包块，脉弦、涩、结等。治疗上总以活血化瘀为基本原则，并可根据寒、热、虚、实的不同而灵活辨证运用。桃红四物汤有养血、活血、逐瘀的功能，广泛应用于血虚而兼有瘀证的多种疾病。本方以四物汤为基础，以桃仁、红花为主药，在养血活血的基础上，着重发挥活血化瘀的作用，从而临证治疗冠心病、心绞痛属瘀血内阻者，效果甚佳。

二、产后身痛

产后身痛是产后常见的病症。患者关节肢体酸胀痛麻，四肢痿弱，肌肉酸软、麻木、疼痛、屈伸不利，可发生在产褥期间。产后身痛缠绵难愈，反复发作，有的甚至会留下后遗症，严重影响产妇生活质量。若治疗及时，产后身痛多可痊愈，预后佳，如果失治或治疗不及时，可致关节变形、疼痛、僵硬，甚至肌肉萎缩、筋脉拘急，甚或可致痿痹残疾。本病常与产后饮食、作息不当，外邪侵袭、气血紊乱、情志不舒等多种因素有关。孙彬教授认为气滞血瘀、寒凝血瘀是产后身痛的重要病因。气血虚弱是此类患者的平素机体特性，产后尤甚。“血瘀必兼气滞”，气滞血行不畅，阳虚失于温煦，气虚血运无力，血虚不充，新血不生，血虚血瘀互相纠缠，互为转化，恶性循环，均可使气血运行不畅，加重病情，故临床治疗中祛瘀兼调理气血尤为关键。寒凝血瘀证患者临床常见关节冷痛、刺痛，舌质紫暗，脉弦紧，故宜温经散寒、化瘀通络，用桃红四物汤加减治疗。方中桃仁、红花、当归活血化瘀，川芎行气祛瘀，白芍、炙甘草缓急止痛。寒凝较重者加盐小茴香、干姜、白豆蔻温经散寒，气滞明显者常加香附加强行气祛瘀之功。

三、糖尿病足

糖尿病足是糖尿病患者后期常见的一种慢性并发症，如果不及时进行缓解和控制，严重者晚期甚至需要截肢。糖尿病属于中医“消渴”的范畴，病机为气阴两虚，从而导致经脉闭阻，进而使得足部得不到充足的血供。因此，在治疗上，主要立足于补气养阴、活血通络。桃红四物汤出自《医宗金鉴》，其主要功效是活血化瘀、补气养阴，现代医学研究表明对糖尿病足患者应用桃红四物汤具有较好的疗效。孙彬教授认为，糖尿病足为糖尿病长期血糖控制不佳，并发外周神经病变和血管病变的最终结果，临证常见此类患者局部存在肤色青紫，肌肤甲错，观其舌，必有瘀点、瘀斑，然多数患者尚有虚像，治疗上除了治其标实，活血化瘀之外，还需益气养阴，补其虚损。临证常用桃红四物汤合益气养阴方药。使用桃红四物汤养血活血，常合用黄芪桂枝五物汤益气温经，和血通痹。方药组成：熟地黄 10 ～ 15 g，当归 6 ～ 12 g，白芍 10 ～ 20 g，川芎 6 ～ 12 g，桃仁 6 ～ 15 g，红花 6 ～ 15 g，黄芪 10 ～ 30 g，桂枝 10 ～ 20 g，生姜 10 ～ 20 g，大枣 3 ～ 5 枚。

八珍汤

八珍汤源自明代《正体类要》，由当归、川芎、熟地黄、白芍、人参、甘草、茯苓、白术组成，具有益气补血之功效。方中人参和熟地黄相配伍，甘温益气补血；当归与熟地黄补益阴血；白术助人参益气补脾；白芍养血滋阴，川芎行气活血，使补而不滞，合当归、熟地共显补血之效；茯苓渗湿健脾，炙甘草补中益气。数药合用共彰气血双补之功。主治气血两虚诸证，以气短乏力、心悸失眠、头目眩晕、舌淡、脉细无力为证治要点。现代医学之产后虚弱、贫血、神经衰弱、冠心病等各种慢性疾病，以及妇女月经不调、习惯性流产等有气血两虚证者，皆可加减运用。

孙彬教授使用八珍汤治疗的病证也非常广泛。主要应用于以下疾病如下。

一、气虚血瘀型胸痹心痛病

孙彬教授认为本病在临床上多为虚实夹杂，多与患者年老体衰有关，病初为胸阳失运，久病则可伤及气阴，导致阴阳两伤的情况，治疗原则以补心阳、养心阴、化血瘀、健脾运为主。八珍汤具有活血通络、补益心气的作用，从而可以改善患者的心血的运行。因此八珍汤对于气虚血瘀型冠心病具有很好的治疗效果，孙彬教授治疗气虚血瘀型胸痹心痛病在八珍汤的基础上加赤芍、丹参、枳壳以增强行气活血之功。若兼阴虚火旺者，加用麦冬、玄参、黄连、酸枣仁治疗，以达到滋阴清火、安神、调理气血目的；血虚较剧者，加用阿胶、黄芪治疗，以达益气补血、调理气血的目的；兼心阳不振型患者，加用桂枝或肉桂、

三七、红花治疗，以达通络化瘀，调理气血的目的。

二、血痹

血痹主要以肢体局部多以四肢末端尤以下肢麻木为主症，或伴有刺痛、烧灼感等。主要病机为气血不足，感受外邪。临床上多见于脾胃虚弱或失血之人罹患此病，气虚不能运血，气不能行，血不能荣，肢体远端失养，气虚则麻。血虚则木，气血瘀滞，脉络痹阻而致脚体废用无力、不知痛痒。中医在这方面有明显优势。治疗以补益气血、活血通络、调和营卫为法。孙彬教授以八珍汤为基础方治疗，方中四君子汤为补气主方，补脾益气；四物汤为补血主方，补血调血，两者相配即八珍汤补益气血；又受张仲景《金匮要略》治疗血痹之方剂启发，加黄芪、桂枝益气通络，加姜枣与桂枝、白芍以调和营卫。久治不愈者加虫类药，如全虫、蜈蚣、僵蚕以加强通络之功。腹胀加厚朴、枳实；腹泻去当归、熟地，加山药、薏苡仁；便秘加玄参、火麻仁；胃痛吐酸加煅瓦楞子、乌贼骨；胁痛加香橼、佛手；嗳气、恶心呕吐加陈皮、竹茹；呃逆加丁香、柿蒂，旋覆花，代赭石；肥胖、舌体胖大有齿痕者加半夏、胆南星；行走无力加续断、怀牛膝、桑寄生。诸药合用，共奏气血旺盛、邪去痹通、营卫调和、肌肤得养、诸症消除的功效。

三、心悸

心悸是循环系统疾病最常见的症状之一。患者自觉心跳加快加剧，并伴心前区不适、惊慌不安不能自主等感觉，属于中医“心悸”“怔忡”的范畴。心悸的发生，原因虽多，但总是直接地或间接地损伤了心阴血、心阳气而使心的阴阳或气血失调。故在临床上主要依据阴阳气血的失调情况进行辨证。针对辨证属气血亏虚型心悸，孙彬教授以八珍汤调补气血为主，方中熟地、白芍、当归、川芎补血；党参、茯苓、白术、甘草补气。本方为气血双补之方，于补血中兼以益气，以成其阳生阴长之功。药用：熟地黄 20 g，白芍、当归、川芎各 10 g，党参 20 g，茯苓、白术各 10 g，甘草 5 g。兼阴虚火旺证者，加麦冬、玄参各 10 g，黄连 3 g，酸枣仁 10 g 以滋阴清火、安神。血虚剧者，加阿胶（烊化）、黄芪各 30 g 以补血益气，调理气血。兼心阳不振者，加桂枝、肉桂、三七、红花、丹参各 10 g 以温通心阳化瘀。

四、低血压之眩晕

中医将低血压纳入“厥证”或“眩晕”范畴，认为其病机病因主要为气血不足兼阳气亏虚，因此中药治疗注重补虚。八珍汤为补血益气主方。治疗气血两虚之眩晕时，孙彬教授以八珍汤加减组方，药方组成：白术、当归、熟地、川芎、茯苓、白芍、党参、炙甘草、制附子、麻黄。若患者气虚明显则添加黄芪、柴胡；若有寒象则添加桂枝与吴茱萸；若血虚明显则添加鸡血藤与阿胶；若肾虚明显则添加续断与杜仲，治疗低血压之眩晕疗效确切。

五、老年习惯性便秘

老年习惯性便秘是一种主要由肌力减退所致结肠功能失调、排便障碍的综合征。中医认为年老体虚者气血两虚，气虚则大肠传送无力，血虚则津枯不能滋润大肠，故大便秘结，欲便不得。病之本在于气血亏虚，而病之标在于大便秘结，腑气不通，属本虚标实证。治疗上应重在补气养血。八珍汤是由四君子汤与四物汤合方而成，故名“八珍”。四君子汤益气，四物汤养血，二方和合，对于气血两虚的病证，具有气血双补，相得益彰之妙。孙彬教授在治疗气血两虚型便秘时以八珍汤为基础，合增液汤，加桃仁、杏仁等润肠通便之品。方中党参补脾益肺，白术气味甘温，取其入脾温中之效，中气足则既可增加解便的推动力，又可健脾益气运化津液充润肠道；茯苓健脾化湿，以去除地黄之黏滞；赤芍、川芎活血行气，推动大便下行；白芍养血和营；当归、桃仁养血润燥通便；生地、玄参、麦冬滋阴益气养血，清热养阴生津；苦杏仁止咳平喘、润肠通便，入肺经，肃降肺气，通利大肠气机；炙甘草益气和中，调和诸药。全方配伍，增液补气，水土和济，通调大便，远期疗效巩固，不易复发，收效满意。

三甲散

三甲散出自《温疫论》卷二，由明代吴又可创制，其功用在于滋补肾阴、祛瘀化痰，治疗温病久病入络、正邪交结于血脉的病证。原方以鳖甲、龟甲（并用酥炙黄为末，如无酥，各以醋炙代之）各 3 g，穿山甲（土炒黄，为末）1.5 g，蝉蜕（洗净，炙干）1.5 g，僵蚕（白硬者，切，生用）1.5 g，牡蛎（煅为末）1.5 g，䗪虫 3 个（干者擘碎，鲜者杵烂，和酒少许，取汁入汤药同服，其滓入诸药同煎），白芍（酒炒）2.1 g，当归 1.5 g，甘草 0.9 g，上药用水 400 mL，煎取 320 mL，去滓温服。主治素患久疟或内伤，身体羸弱，复感疫气，饮食暴减，胸膈痞闷，身疼发热，彻夜不寐，经治疗热减得睡，饮食稍增，但仍肢体时疼，胸胁锥痛，脉数、身热不去，过期不愈者。

若素有老疟或瘅疟，加牛膝 3 g，何首乌 3 g；有郁痰者，加贝母 3 g；有老痰者，加瓜蒌霜 1.5 g，善呕者勿用；咽干作痒者，加花粉、知母各 1.5 g；素有燥咳者，加杏仁 1.5 g；素有内伤瘀血者，加䗪虫；如无䗪虫，以干漆炒烟尽研末 1.5 g 及桃仁 3 g 代之。

孙彬教授在临床运用三甲散治疗消渴病证属瘀血阻滞者，症见面色晦暗，肌肤甲错，唇紫不华，舌质暗略有瘀斑，自觉口干尿多，体重减轻，手、脚趾有麻木或刺痛感，入夜尤甚等。以三甲散加减，常合用山茱萸、生地黄、牡丹皮、玄参、地骨皮、黄连、知母等。

孙彬教授认为，消渴日久，导致气阴亏虚，血脉瘀滞，瘀血闭阻，治疗上活血化瘀以治其标，益气养阴以护其本，此为诊治糖尿病的根本大法，也是防止出现并发症的关键。三甲散加减方中炮穿山甲、牡丹皮、生地黄活血化瘀；制鳖甲、制龟甲、山茱萸、玄参、知母养阴润燥；怀牛膝、地骨皮、黄连、土茯苓等清热解毒。

孙彬教授临床也擅长应用三甲散治疗甲状腺结节。甲状腺结节属于“瘿病”范畴，对于临床诊断为“石瘿”患者，甲状腺超声提示有钙化，可予以三甲散为主加减治疗。而且孙彬教授治疗甲状腺结节过程中，结合患者的特点进行辨证论治，痰气郁阻者以化痰理气、疏肝解郁为主，瘀血阻滞者以活血化瘀为主，但同时兼顾化痰理气，同时临证中擅于将三甲散贯穿其中，有加强散结消癥之功，尤其是钙化明显的患者。另外在临证过程中，注意养阴药应用，养阴药在该病的治疗中能起到软化的作用，同时因为治疗本病大多数为活血散结理气等药物，无形中会破坏人体的正气，养阴药在软化瘿肿的同时，也起到了固护人体正气的作用，可谓一举两得。

五皮饮

五皮饮有两方，一方出自《太平惠民和剂局方》，卷三载五皮散为五加皮、地骨皮、生姜皮、大腹皮、茯苓皮各等分，为粗末，每服三钱，水一盏半，煎至八分，去滓，稍热服之，不拘时候，忌生冷油腻、坚硬等食物。功能：利水消肿，祛风胜湿；主治脾失健运，风湿相搏所致头面浮肿，四肢肿满，心腹膨胀，上气促急，饮食欠佳，小便不利等。另一方出自《麻科活人全书》，卷一载有五皮饮，组方大腹皮、茯苓皮、陈皮、五加皮、生姜皮。功能：理气健脾、利水消肿；主治全身浮肿，肢体沉重，或酸楚疼痛，小便不利，舌淡苔白腻，脉沉弦者。两方从药物的组成上虽有地骨皮与陈皮之异，但主治大致相同。

一、肝硬化腹水

肝硬化腹水的治疗十分棘手，孙彬教授认为五皮饮具有较强的利水消肿作用，临床按照中医辨证随证加减，可用于肝硬化腹水的治疗。若腹水量多，伴有二便不通，极易恶化，甚则危及生命，因此，需通利二便。五皮饮利水化湿，重症患者体质较弱，用峻下之剂，应中病即止，以防损伤正气。在治疗肝硬化腹水中，五皮饮加厚朴、枳实、槟榔片健脾理气，行气以消水，气行水自消；加山药、焦三仙健脾消食，使脾胃得健，水湿得运，助水运行；用丹参、水蛭活血化瘀，使血瘀得除，水道得通。诸药合用使三焦通畅，水道通调，气行血畅，水邪自去。

二、肾病综合征中的水肿

肾病综合征的水肿是由于大量蛋白尿引起的血浆蛋白尤其是清蛋白下降，血浆胶体渗透压减低，血管内水分向组织间隙移动所致。另一方面与原发性肾性水钠潴留有关，血管内失水后，造成血中高凝状态，因此，一般利尿效果较差。茯苓皮健脾补脾、利水消肿，陈皮和胃气化湿浊，桑白皮能肃肺降气调通水道，大腹皮行水气，生姜皮和脾行水，诸药共奏利水消肿，健脾理气之功。中医辨证施治，对于水肿初起者，用越婢加术汤合五皮饮。方中五皮饮化湿利水，麻黄宣散肺气，发汗解表，以祛在表之水气；生石膏解肌清热；白术、甘草、生姜、大枣健脾化湿，有崇土制水之意，诸药合用共奏宣肺利水之功效。

中医认为，水液的正常运行依赖气的推动，水肿的发生主要是全身气化功能障碍表现。就脏腑而言，人体水液的运化主要与肺、脾、肾有关，肺失宣降，不能通调水道；脾失健运，不能运化水湿；肾失气化，不能开合关门，这些都能引起水液潴留，形成水肿。以肾为本，以肺为标，而以脾为制水之脏，肺与肾关系母子相传，脾与肾是相互制约。临床上常以五皮饮加减治疗各种水肿：生姜皮、桑白皮、大腹皮、茯苓皮、炒白术、陈皮各 15 g。若纳呆、腹胀、溺少便溏、舌苔白腻、脉滑，证属脾胃虚弱，上方加砂仁 6 g，炒薏苡仁、山药各 30 g；若气短明显，神疲乏力，自汗，舌体胖大、边有齿痕、苔薄白，脉弱，证属肺脾气虚，上方加生黄芪 15 g、防风 12 g；若发热、恶寒、尿少、眼睑肿甚，咽痛，舌质红、苔薄黄，脉浮滑数，证属风水相搏，上方加连翘、浮萍、泻泽各 12 g，生石膏 15 g；若腰酸困，尿频，四肢不温，舌质淡、苔薄白，脉沉缓，上方加菟丝子、续断、杜仲各 15 g。

附子理中丸

附子理中丸源于宋代太平惠民和剂局编写的《太平惠民和剂局方》，原方由下列五味药物组成：附子（炮，去皮脐）、人参（去芦）、干姜（炮）、甘草（炙）、白术各三两（各 90 g）。用法：上为细末，炼蜜为丸，每两作十丸。每服一丸（6 g），以水一盏，化开，煎至七分，稍热服之，空心食前。具有温阳祛寒，补气健脾之功。本方证由脾胃虚寒，寒湿中阻，脾肾阳虚所致。中焦虚寒，胃失温养，故可见脘腹冷痛，畏寒肢冷；脾胃虚寒，失于温煦，运化失职，故见呕吐泻利，霍乱转筋；或感寒头痛，及一切沉寒痼冷，舌淡苔白滑、脉沉细迟缓为虚寒之象。本方证以虚寒为主，治以温中祛寒、益气健脾为主，方中附子温阳祛寒，配以炮姜温运中阳，白术健脾燥湿，人参益气健脾，炙甘草补中扶正，调和诸药。本方是在理中丸的基础上加用大辛大热之附子，其温中散寒之力更强，且能温肾，是治疗脾胃虚寒之重证或脾肾阳虚的常用方。

附子理中丸可以主治脾胃虚寒较甚，或脾肾阳虚。若虚甚者，重用人参；

虚寒并重者，重用干姜、人参；胃逆呕吐较重者，加生姜、半夏、砂仁；寒湿下注见下利较重者，重用白术，加茯苓、薏苡仁。

附子理中丸还可以治疗便秘，临床上是以大便秘结不通、排便时间延长或欲大便而艰涩不畅为主症。各年龄段均可发病，但在临床上尤以老年人发病为多。在古代医学中，如“大便难”“便闭”“阴结”“阳结”“大便燥结”“肠结”等均属“便秘”范畴。便秘之症与肾、脾、胃、大肠、肺等脏器有关，再加上寒热虚实、饮食、七情等多种因素可加重症状，素体阳衰之人，阳气日益亏虚致运化传导不力，因此阳虚便秘证较为常见。在临床上不可独用下法治疗，应辨证施治，孙彬教授在多年的临床应用中，对便秘病症的治疗取得了良好效果，如饮食劳倦，易伤脾胃，或素体虚弱，阳气不足，或过食生冷，损伤阳气，以致阴寒内结，或今医者喜用寒凉泻下之剂，伤伐无辜，便下无力，使大便时间延长而成便秘，使用附子理中丸以温中散寒，和中缓急止痛；若脾阳虚者，可加入当归、白芍；若肾阳虚者，尚可配合右归丸或金匮肾气丸。总之，在基本法则基础上根据寒热虚实证候表现辨证，适当加减。

四神丸

四神丸源自《内科摘要》，原方由下列四味药物组成：肉豆蔻二两（60 g），补骨脂四两（120 g），五味子二两（60 g），浸炒吴茱萸一两（30 g）组成。用法：上为末，用水一碗，煮生姜四两（120 g），红枣五十枚，水干，取枣肉为丸，如梧桐子大。每服五七十丸（6 ～ 9 g），空心食前服（现代用法：以上五味，粉碎成细粉，过筛，混匀。另取生姜 200 g，捣碎，加水适量压榨取汁，与上述粉末泛丸，干燥即得。每服 9 g，每日 1 ～ 2 次，临睡用淡盐汤或温开水送服；亦作汤剂，加姜、枣水煎，临睡温服，用量按原方比例酌减），具有温肾暖脾，固肠止泻之功。本方病证因多由命门火衰，火不暖土，脾失健运所致。肾泄，又称五更泄、鸡鸣泻。《素问·金匮真言论》说："鸡鸣至平旦，天之阴，阴中之阳也，故人亦应之。"五更正是阴气极盛，阳气萌发之际，命门火衰者应于此时，因阴寒内盛，命门之火不能上温脾土，脾阳不升而水谷下趋，故令五更泄泻。正如《医方集解》所云："久泻皆由肾命火衰，不能专责脾胃。"脾失健运，故不思饮食、食不消化；脾肾阳虚，阴寒凝聚，则腹痛、腰酸肢冷。《素问·生气通天论》曰："阳气者，精则养神。"脾肾阳虚，阳气不能化精微以养神，以致神疲乏力。治宜温肾暖脾，固涩止泻。方中重用补骨脂辛苦性温，补命门之火以温养脾土，《本草纲目》谓其"治肾泄"，故为君药。臣以肉豆蔻温中涩肠，与补骨脂相伍，既可增温肾暖脾之力，又能涩肠止泻。吴茱萸温脾暖胃以散阴寒；五味子酸温，固肾涩肠，合吴茱萸以助君、臣药温涩止泻之力，为佐药。用法：中姜、枣同煮，枣肉为丸，意在温补脾胃，鼓舞运化。诸药合用，使火旺土强，肾泄自愈。方名"四神"，正如《绛雪园古方选注》所说："四种之药，治肾泄有神功也。"本方由《普济本事方》的二神丸与五味子散两方组合而成。二神丸（肉豆蔻、补骨脂）主治"脾肾虚弱，全不进食"；五味子散（五味子、吴茱萸）专治"肾泄"。两方相合，则温补脾肾、固涩止泻之功益佳。原方肉豆蔻、补骨脂、五味子、吴茱萸均未标剂量，后世方书多参照《证治准绳》卷六之四神丸而补。《医方集解》记载本方服法宜在"临睡时淡盐汤或白开水送下"，颇为有理，正如汪昂所云："若平旦服之，至夜药力已尽，不能敌夜之阴寒故也。"故应嘱患者于临睡时服药，更为奏效。

四神丸是脾肾阳虚之肾泄证常用方。五更泄泻，不思饮食，食不消化，或久泻不愈，腹痛喜温，腰酸肢冷，神疲乏力，舌淡，苔薄白，脉沉迟无力。本方为治命门火衰、火不暖土所致五更泄泻或久泻的常用方，若合理中丸，可增强温中止泻之力。若腰酸肢冷较甚者，加附子、肉桂以增强温阳补肾之功。

在临床运用上，孙彬教授用四神丸合痛泻要方合方治疗五更泄泻，五更泄泻在临床上较常见，其主证为五更泄或久泄，腹痛肠鸣，伴面色㿠白，形寒肢冷，神疲乏力，纳差等。其病机为脾肾阳虚，运化失常，肠道失于固摄所致。既取四神丸温补脾肾、涩肠止泻之功；又借痛泻要方泻肝补脾、调畅气机、缓急止痛之力，于补中有泻，在涩中见畅，临证应用中起到事半功倍之效。主要药物：补骨脂、肉豆蔻、炒白术、炒白芍各 12 g，五味子、吴茱萸、炒陈皮各 9 g，防风、生姜各 6 g，大枣 6 枚。若久泻气虚或见脱肛者加党参、黄芪、升麻以补气升陷；肾阳虚甚症见泄泻无度、腰酸肢冷者加附子、炮姜、肉桂以温补肾阳；腹痛甚者加木瓜、乌梅、甘草以酸敛甘缓止痛；腹胀明显者加陈皮、木香以理气行滞。

四君子汤

四君子汤源于宋代太平惠民和剂局编写的《太平惠民和剂局方》，原方由下列四味药物组成：人参（去芦），白术、茯苓（去皮）各 9 g，炙甘草 6 g。用法：上为细末。每服二钱（15 g），水一盏，煎至七分，通口服，不拘时候；入盐少许，白汤点亦得（现代用法：水煎服），具有益气健脾之功。本方病证由脾胃气虚，运化乏力所致。脾胃为后天之本，气血生化之源，脾胃气虚，受纳与健运乏力，则饮食减少；湿浊内生，故大便溏薄；脾主肌肉，脾胃气虚，四肢肌肉无所禀受，故四肢乏力；气血生化不足，血不足不荣于面，而见面色萎白；脾为肺之母，脾胃一虚，肺气先绝，故见气短、语声低微；舌淡苔白，脉虚弱皆为气虚之象。正如《医方考》所说："夫面色萎白，则望之而知其气虚矣；言语轻微，则闻之面知其气虚矣；四肢无力，则问之而知其气虚矣；脉来虚弱，则切之而知其气虚矣。"治宜补益脾胃之气，以复其运化受纳之功。方中人参为君，甘温益气，健脾养胃。臣以苦温之白术，健脾燥湿，加强益气助运之力；佐以甘淡茯苓，健脾渗湿，苓、术相配，则健脾祛湿之功益著。使以炙甘草，益气和中，调和诸药。四药配伍，共奏益气健脾之功。

四君子汤是治疗脾胃气虚证的常用方，后世众多补脾益气方剂多从此方衍化而来。临床应用以面色萎白，语声低微，气短乏力，食少便溏，舌淡苔白，脉虚弱为辨证要点。若呕吐者，加半夏以降逆止呕；胸膈痞满者，加枳壳、陈皮以行气宽中；心悸失眠者，加酸枣仁以宁心安神；兼畏寒肢冷、脘腹疼痛者，加干姜、附子以温中祛寒。

在临床运用上，孙彬教授常用四君子汤加减治疗消化系统疾病。如慢性胃炎，其主要症状有上腹部疼痛、痞满不适、恶心纳呆等，属于中医的“胃痛”“痞满”范畴。病位虽在胃腑，常累及肝脾，由于久病必虚、久病入络，形成以脾胃虚弱、升降失常、气机不利、血行瘀滞为主要病机，治疗时常用四君子汤加味：党参、白芍各 15 g，白术、茯苓、炙甘草、香附各 10 g，黄芪、丹参各 20 g，生姜 6 g，大枣 3 枚。若畏寒怕冷、呕吐清水加干姜、桂枝；舌红少津、脉细数加沙参、麦冬、石斛；腹胀较重、善太息加柴胡、陈皮；嗳气呕吐加半夏、神曲；胃脘痞满不适、口苦而干、舌淡苔黄腻加黄连、黄芩、半夏、干姜；泛酸加黄连、吴茱萸、乌贼骨、瓦楞子等药物；胃痛如针刺剧烈者加蒲黄、五灵脂等药物。

八正散

八正散首见于《太平惠民和剂局方》之中，是治疗湿热淋证的常用之方剂。方中以滑石与木通为君药，滑石性味甘淡而寒，善于滑利窍道，清热渗湿，有“体滑主利窍，味淡主渗热”之称，而木通性味苦寒，上可清心泻火，下可通利湿热，将一身之湿热引导于下，与小便同出。再辅以扁蓄、瞿麦、车前子三者为臣药，共同增强君药清热化湿、利水通淋之力；同时再佐以山栀子与大黄，前者善于清泄三焦、通调水道，以增强诸药清热利水之力；后者善于荡涤邪热，使湿热下行，与大便通去。最后以甘草为使，取其调和药性、缓急止痛之能；诸药相合共奏清热泻火、利水通淋之功。

孙彬教授认为临床上泌尿系统感染属中医“淋证”范畴，其病因主要是由于外感湿热、饮食不节、劳伤久病等情况影响，导致湿热蕴结下焦、膀胱气化不利而发为本病。中医学认为，肾者主水，维持素体水液之代谢，膀胱具有贮尿与排尿之功能，两者表里相关，相互络属，共主水道，司决渎，当湿热等实邪侵袭或脏腑亏虚之时，均可引起肾与膀胱的气化不利，致使本病虚实两种因素相互错杂，病情复杂，且日久不愈。起初多以湿热为患，正气尚未虚损，故多属实证，孙彬教授在应用中调整方中药物剂量，方中瞿麦、扁蓄为君药，可清利湿热，利尿通淋；以木通、车前子、滑石、甘草为臣药，以栀子为佐药，木通可清心利小肠通淋，车前子能利水通淋，滑石可渗湿清热通淋，甘草缓急止痛，栀子可清三焦湿热，君臣互补，具有清热泻火，利尿通淋之作用。

慢性肾炎在临床上较常见，目前临床上特效药较少。由于感染、药物、贫血、糖尿病、高血压等致病因素的刺激，导致肾小球和肾小管的损伤、破坏，引起肾功能下降从而出现蛋白尿，蛋白尿的持续存在会使肾小球纤维化，损伤肾小管，继而使尿蛋白增多引起恶性循环。临床上患者往往伴有水肿、腰痛、精神疲乏、恶寒、发热、尿频、小便灼热、尿痛、尿急、头昏、苔黄、舌淡、脉数等表现。孙彬教授认为八正散源于宋朝年间的《太平惠民和剂局方》，具有利水通淋、清热泻火等功效，临床上化裁后可以用来治疗慢性肾炎。孙彬教授认为木通有肾毒性，故在治疗上去除木通。根据不同患者的临床症状和体征，下焦湿热而见发热、恶寒、头昏、尿痛、尿频、尿急、苔黄、小便灼热、脉数者，加灯芯草、龙胆草、车前草治疗，取其清热、利湿之功效；若为肺脾肾虚水肿者，加冬瓜皮、泽泻、桑白皮、茯苓皮，取其消肿、利水之功效；若为肾虚腰痛者，加续断、杜仲，取其补肾之功效；若为脾肾气虚，固摄失调而见精神疲乏、舌质淡、食欲不振者加黄芪、党参，取其补气、固摄之功效。在治疗上以清热解毒利湿、益气固摄等法，药物用八正散为基础方加清热利湿、补气固摄药物，达到祛邪扶正的目的。

八正散首见于《太平惠民和剂局方》，有清热泻火，利水通淋之效。原书记载曰“治大人小儿心经邪热。一切蕴毒，咽干口燥，大渴引饮，心胸闷热，烦躁不宁，目赤睛疼，唇焦鼻衄，口舌生疮，咽喉肿痛。又治小便赤涩，或癃闭不通，及热淋、血淋。”现代用八正散治疗泌尿系统感染、泌尿系统结石、急性肾炎、急性肾衰竭、尿潴留等多种疾病而属湿热下注者，每每收到良好收效。中医治病讲究辨证论治，从八正散记载原文及其组方可以看出，八正散主要用于湿热之证。而湿热之证并不局限于淋证、癃闭等病，临床上很多疾病都可以出现湿热之症，甚至很多症状并不表达某一种疾病，而是单纯的湿热之证，只要辨证得当，均可应用八正散加减治疗。当然，加减应用也是非常重要的，湿热之邪本易阻碍气机，故方中可加用些许行气化湿之药；气机不畅，气血运行肯定受阻，可加用活血化瘀之品以防血瘀；而八正散全方性寒凉，最易伤及脾胃，故临床上应用时须顾及脾胃，加用炒麦芽、炒白术以健运脾胃。

生脉散

生脉散出于《医学启源》，由人参、麦冬、五味子组成，具有益气生津，敛阴止汗的作用。主要治疗：①温热、暑热，耗气伤阴证。汗多神疲，体倦乏力，气短懒言，咽干口渴，舌干红少苦，脉虚数。②久咳伤肺，气阴两虚证。干咳少痰，短气自汗，口干舌燥，脉虚细。本方所治为温热、暑热之邪，耗气伤阴，或久咳伤肺，气阴两虚之证。温暑之邪袭入，热蒸汗泄，最易耗气伤津，导致气阴两伤之证。肺主皮毛，暑伤肺气，卫外失固，津液外泄，故汗多；肺主气，肺气受损，故气短懒言、神疲乏力；阴伤而津液不足以上承，则咽干口渴。舌干红少苔，脉虚数或虚细，乃气阴两伤之象。咳嗽日久伤肺，气阴不足者，亦可见上述征象，治宜益气养阴生津。方中人参甘温，益元气，补肺气，生津液，是为君药。麦冬甘寒养阴清热，润肺生津，用以为臣。人参、麦冬合用，则益气养阴之功益彰。五味子酸温，敛肺止汗，生津止渴，为佐药。三药合用，一补一润一敛，益气养阴，生津止渴，敛阴止汗，使气复津生，汗止阴存，气充脉复，故名“生脉”。《医方集解》说：“人有将死脉绝者，服此能复生之，其功甚大。”至于久咳肺伤，气阴两虚证，取其益气养阴，敛肺止咳，令气阴两复，肺润津生，诸症可平。

孙彬教授在临床上应用生脉饮治疗疾病广泛，具体应用如下。

一、冠心病、心绞痛

孙彬教授常用生脉散治疗气阴两虚兼血瘀之冠心病，具体表现为舌质红、苔薄黄，脉细数。诊其为：心气不足，阴液耗损。耗伤气阴，气有亏损，运血无力，血脉瘀滞，故见胸闷不适，心痛隐隐，时有刺痛，时作时止，心悸短气，睡眠多梦等表现。具体用药：太子参 20 g，炒瓜蒌皮 15 g，麦冬 10 g，五味子 10 g，当归 10 g，桃仁 10 g，制香附 10 g，陈皮 10 g，郁金 10 g，丹参 30 g，茯神 20 g，酸枣仁 15 g，大枣 10 g，甘草 6 g。方药分析：方中太子参甘平，益元气，补肺气，生津液；桃仁破血行滞而润燥；红花活血化瘀以止痛共为君药。麦冬甘寒养阴清热，润肺生津；当归、丹参助君药以活血化瘀止痛共为臣药。人参、麦冬合用，则益气养阴之功益彰。五味子酸温，敛肺止汗，生津止渴；香附、郁金、陈皮、茯神、酸枣仁开郁疏肝，理气安神共为佐药。甘草调和诸药亦为使药，诸药合用，以益气养阴，生津止渴，行气化瘀，活血安神，使气复津生，气充脉复，血液畅行。心血不足者可加酸枣仁、柏子仁宁心安神，头晕者，可加夏枯草、野菊花清利头目。

二、肺源性心脏病

生脉散主治的气阴两虚主要是指上焦心肺气虚和阴液亏损的证候，心肺相通，同在上焦，心为君主之官，主血脉，主藏神；肺为相傅之官，主气，朝百脉，助心行气。君主失职，则相傅最先受累，心气虚，运血无力，则肺朝百脉受累，主气失职而气短，故："喘为心气不足。"肺气虚，不能助心行血，则心气亦会受累，气血同源，心肺二脏息息相关，心气虚和肺气虚相互影响，最终发展为心肺气虚证，气虚日久，必损及阴液，从而形成气阴两虚。孙彬教授常用生脉散加减治疗气阴两虚之肺源性心脏病。具体药物有桑叶、石膏、甘草、胡麻仁、真阿胶、枇杷叶、太子参、麦冬、杏仁、紫菀、款冬花、五味子。治当清宣润肺与养阴益气兼顾，方中生脉散益气养阴，配合甘草以培土生金；方中重用桑叶质轻性寒，轻宣肺燥，透邪外出；石膏辛甘而寒，清泄肺热；宣中有清，清中有润，是为清宣润肺的常用组合。胡麻仁、阿胶助麦冬养阴润肺，肺得滋润，则治节有权；杏仁、枇杷叶苦降肺气；紫菀、款冬花润肺止咳。甘草兼能调和诸药，诸药共伍，则使阴液补，气力升，则病症愈。

三、糖尿病

糖尿病是以多饮、多食、多尿、乏力、消瘦或尿有甜味为主要临床表现的一种疾病，属中医"消渴"范畴。中医辨证论治将其分为上消、中消、下消。其中中消分为胃热炽盛证、气阴两虚证。孙彬教授常用生脉散加减治疗气阴两虚的消渴病。具体方药：太子参 15 g，生石膏 20 g，知母 12 g，甘草 5 g，沙参 15 g，熟地黄 15 g，生地黄 18 g，天花粉 15 g，玉竹 20 g，鲜芦根 15 g，黄连 10 g，麦冬 20 g，五味子 15 g。病久乏力、消瘦较剧，减少石膏、知母用量，增加党参用量；口干苦、苔黄腻或薄黄者，加黄连、黄柏；便秘者重用知母 20 ～ 30 g；口干苦、便秘同时并见加龙胆草、黄柏、黄连、栀子以疏泄肝胆湿热；手足心热者，加地骨皮、柴胡、丹皮以滋阴清热；食欲不振加鸡内金、枸杞子。对于消渴病的兼症，选用中药加减化裁以治疗。如兼有视物不清者，选用石斛、密蒙花、枸杞子、决明子等以滋阴补肾，清肝明目；兼有手足麻木者，加用白芍、赤芍、鸡血藤、钩藤等以养血活血通络；蛋白尿者加芡实、覆盆子、金樱子；下肢水肿者加白茅根、丝瓜络、茯苓皮、大腹皮。既能消除消渴病的症状，又可防治消渴病的并发症。

四、失眠

孙彬教授用生脉散在临床上治疗虚火上扰、气阴两虚的不寐证，主要表现为虚热内扰证：虚烦失眠、心悸不安、头目眩晕、咽干口燥、舌红、脉弦细。治宜补气养阴，养血以安神，清热以除烦。具体药物：太子参、麦冬、五味子、酸枣仁、甘草、知母、茯苓、川芎、酸枣仁为君，以其甘酸质润，入心、肝之经，养血补肝，宁心安神。茯苓宁心安神；知母、太子参、麦冬苦寒质润，滋阴润燥，清热除烦，共为臣药。与君药相伍，以助安神除烦之功。佐以川芎之辛散，调肝血而疏肝气，与大量酸枣仁相伍，辛散与酸收并用，补血与行血结合，具有养血调肝之妙。甘草和中缓急，调和诸药为使。诸药相伍，标本兼治，养中兼清，补中有行，共奏养血安神、清热除烦之效。

五、汗证

汗证是指由于阴阳失调，腠理不固，而致汗液外泄失常的病证。其中，不因外界环境因素的影响，而白昼时时汗出，动辄益甚者，称为自汗；寐中汗出，醒来自止者，称为盗汗，亦称为寝汗。正常的出汗，是人体的生理现象，自汗、盗汗，均为汗液过度外泄的病理现象。《明医指掌·自汗盗汗心汗证》对自汗、盗汗的名称做了恰当的说明："夫自汗者，朝夕汗自出也。盗汗者，睡而出，觉而收，如寇盗然，故以名之。"孙彬教授在临床上常用生脉散加减治疗心血不足思虑太过，损伤心脾，或血证之后，血虚失养所致的心血不足。因汗为心之液，血不养心，汗液外泄太过，引起自汗或盗汗。阴虚火旺烦劳过度，亡血失精，或邪热耗阴，以致阴精亏虚，虚火内生，阴津被扰，不能自藏而外泄，导致盗汗或自汗。对于心血不足引起的汗证，孙彬教授常以补心养血。方选：生脉散合归脾汤加减。方中以人参、黄芪、白术、茯苓益气健脾，当归、龙眼肉养血，酸枣仁、远志养心安神，木香、甘草、生姜、大枣理气调中，共奏益气补血、养心安神之功。汗出多者，加五味子、牡蛎、浮小麦收涩敛汗。血虚甚者，加制首乌、枸杞子、熟地补益精血。对于阴虚火旺的自汗证，孙彬教授常以滋阴降火为主。方选：生脉散合当归六黄汤。方中用当归、生地黄、熟地黄滋阴养血，壮水之主，以制阳光；黄连、黄芩、黄柏苦寒清热，泻火坚阴；黄芪益气固表。汗出多者，加牡蛎、浮小麦、糯稻根固涩敛汗。潮热甚者，加秦艽、银柴胡、白薇清退虚热。以阴虚为主，而火热不甚，潮热、脉数等不显著者，可改用麦味地黄丸补益肺肾，滋阴清热。

第三篇 临证医案

消 渴

西医糖尿病及其慢性并发症属于中医“消渴”范畴。

病案 1：典型肾消

李某，男，36 岁，因逐渐消瘦，怕冷，乏力疲劳，无口渴多饮多食多尿症状，有轻度尿频，性功能减退 4 月余，阳痿 1 月，于 2016 年 3 月 7 日就诊，自述怕冷明显，乏力，腰膝及会阴部冰凉，明显消瘦，体重 45 公斤，肌肉酸软无力，四末冰凉，因性生活频繁，每日行房多次而阳痿，舌淡红，苔白腻厚，脉沉细。

辅助检查：FBG：8.2 mmol/L，PBG：12.6 mmol/L，HbA1c：7.1%，血脂正常。

根据中医理论诊为肾消，病因为房劳过度，兴阳必补阴，必阴中寓阳，阴阳互根，单补阳一时兴奋，不能持久。

方药：拟六味地黄汤合真武汤加减。处方：红参 10 g，熟地 30 g，炒山药 30 g，山萸肉 15 g，五味子 10 g，丹皮 10 g，茯苓 15 g，泽泻 15 g，巴戟天 15 g，肉苁蓉 15 g，桑寄生 30 g，炒杜仲 15 g，续断 15 g，淫羊藿 15 g，炒白芍 30 g，附子 10 g，干姜 10 g，桂枝 30 g，阳起石 30 g，甘草 6 g。每日 1 剂，水煎服，一日 2 次，鹿茸 2 g，分两次冲服。

二诊：半月后复诊，症状好转，未查血糖，效不更方。再服 15 剂复诊，体质稍胖，乏力怕冷明显好转，查 FBG：6.8 mmol/L，PBG：9.2 mmol/L，HbA1c：6.7%，面色红润，肌肉饱满，舌质红，苔薄白，守上方调整红参 15 g、淫羊藿 30 g、附子 15 g，取 30 付。一月后复查，血糖、血脂、HbA1c 均正常，阳痿改善，可行房事，嘱其节房事；又守上方 2 月，一切正常。嘱其六味地黄丸、苁蓉益肾颗粒巩固疗效。

病案2：消渴／肝郁气滞案

刘某，男，50岁，公务员，已婚，发病节气为白露。

初诊日期：2018年9月15日。

主诉：发现血糖升高17年。

现病史：患者17年前体检发现血糖升高，空腹血糖大于10 mmol/L，当时无明显“三多一少”症状，未重视，未行诊治，1年后开始出现口渴多饮，体重明显减轻。现症见神志清，精神萎靡，形体适中，口干多饮，日饮水量约2500 mL，感乏力，怕热，自汗出，手足麻木发凉、潮湿，无视物模糊，小便黄，大便偏干，舌暗，舌下脉络迂曲紫暗，苔薄黄，脉弦细。

既往史：高血压病病史8年，脂肪肝病史6年，否认肝炎、结核及伤寒病史。否认重大手术及外伤史，否认输血史，否认药物及食物过敏史。

辅助检查：彩超检查：重度脂肪肝。眼底检查：糖尿病性视网膜病变。

中医诊断：消渴。

西医诊断：①2型糖尿病；②糖尿病性周围神经病变；③糖尿病性视网膜病变；④脂肪肝；⑤高血压病3级（极高危）。

辨证：气阴两虚，肝气郁结。

治法：益气养阴，疏肝解郁。

方药：生脉散合逍遥散加减。处方：生黄芪30 g，太子参30 g，麦冬10 g，五味子6 g，柴胡10 g，枳壳10 g，川芎10 g，赤芍10 g，荔枝核10 g，香附10 g，丹参30 g，熟大黄10 g，生甘草6 g。15剂，每日1剂，水煎2遍，分2次口服。

嘱：忌辛辣刺激性食物，忌情绪激动。

二诊：服药后患者皮肤瘙痒缓解，胸闷善太息、乳房胀痛明显减轻，颈部肿块缩小，头晕沉减轻，仍急躁易怒、情绪易激动，夜寐一般。舌暗红，苔腻微黄，脉弦，稍数。

在上方基础上去地肤子 15 g、白鲜皮 15 g、加丹皮 15 g、栀子 6 g。15 剂，水煎煮，日 1 剂。

按：中医早在数千年以前中就认识到情志不遂和糖尿病的发生与发展密切相关。认为长期的肝气郁结，疏泄失常，郁而化火，火热炽盛，上灼肺津，中伤胃液，下耗肾水，而诱发消渴病。并提出“节喜怒、减思虑”，调节情志、疏肝理气”是治疗糖尿病的重要手段之一。早在《内经》就有“肝脆则善病消瘅易伤”的记载。《灵枢·五变篇》曰：“怒则气上逆，胸中蓄积，血气逆流，髋皮充肌，血脉不行，转而为热，热则消肌肤，故为消瘅。”《刘河间·三消论》谓：“消渴者，……耗乱精神，过违其度，而燥热郁盛之所成也，此乃五志过极，皆从火化，热盛伤阴致令消渴。”《临证指南医案·三消》载：“心境愁郁，内火自燃，乃消证大病。”

人是一个生物－心理－社会的有机整体，生物因素与心理社会因素之间总是相互联系和相互影响的，糖尿病会引发许多心理问题，心理问题又会影响糖尿病的代谢控制，从而形成一种恶性循环。打破这一恶性循环，单靠降糖药物是控制代谢是远远不够的，还要给予有效的心理干预、社会支持及药物调理。首先要做到“恬淡虚无，高下不相慕”。避免不良因素刺激，怡情悦志，胸襟开阔，保持肝气调畅，气血流通，以利病情的控制和康复。与此同时，还可辅以舒肝解郁、调畅气机的药物治疗。朱丹溪在《丹溪心法·消渴》中就有用顺气散（川楝子、枳壳、赤芍、大黄）治疗消渴的记载，王肯堂《证治准绳·消瘅》中告诫人们调畅气机、疏通血脉在治疗消渴中的重要性，谓：“然消渴之病……使道路散而不结，津液生而不枯，气血和而不涩，则病自已矣。”王旭高医案记载“五志郁极，皆从火化……肝郁无疑”擅用川芎、白芍、建兰叶等药治疗消渴。

孙彬教授认为，血瘀病机贯穿消渴的始终，并认为血瘀是肝气郁滞之后果，因此常用逍遥散加减用于治疗由于肝气郁结的消渴病患者。随着心理状态的改善，血糖也可以得到良好的控制。

病案 3：消渴 / 肝郁脾虚案

罗某，女，63 岁，退休工人，发病节气为寒露。

初诊日期：2018年10月17日。

主诉：口干、多饮20余年，双下肢轻度浮肿1年。

现病史：患者20多年前开始出现口干、多饮、多尿等症，测血糖升高，空腹血糖大于8 mmol/L。1年前开始出现双下肢浮肿，浮肿时轻时重，每遇生气后浮肿加重。现症见神志清楚，精神急躁，形体偏胖，口干多饮，双下肢浮肿，晨起肿甚。面色少华，神疲体倦。饮食、睡眠、二便均正常。舌质红，苔薄白，脉弦滑。

既往史：高血压病史10余年，否认肝炎、结核及伤寒病史。否认重大手术及外伤史，否认输血史。否认药物及食物过敏史。

辅助检查：血常规、肾功能、甲状腺功能均无异常。尿常规：尿蛋白（＋＋）。尿微量清蛋白定量：大于150 mg/d。

中医诊断：①消渴；②水肿。

西医诊断：糖尿病肾病Ⅳ期。

辨证：肝郁脾虚，肾阳不足。

治法：健脾补肾，疏肝利水。

方药：实脾饮合济生肾气汤加减。

处方：丹参15 g，生白术12 g，防己10 g，郁金12 g，三棱12 g，莪术8 g，生白芍15 g，茯苓皮30 g，泽泻12 g，泽兰12 g，淫羊藿15 g，巴戟天12 g，肉苁蓉20 g，炒车前子（包煎）10 g，冬瓜皮30 g，陈皮6 g，甘草6 g，大枣4枚。10剂，水煎服，日1剂，分两次温服。逍遥丸15粒，日2次，口服。

嘱：清淡饮食，调畅情志。

按：糖尿病肾病是由糖尿病引起的肾脏疾病，属于糖尿病最常见的微血管并发症，已成为世界终末期肾脏病的第二位原因，仅次于肾小球肾炎，且易合并大血管事件。其病因和发病机制不清，目前认为与多种因素有关，在一定的遗传背景、危险因素共同作用下发病，可导致蛋白尿、水肿、高血压等，严重者可引起肾衰竭，危及生命。

孙彬教授认为，本病与肝脾肾脏关系十分密切。肝性喜条达，恶抑郁，若情志不畅，肝木不能条达，肝郁气滞，则血行不利而形成血瘀；血从水化，泛溢肌肤，发为水肿，且水肿的发生或加重均与情绪和月经周期相关。故曰：气行则水行，气滞则水停。脾主运化，司升清降浊，若脾虚不运，则水湿内停而致水肿。肾主水，肾阳不足，气化不利，故房事后浮肿加重。故本病辨证属肝郁脾虚，肾阳不足。方中生白术、茯苓皮、泽泻、防己、泽兰、炒车前子、冬瓜皮健脾利湿，利水消肿；三棱、莪术、郁金、丹参行气活血；生白芍养血敛阴，柔肝缓急，血和则肝和，血充则肝柔，且白芍有利小便以行水气作用，《本经》言其能“利小便”；淫羊藿、巴戟天、肉苁蓉温补肾阳，使水得温则化；陈皮理气燥湿。二诊酌加桂枝、川牛膝、益母草、制香附以增助阳化气、行气活血利水之功。吴鞠通治水之旨：“善治水者不治水而治气。”故气行则水行，水行则肿消。

病案4：消渴/肝肾阴虚案

潘春秀，女，58岁，农民，已婚，发病节气为立冬。

初诊日期：2018年11月15日。

主诉：口干多饮、口苦12年，加重伴视物模糊、肢体麻木、皮肤瘙痒1年余。

现病史：患者发现糖尿病12年，近期注射胰岛素治疗，日用量60 U，血糖控制欠满意。现症见口渴，口苦咽干，头晕目眩，双目视物模糊，心悸胸闷，心烦失眠，伴周身瘙痒，肢体麻木，夜间疼痛，四末凉冷，大便数日一行。肌肤甲错，爪甲枯萎。舌质暗红，苔腻略黄，脉弦细。

既往史：无特殊病史可载，否认肝炎、结核及伤寒病史。否认重大手术及外伤史，否认输血史。否认药物及食物过敏史。

辅助检查：无。

中医诊断：消渴。

西医诊断：①2型糖尿病；②糖尿病性视网膜病变；③糖尿病性周围神经病变。

辨证：肝肾阴虚，少阳郁热。

治法：滋补肝肾，清解少阳。

方药：小柴胡汤合四逆散加减。

处方：柴胡 9 g，黄芩 6 g，沙参 15 g，生地 25 g，玄参 25 g，白芍 15 g，赤芍 15 g，丹参 15 g，葛根 25 g，决明子 15 g，茺蔚子 12 g，地肤子 24 g，苦参 9 g，枳壳 9 g，大黄 3 g，三七粉 5 g。15 剂，每日 1 剂，带回水煎（400 mL），口服。

按：患者以“口干多饮”为主要症状，当属中医“消渴”范畴。患者属少阳之体，少阳郁热不解，可致肝肾阴虚，肝开窍于目，阴虚目窍失养，郁热上熏目络，可致视物模糊，眼底出血；肝主筋，肝肾阴虚，筋脉失于濡养，久病入络，肢体络脉血瘀，故可见肢体麻木疼痛，气血不能布达于四末，故见肢体冷凉。

消渴患者可出现不同并发症，与患者体质密切相关，一般而言，少阳体质（肝郁）、厥阴体质（肝旺）者易发生消渴眼病和自主神经病变。所以，治疗重点应在调肝，灵活运用疏肝解郁、清肝泻火、平肝潜阳的方法。此外还应注意调畅情志，保持心情平和舒畅，忌发怒、郁闷。药用决明子、茺蔚子，有凉肝、养肝明目之功，大黄粉、三七粉可凉血活血止血，中医有“目病多郁”之说，治疗眼病当灵活应用柴胡、薄荷等风药，以开郁、并引药上行于头目。

感冒

西医上呼吸道感染属于中医“感冒”范畴。

病案 1：经行感冒 / 外感风寒证

李某，女，25 岁，职员，未婚，发病节气为秋分。

初诊日期：2018 年 9 月 26 日。

主诉：经前恶寒、发热、身痛 3 个月，加重 2 个月。

现病史：患者 14 岁月经初潮，平素 4 ～ 6/29 ～ 32，量少，色淡红，无血块，经行无小腹疼痛。末次月经 2018.08.31。3 个月前无明显诱因于经前 3 天出现恶寒、发热、身痛、鼻塞、流清涕症状，自服三九感冒灵颗粒，月经干净后诸症渐退。近 2 个月，行经前上述症状再发且加重。患者平素饮食、睡眠正常，大、小便正常。舌淡红，苔薄白，脉浮紧。既往服用寒凉饮食后痛经史，余无特殊记载，否认药物及食物过敏史。

中医诊断：经行感冒（外感风寒）。

西医诊断：上呼吸道感染。

治法：辛温解表，养血调经。

方药：四君子汤合荆防达表汤加减。

处方：太子参 15 g，熟地黄 15 g，当归 15 g，白术 15 g，茯苓 15 g，白芍 15 g，川芎 15 g，枸杞子 15 g，菟丝子 15 g，炒荆芥 15 g，防风 15 g，葱白 15 g，生姜 10 g，甘草片 5 g。3 剂，水煎 400 mL，每日 1 剂，早晚两次温服。

2018 年 9 月 30 日二诊：本月月经今日来潮，恶寒、发热、身痛症状不明显，仅稍感鼻塞、流清涕。继服四君子汤合荆防达表汤加减 3 剂。

2018 年 10 月 4 日三诊：末次月经为 2018.09.30 ～ 2018.10.03，月经量较前增多，未出现感冒症状。继服上方 3 剂以巩固治疗。

导师病案点评：经行感冒指经行前后或正值经期出现感冒症状，经后逐渐缓解，呈周期性反复发作达 2 个月以上的病症。经行感冒又称触经感冒，孙彬教授认为女子每逢经期，阴血下行，注于胞宫，胞满则血溢，又因血为气之母，则此过程使气血流失而致气血相对不足，气血亏虚则正虚邪犯，发为该病，使机体出现一系列本虚标实的外感证候。又因脾主运化、统血，故平素脾虚之人气血生化无权，本易气血亏虚，每值经期气血更虚，更易发为本病，而此过程损耗阴血致脾更虚，从而表现出脾虚相关证候。亦有素体痰湿内盛者，痰湿困脾日久导致脾虚，经行则甚，痰湿困于卫表发为该病。此外，经行感冒反复发作者可由气血亏虚日久而生风化燥，因燥性干涩、易伤津液，燥邪焦灼津液日久而使阴虚，阴亏津少，易受风热，发为此病。因此，孙彬教授对经行感冒进行证候分型时以气血亏虚为基础。该患者平素气血亏虚，冲任血海不盈，故月经量少，色淡红。每值经期，阴血下聚，耗损阴血，导致气血更亏，正虚则邪犯，故每于经前风寒之邪乘虚侵袭发为该病。治疗当以扶正祛邪、养血调经为原则，故病时方选四君子汤合荆防达表汤加减以辛温解表、养血调经，平时当予益气养血方加减以巩固、预防。脾胃为后天之本，脾胃气虚则气血生化之源，四君子汤方中人参为君，甘温益气，健脾养胃。臣以苦温之白术，健脾燥湿，加强益气助运之力；佐以甘淡茯苓，健脾渗湿，苓术相配，则健脾祛湿之功益著。使以炙甘草，益气和中，调和诸药。四药配伍，共奏益气养血健脾之功。荆防达表汤由荆芥、防风、苏叶、白芷、生姜，葱白，杏仁，橘红，茯苓，神曲等药物组成，有祛风散寒之功，治疗外感风寒。症见恶寒发热，全身关节疼痛，鼻塞，流鼻涕，打喷嚏，咳嗽，咳白痰，脉紧的症状。两方合用，一补一祛，内补气血，使气血充足，卫外功能增强，外祛风寒，使外邪得清。

病案 2：气虚感冒

范某，女，57 岁，职工，已婚，发病节气为小寒。

初诊日期：2019 年 01 月 13 日。

主诉：反复乏力、发热、流涕 8 年余，再发 4 天。

现病史：近 8 年来反复出现发热、体温最高 37.5 ℃，发病时全身酸困无力，少气懒言，喷嚏，流涕，偶有咳嗽，少痰，服用感冒药（患者曾自服多种感冒药，具体不详）后效果不佳。4 天前自觉受凉后再次出现上述症状，恶风，自汗出，全身乏力，咳嗽，少量白痰，纳差，眠差，大小便尚可。舌淡苔薄白，脉浮无力。既往无慢性疾病病史，否认药物及食物过敏史。

中医诊断：感冒（气虚感冒）。

西医诊断：上呼吸道感染。

治法：益气固表。

方药：玉屏风散合桂枝汤加减。

处方：黄芪 30 g，白术 10 g，防风 10 g，桂枝 9 g，芍药 9 g，炙甘草 6 g，炒杏仁 9 g。7 剂，煎药时加生姜 2 片，大枣 3 枚，煎取 400 mL，每日 1 剂，早晚两次温服。

嘱：出汗时避风寒，忌辛凉刺激饮食，按时服药。

二诊：七日后患者复诊，自诉服药后全身乏力症状逐渐减轻，咳嗽咳痰好转，汗出、恶风减轻。上方继服，14 剂。

三诊：半月后复诊，诉坚持服药，精神状态明显好转，咳嗽咳痰消失，偶有恶风感，不再动则汗出，大小便如常。舌淡红苔薄白，脉细。守上方去炒杏仁，余药继服 5 剂以巩固疗效。

导师病案点评：感冒属于表证，体虚之人往往反复发作又难以治愈，气虚感冒是中医的一种特殊证型的感冒。“邪之所凑，其气必虚”，人体正气不足，卫外不固，偶遇风邪外袭即可发病。孙彬教授认为，气虚感冒涉及正邪虚实两个方面，正虚为本、外感为标。首先体内正气虚弱，腠理失密，卫外不固，营阴失守，外泄而自汗，毛窍开放，风邪外侵，易患感冒。或风寒之外邪闭阻玄府，正气虚弱抗邪无力，邪气循经入里内陷，引起病情缠绵，病情较重，病程较长。因此，本病治疗应益气解表、扶正祛邪、标本兼顾。本例患者因反复外感，正气亏虚，腠理不固，外感风寒发病，应外解风寒表邪，内扶助正气，正气旺盛则自能祛邪外出，诸症得愈。孙彬教授对于气虚外感者，淋证常选用桂枝汤合玉屏风散加减应用。桂枝汤源于《伤寒论》，由桂枝、芍药、炙甘草、生姜、大枣组成，属于解表剂，用于外感风寒表虚证。现代研究发现，桂枝汤具有镇痛、抗炎、抗菌、抗病毒的功效，对体温、血压、汗腺、免疫、消化等都有双向调节作用。玉屏风散首见于宋代张松的《究原方》，是上乘之时方，由黄芪、白术、防风组成，属于补益类方剂，用于气虚汗出外感病。桂枝汤与玉屏风散都是常用于外感病的方药，前者偏于调和营卫、解肌发表，后者偏于益气扶正、补虚固表，二者联合使用，一解一补以补为主，同时表里兼顾，治病以求本，是古之经方与后世之时方结合的完美体现。

病案3：外感后咳嗽

朱某，女，28岁，无业人员，发病节气为立冬。

初诊日期：2019年11月20日。

主诉：咳嗽20天，加重3天。

现病史：1个月前感冒后，咳嗽不止，自服复方甘草片，咳嗽稍缓解，3天前受凉后咳嗽即发，服用复方甘草片后不缓解。现咳嗽频发，干咳或咳少量白黏痰，遇冷风或异味后感咽痒难忍，随后作咳，咳时左侧胸痛，夜晚咳嗽加重，难以入眠，纳呆，二便调。舌质淡、苔白、脉浮紧。

听诊：双侧胸部呼吸音粗糙。

实验室检查：血常规、支原体检查及胸部CT均未见异常。

中医诊断：外感后咳嗽（风寒犯肺）。

西医诊断：支气管炎。

治法：疏风散寒，敛肺止咳。

方药：拟麻杏石甘汤和止嗽散加减。处方：蜜麻黄9g，杏仁12g，生石膏15g，百部12g，紫菀12g，白前12g，桔梗12g，荆芥穗10g，陈皮6g，金银花10g，连翘10g，海浮石12g，紫苏叶6g，蝉蜕12g，浙贝母10g，诃子10g，白果6g，生甘草6g。中药7付，每日1剂，水煎（400mL），口服。

11月27日二诊：患者服药后，咳嗽、咳痰明显缓解，口稍干而渴，食欲佳但大便稍溏，舌红、苔薄白，脉细。方药：杏仁12g，百部12g，紫菀12g，桔梗12g，荆芥穗10g，陈皮6g，金银花10g，连翘10g，海浮石12g，蝉蜕12g，浙贝母10g，诃子10g，白果6g，太子参10g，山药10g，白术10g，天花粉10g，沙参10g，麦冬10g，甘草6g。继服7剂而愈。

导师病案点评：孙彬教授认为感冒后咳嗽的病因有外感和内伤两大类。六淫外邪侵入肺系为外感，脏腑功能失调为内伤。不论是外感还是内伤，都会导致肺失宣肃，肺气上逆从而产生咳嗽。同时外感与内伤两类咳嗽之间可相互为病。外感咳嗽如存在邪伤肺气、迁延失治，最终会导致反复的感邪；而如果咳嗽频发，那么肺脏受损，最终将会转为内伤咳嗽。内伤咳嗽又反过来使肺脏容易受到外邪的侵袭。如肺脏本虚，咳嗽时又易诱发喘促，治疗上尚需兼顾肺脏亏虚，以防发展为咳嗽变异性哮喘，故孙彬教授临床喜用止嗽散合麻杏石甘汤加减应用，止嗽散具有良好的疏风止咳、宣利肺气的效果，止咳散药中百部与紫菀具有温润入肺、理肺化痰止咳的效果，所以将其作为君药。白前具有良好的降气化痰、桔梗宣肺止咳的作用，是为臣药。将君臣两种药物之间进行结合使用，会对止咳化痰起到更好的效果。而止咳散中的甘草对于缓急益气也有良好的作用，调和诸药，如果甘草与荆芥、桔梗等药材同用，可以有效地利咽止咳，所以将其作为使药。诸药共用，具有良好的宣利肺气、祛风止咳的效果。而麻杏石甘汤将疏法、敛法和清法合用，方中麻黄配杏仁，一宣肺平喘一降气止咳，为宣降肺气的常用组合，石膏的剂量只是稍高于麻黄，佐麻黄之辛散，恐发散太过，甘草调和诸药并能祛痰止咳。孙彬教授喜用止嗽散加紫苏叶、蝉蜕增强宣利肺气之力、疏风止痒之功；如患者咳嗽剧烈，则加用诃子、白果敛肺止咳以治其标；用金银花、连翘增强散邪之功，并能解毒。二诊，外邪已解，故减蜜麻黄、石膏、白前、苏叶，加入太子参、山药、白术取其培土生金之意，加入沙参、麦冬、天花粉养阴润肺生津以治其渴。

咳嗽

西医气管炎、肺炎属于中医“咳嗽”范畴。

病案 1：咳嗽 / 脾虚犯肺案

葛某，男，56 岁，农民，已婚，发病节气为芒种。

初诊日期：2020 年 6 月 15 日。

主诉：反复咳嗽咳痰2年，加重伴气喘10天余。

现病史：患者2年前淋雨后出现感冒症状，在家自服感冒灵颗粒、连花清瘟胶囊后发热、咽痛、鼻塞、流涕症状消失，后出现咳嗽症状，在诊所开甘草片等止咳化痰药物服用一段时间后症状有所减轻，停药后咳嗽时好时重，未予正规治疗，后经常咳嗽咳痰。10余天前患者再次出现咳嗽，咳白痰，咳嗽或活动后出现胸闷气喘，在他院行胸部CT示双肺纹理增粗、肺功能检查示肺功能重度通气障碍，在某乡镇卫生院间断行抗感染、雾化治疗1周余无效，服用过京都念慈菴及氨溴索口服液、复方甲氧那明等均无明显效果。现症见咳嗽、咳白痰，呈阵发性，发作时则咳嗽十余声，咳嗽时出现气喘，偶有胸闷，劳累后咳嗽加重，自觉全身乏力，神疲懒言，食少纳呆，小便正常，大便时溏，夜寐尚可。舌淡红，苔白稍腻，脉缓。行血常规检查回示正常，双肺闻及散在湿啰音。

既往史：既往体健，否认高血压、糖尿病、冠心病等慢性病史，否认肝炎、结核及伤寒病史。否认毒物及化学腐蚀物品接触史，否认疫区疫水居住史，否认重大手术及外伤史，否认输血史。否认药物及食物过敏史。平素烟酒嗜好，烟每日10余支，酒每日100 mL。

中医诊断：咳嗽（脾湿犯肺）。

西医诊断：慢性支气管炎。

治法：健脾化湿，宣肺止咳。

方药：参苓白术散加减。处方：党参30 g，麸炒白术10 g，茯苓15 g，白扁豆15 g，莲子15 g，陈皮10 g，砂仁10 g，薏苡仁30 g，甘草6 g，炒苦杏仁10 g，化橘红15 g，蜜百部15 g，蜜款冬花30 g，鱼腥草30 g，蜜麻黄15 g，川贝母6 g，猫爪草30 g。

嘱：禁烟酒，忌辛辣刺激性及肥甘厚腻食物，适当活动，加强锻炼，避免感冒。

二诊：服药后患者咳嗽稍减，咳少量白痰，活动后气喘胸闷减轻，吹空调后出现鼻塞，嗅觉失灵，纳呆、便溏改善，夜寐一般。舌质红，苔薄白，脉沉。

在上方基础上加用白果10 g，辛夷6 g，炒苍耳子10 g。30剂，水煎煮，日1剂。

三诊：服药后活动后喘闷感消失，咳嗽基本消失，偶有少量白痰，嗅觉能嗅出气味但未达到正常，在当地医院行肺功能检查提示轻度通气障碍。二诊方药不变继续服用30剂，水煎煮，日1剂，巩固治疗。

按：患者咳嗽咳痰2年，长期反复出现，且纳呆便溏，平素嗜烟酒，四诊合参，脾湿犯肺是其疾病病机。脾气虚弱，运化无权，水湿内生，脾湿经过经络循行犯肺，肺受湿邪干扰，亦会发为咳嗽。该病案患者易受凉感冒，纳呆便溏，有脾气虚弱之象，脾气虚不能运化水湿易生湿邪，外感寒湿是其病常见因素。外邪引动内湿，内外合邪，发为咳嗽，初期表现为发热、鼻塞、流涕等表证，经治疗后表解不再发热，但内湿未除，仍影响肺气的宣降，所以咳嗽日久不解，因此不应一味治肺，应健脾化湿、宣肺止咳。孙彬教授认为治疗此类证型咳嗽，脾虚为其基本病因，脾虚运化失职，脾为生痰之源，导致痰湿内生，肺为储痰之器，痰浊不化，上逆犯肺，肺失宣降，发为咳嗽，因此健脾化湿为其主要治则，符合培土生金之治疗大法，故以参苓白术散加减治疗本病。在二诊时，患者自诉鼻塞，嗅觉失灵，在原方基础上加入辛夷上走脑舍，祛风通鼻，合炒苍耳子上行脑巅散风除湿，相须配伍，并走于上，发散风寒，宣通鼻窍的力量增强。三诊患者症状改善明显，方药不变为巩固治疗、根去病除。

古人曰:“五脏六腑皆令人咳，非独肺也。”临床上治疗咳嗽不能只着眼于肺，若脾气虚弱，运化无权，水湿内生，脾湿犯肺亦令人咳。孙彬教授认为脾虚在慢性支气管炎、慢性阻塞性肺疾病中的发病往往占有重要地位，除了长期疾病不愈，伤及脾胃外，与脾脏在咳嗽中的作用以及与肺肾关系也密切相关，因此结合患者特点，对于符合脾胃虚弱的咳嗽患者，辨证予以参苓白术散加减治疗本病，每获良效。

病案2：咳嗽/风邪犯肺案

刘某，男，33岁，职员，已婚，发病节气为小暑后。

初诊日期：2020年07月31日。

主诉：发热咳嗽咳痰1周。

现病史：1周前患者受凉后出现发热、咳嗽，咳黄色痰，量多质黏稠，吐痰不利，咳嗽时自觉心中烦躁及身体发热，咽干，咽痒痛，在家口服退热药、抗生素药不见好转。现症见恶寒发热，头痛无汗，咳嗽，咳黄色黏痰，右胸部隐痛，口鼻干燥，口干发渴但不多饮，夜则不能仰睡，呼吸气促，不思饮食，心中烦躁，大便干结，小便发黄。舌尖红赤，舌苔燥白，脉象浮数。体温39 ℃，两肺有痰鸣音

辅助检查：白细胞计数：11×10^9/L，中性粒细胞比例：88%，胸部CT示两肺部呈片状阴影，考虑双肺感染可能，请结合临床。

既往史：有“支气管哮喘”病史6年，一直吸入沙丁胺醇气雾剂，否认高血压、糖尿病、冠心病等慢性病史，否认肝炎、结核及伤寒病史。否认毒物及化学腐蚀物品接触史，否认疫区疫水居住史，否认重大手术及外伤史，否认输血史。否认药物及食物过敏史。平素吸烟嗜好，烟每日10余支，偶有饮酒。

中医诊断：①咳嗽（风邪犯肺）；②哮喘。

治法：疏散风热，清宣肺气。

方药：银翘散加减。

处方：金银花30 g，连翘15 g，淡竹叶10 g，桔梗15 g，芦根30 g，炒牛蒡子10 g，炒苦杏仁10 g，黄芩15 g，蜜麻黄10 g，蜜百部15 g，姜半夏10 g，白术10 g，山豆根5 g，甘草6 g，胖大海10 g，青果10 g。

嘱：禁烟酒，忌辛辣刺激性及肥甘厚腻食物，适当活动，加强锻炼，避免受凉

二诊：服药后患者咳嗽、咽痛头痛稍减，饮酒后仍出现咳嗽症状，偶有咽干痒，体温37.8 ℃，夜寐一般。舌质淡红，苔薄白，脉沉细。在上方基础上加用密蒙花10 g、蜜枇杷叶15 g。7剂，水煎煮，日1剂。

三诊：服药后患者恶寒发热、咳嗽咳痰、气喘、咽干痒等症状大减。体温36.8 ℃，检查白细胞计数8.0×10^9/L，中性粒细胞68%。二诊方药不变继续服用7剂，水煎煮，日1剂，巩固治疗。

按：肺位最高而开窍于鼻，外合皮毛而与卫气相通，故主一身之表。温邪

自鼻而入，上犯于肺，病因于热，故外证但热不寒；肺气被郁，不能宣发卫气达表，故微觉恶寒；肺气被郁，肺功能障碍，故呈咳嗽；头痛是热蒸于上所致，口渴是津液微损征象。喉是肺系组成部分，风热袭肺，津气不利，阻于肺系，故咽喉疼痛；热在上焦，故舌尖红；温病初起，故舌苔薄黄，脉象浮数。综上，此证因有寒热咳嗽而知病在肺卫；因其热多寒少而知病性属热；因有口渴而知津液微受损伤。审证求因，此系温邪上受，邪在肺卫。

在问诊中详细了解疾病的发生过程，重视患者恶寒发热的症状及痰的颜色。结合当前疾病情况，病本在肺，感受风热之邪是其发病的病因，再加上既往哮喘病史多年，肺脏长期受累，宜注意在治疗中体现“治上焦如羽，非轻不举”的特点，抓住病机遣方用药。由于其为外感风热之邪侵袭之证，孙彬教授以银翘散取辛凉平剂为之清解邪热。在二诊时，加入密蒙花清热泻火，合蜜枇杷叶清肺止咳。孙彬教授还经常嘱咐患者保持心情愉悦，勿贪食牛羊肉等发物之品，易在病情发展过程中生热化痰，重视饮食及情绪在咳嗽病预防及治疗中的重要性。

病案 3：咳嗽／邪热郁肺案

鲍某，男，40 岁，职员，已婚，发病节气为寒露后。

初诊日期：2020 年 10 月 16 日。

主诉：反复咳嗽、咳痰半年，加重伴呼吸困难 1 周。

现病史：患者半年前患感冒发热后，在家自服布洛芬胶囊、清热解感颗粒后热退感冒消，遗留有轻度咳嗽未在意，此后每遇受凉及秋冬季节交替，咳嗽、咳痰症状反复发作，早晚有甚，间断口服川贝枇杷糖浆，症状有所缓解，停药后维持一段时间后又现。1 周前患者受凉后突发呼吸困难，喘闷，气促不适，咳嗽不爽，咳黄黏痰，自服强力枇杷露及氨茶碱效果不佳，遂来就诊。现症见咳嗽、咳黄黏痰，呼吸困难，喘闷，气促不适，烦躁不安，口渴不多饮，无汗出，无胸痛，无痰中带血，精神睡眠一般，食欲尚可，小便正常，大便时溏，夜寐尚可。舌质红，苔白腻，脉滑数。体温 37.8 ℃，双肺闻及散在湿啰音。

辅助检查：白细胞计数 11.4×10^9/L，中性粒细胞百分比：87%，淋巴细胞百分比：11%，嗜酸性粒细胞百分比：1%，单核细胞百分比：1%，红细胞：

5.3×10^{12}/L，血红蛋白：140 g/L，血小板：350×10^{9}/L。

既往史：既往体质差，发现肺部结节3年。否认高血压、糖尿病、冠心病等慢性病史，否认肝炎、结核及伤寒病史。否认毒物及化学腐蚀物品接触史，否认疫区疫水居住史，否认重大手术及外伤史，否认输血史。否认药物及食物过敏史。平素烟酒嗜好，烟每日15支，酒每日100 mL。

中医诊断：咳嗽（邪热郁肺）。

治法：辛凉宣泄，清肺平喘。

方药：麻杏甘石汤加减。

处方：蜜麻黄15 g，生石膏15 g，炒苦杏仁10 g，百合10 g，白果10 g，醋五味子10 g，酒萸肉15 g，葶苈子15 g，瓜蒌10 g，党参15 g，白术10 g，茯苓10 g，大枣15 g，甘草6 g，化橘红10 g。

嘱：禁烟酒，忌辛辣刺激性及肥甘厚腻食物，适当活动，加强锻炼，保持情绪舒畅。

二诊：服药后患者闷咳、气促减轻，出现清窍干燥，烦躁唇焦，口渴苔黄，大便不通。在上方基础上加用大黄12 g、芒硝9 g。7剂，水煎煮，日1剂。

按：本案由外感余热未清，内闭于肺所致，应采用麻杏甘石汤为主方。本方《伤寒论》中用以治疗太阳邪热壅肺的身热汗出而喘之证，取其清解肺热、宣降肺气之功。如柯韵伯说："麻杏甘石汤为温病发汗逐邪之主方……此证头项强痛与伤寒同，惟不恶寒而渴以别之，证系有热无寒，故予麻黄汤去桂枝之辛热，易石膏之甘寒，以解表里俱热之证。"上述医案是邪热壅于肺卫气分的咳喘实证，故均用麻杏甘石汤为主而获得速效。病位全在肺，故出现以咳嗽、咳黄黏痰，气促不适，烦躁不安，发热口渴为主的症状，舌红、苔白腻、脉滑数等一派肺为邪热所壅之象，故都采用麻杏甘石汤以清解肺热、宣肺气。至于其方加入葶苈大枣泻肺汤，目的是两两联合加强泻肺平喘的力度。二诊时出现闷咳气促，清窍干燥，烦躁唇焦，口渴苔黄，大便不通，在原方基础上加入调胃承气汤，在清宣肺气中兼清肠通便。

哮喘

西医慢性气管炎、肺气肿属于中医“哮喘”范畴。

病案1：喘证／气阴两虚案

陈某，男，71岁，退休，已婚，发病节气为小暑后。

初诊日期：2020年07月07日。

主诉：胸闷、气喘4月余，加重伴呼吸困难1天。

现病史：患者4月前无明显诱因出现活动后胸闷、气喘，伴心慌，无胸痛、发热、咳嗽、咳痰，双下肢轻度水肿，活动耐力较前明显下降，上一层楼梯即感觉胸闷、气喘。查胸部CT示右肺下叶巨大肿块、纵隔内多发淋巴结、间质性肺炎。实验室检查提示肿瘤标记物增高。1天前受凉后，胸闷、气喘，症状加重。现症见患者神志清，精神差，胸闷、气喘，呼吸困难，夜间不能平卧，二便调，纳差，眠可。

既往史：既往“慢性阻塞性肺疾病”病史10余年，长期使用家庭制氧机吸氧，“高血压”病史10余年，自诉血压控制尚可，发现“肺占位”3年，家属诉服用生物机制抗肿瘤药物治疗（具体不详）。否认糖尿病、冠心病等慢性病史，否认肝炎、结核及伤寒病史。否认毒物及化学腐蚀物品接触史，否认疫区疫水居住史，否认重大手术及外伤史，否认输血史。否认药物及食物过敏史。吸烟史40余年，每日1包。偶有饮酒。

中医诊断：喘证（气阴两虚）。

西医诊断：①慢性阻塞性肺疾病急性加重期；②Ⅰ型呼吸衰竭；③肺癌；

④肺间质纤维化。

辨证：喘促短气，气怯声低，喉有鼾声，咳声低弱，痰吐稀薄，自汗畏风，舌质淡红或有苔剥，脉软弱或细数。

治法：补肺益气养阴。

方药：生脉散合补中益气汤加减。

处方：红参 15 g，麦冬 30 g，醋五味子 10 g，黄芪 30 g，太子参 15 g，白术 15 g，茯苓 15 g，北沙参 30 g，石斛 30 g，百合 15 g，川贝母 6 g，蜜款冬花 15 g，蜜紫菀 10 g，甘草 6 g，陈皮 10 g，升麻 10 g，北柴胡 10 g。共 7 剂，日 1 剂，水煎服。

方义分析：红参甘温，入脾肾二经，具有大补元气，益肺生津之功效，为君药；麦冬甘寒，滋阴润燥，与红参相配，气阴双补为臣药；黄芪入脾肺二经，一补中气升阳举陷，二补肺实卫；太子参、白术、茯苓健脾益气、补中燥湿，因脾为生痰之源，故从健脾益气可以培土生金，以补益肺气；北沙参、石斛归肺胃经，有养阴清肺、益胃生津、滋阴清热之效；百合养阴润肺、清心安神。另外现代药理研究百合对氨水引起的小鼠咳嗽有止咳作用，使小鼠肺灌流流量增加，此外还有镇咳、平喘、祛痰、增强免疫等作用，川贝母、款冬花、紫菀三药连用以增强止咳之功效，陈皮理气行滞，兼以补气防壅，加用升麻、柴胡以引之，引黄芪、太子参、红参之气味上升，甘草健脾益气，调和诸药。诸药合中，共奏益气养阴、润肺、化痰止咳之功效。

嘱：禁烟酒，忌辛辣刺激性及肥甘厚腻食物，适当活动，增强免疫力，免受风寒。

二诊：服药后患者仍有咳嗽、胸闷，气喘症状减轻，纳可，眠差，二便调。在上方基础上加用薤白 10 g、瓜蒌 10 g。7 剂，水煎煮，日 1 剂。

按：慢性阻塞性肺疾病、高血压、肺占位病史多年，均为长期消耗性疾病，迁延未愈，久病肺虚，气失所主，气阴亏耗，不能下荫于肾，肾元亏虚，肾不纳气而短气喘促，故《证治准绳·喘》说“肺虚则少气而喘”。在问诊中详细询问患者病史，重视患者喘、闷原因。结合当前疾病，病位在肺和肾，涉及肝脾。

宜在治疗中抓住“肺为气之主，肾为气之根”特点。同时脾为生痰之源，肺为储痰之器，健脾采用培土生金之法以杜绝痰源生长。另外，脾为后天之本，肾为气之根，健脾既可以增强肺的抵御能力，又可以化痰除湿、固肾等，对于治疗虚证引起的喘闷等症，有着很好的治疗作用，孙彬教授临床常在治疗喘闷之肺肾气虚常用生脉散合补中益气汤加减。在二诊时，加入薤白理气、宽胸，瓜蒌以增强宽胸散结之功效，用以减轻患者喘闷症状。老师还经常提示患者保持心情愉悦，注意防寒保暖，重视天气变化对喘证发病的重要性。

病案 2. 喘证 / 表寒里热证

付某，女，38 岁，教师，已婚，发病节气为小暑后。

初诊日期：2020 年 06 月 09 日。

主诉：活动后胸闷、气短 3 月余，加重伴咳嗽、咳白痰 1 周。

现病史：患者 3 月前无明显诱因出现活动后胸闷、气喘，无心慌，无胸痛、发热，双下肢无水肿，1 周前受凉后胸闷症状加重，伴咳嗽、咳痰，痰白量多。查胸部 CT 示支气管扩张，双肺少许炎症，轻度肺气肿，肺部小结节。现症见患者神志清，精神差，胸闷、气短，活动后明显加重，伴有咳嗽，咳痰，痰白量多，咽痒则咳甚，时有呼吸困难，身热，肢体怕冷，烦闷，口干、口渴，二便调，纳可，眠较差。

既往史：既往体健。否认糖尿病、冠心病等慢性病史，否认肝炎、结核及伤寒病史，否认毒物及化学腐蚀物品接触史，否认疫区疫水居住史，否认重大手术及外伤史，否认输血史。否认药物及食物过敏史。无烟酒等不良嗜好。长期粉尘接触史。

中医诊断：喘证。

西医诊断：①支气管扩张症；②双肺少许炎症；③轻度肺气肿；④肺部结节。

辨证：实喘表寒里热证。咳逆上气，咳而不爽，痰吐黏稠，伴有形寒、身热、烦闷、身痛，有汗或无汗，口渴。苔薄白或黄，脉浮滑。

治法：宣肺泻热。

方药：麻杏石甘汤加减。

处方：蜜麻黄 15 g，生石膏 15 g，炒苦杏仁 10 g，百合 15 g，炒白果 10 g，醋五味子 10 g，酒萸肉 15 g，葶苈子 15 g，瓜蒌 10 g，党参 15 g，白术 10 g，茯苓 15 g，大枣 15 g，甘草 6 g。共 7 剂，日 1 剂，水煎服，分早晚两次服用。

方义分析：麻黄主入肺经，可外开皮毛之郁闭，以使肺气宣畅，内降上逆之气，以复肺司肃降之常，故善平喘，为治疗肺气壅遏所致喘咳之要药，现代药理学研究表明麻黄碱和伪麻黄碱有缓解支气管平滑肌痉挛的作用，故为君药。石膏辛寒主入肺经，善清肺经实热，此为臣药，清泻肺胃、兼透热生津。此君臣结合，温寒相制，使肺气宣通而不助里热，清泻肺热而不碍畅表，共成辛凉宣泄之功。苦杏仁主入肺经，味苦降泄，肃降兼宣发肺气而能止咳平喘，为治疗咳喘之要药，随证配伍可治疗多种咳喘病证。现代药理学研究表明，苦杏仁在经消化道分解后产生少量氢氰酸，能抑制咳嗽中枢故而起镇咳平喘作用，为佐药。甘草益气和中，与麻黄相配使宣散肺邪而无耗气之忧，与石膏相合，清热生津而无伤中之弊，兼能调和诸药，为佐使。全方四味，为清肺平喘之良剂。同时上方可酌加止咳、平喘类药物。

嘱：清淡饮食，忌辛辣刺激性及肥甘厚腻食物，加强锻炼，提高自身免疫力，免受风寒。

二诊：服药后患者仍有胸闷、气短、咳嗽症状减轻，咽痒，仍有口干，纳眠尚可，大小便正常。在上方基础上减去党参 15 g、白术 10 g、茯苓 15 g，加蜜款冬花 15 g、蜜枇杷叶 15 g、青果 10 g。共 7 剂，日 1 剂，水煎煮。

按：喘证是指由于外感或内伤，导致肺失宣降，肺气上逆或气无所主，肾失摄纳，以致呼吸困难，甚则张口抬肩，鼻翼翕动，不能平卧等为主要临床特征的一种病证。外邪侵袭外感风寒或风热之邪，未能及时表散，邪蕴于肺，壅阻肺气，肺气不得宣降，因而上逆作喘。在问诊中详细询问患者病史，重视患者喘、闷原因，结合当前喘病的病位，主脏在肺和肾，与肝、脾、心有关。因肺为气之主，司呼吸，外合皮毛，内为五脏之华盖，若外邪袭肺，或他脏病气上犯，皆可使肺气壅塞，肺失宣降，呼吸不利而致喘促，或使肺气虚衰，气失所主而喘促。肾为气之根，与肺同司气之出纳，故肾元不固，摄纳失常则气不归元，阴阳不相接续，亦可气逆于肺而为喘。若脾虚痰浊饮邪上扰，或肝气逆乘亦能致喘，则为肝脾之病影响于肺。心气喘满，则发生于喘脱之时。孙彬教授给予麻杏石甘汤加减。在二诊时，加入蜜款冬花以润肺下气，止咳化痰；蜜枇杷叶 15 g 以清肺止咳；青果 10 g 以利咽、生津、止渴。孙彬教授在治疗内科肺系疾病，特别是热象明显的证型，还喜欢用银翘散加减以辛凉透表，清热解毒，辅佐以小量辛温之品，温而不燥，既利于透表散邪，又不悖辛凉之旨。

病案 3：喘证 / 痰热郁肺案

苏某，男，63 岁，退休人员，已婚，发病节气为霜降。

初诊日期：2020 年 04 月 21 日。

主诉：间断胸闷、气短半年，再发加重伴咳嗽半月。

现病史：患者半年前无明显诱因出现胸闷、气短，活动后加重。胸部 CT 示慢性支气管炎、肺气肿、肺大泡，两肺条锁影，主动脉冠状动脉钙化，附带见肝内小钙化灶，右肾结石。间断服药治疗，疗效一般。半月前患者受凉后出现鼻塞、流涕，咽痛，未重视，未予治疗，胸闷、气短、咳嗽症状逐渐加重。现症见：患者神志清，精神差，胸闷、气短活动后加重，间断咳嗽、咳痰，痰色黄质黏难咳，咽痛，头晕、头蒙，右侧肢体麻木、左下肢活动不利，纳眠可，二便调。

既往史：既往有“脑梗死、颈椎病”病史，否认高血压、糖尿病、冠心病等慢性病史，否认肝炎、结核及伤寒病史，否认毒物及化学腐蚀物品接触史，否认疫区疫水居住史，否认重大手术及外伤史，否认输血史，否认药物及食物过敏史。吸烟史 48 余年，烟每日 1 ～ 2 包，目前已戒烟，偶有饮酒。

中医诊断：①喘证（痰热郁肺）；②咳嗽。

西医诊断：①慢性支气管炎；②肺气肿。

辨证：气喘，咳嗽，胸部胀闷，痰多黏稠色黄或夹有血丝，胸中烦热，身热，有汗，渴喜冷饮，面红，咽干，小便短黄，大便秘结，苔黄腻，脉滑数。

治法：清热化痰，宣肺平喘。

方药：桑白皮汤加减。

处方:桑白皮 12 g,黄芩 10 g,半夏 10 g,炒苦杏仁 10 g,紫苏子 10 g,川贝母 6 g,山栀子 10 g,黄连 9 g,生姜 15 g,炒白果 10 g,薤白 10 g,瓜蒌皮 10 g,甘草 6 g,芦根 30 g,青果 10 g。首方 7 剂,日 1 剂,水煎服。

方义分析：方中桑白皮味甘性寒降，主入肺经，能清泻肺火兼泻肺中水气而平喘，为君药。黄芩主入肺经，善清泻肺火及上焦实热，用以治疗肺热壅遏所致咳嗽痰稠。现代药理学研究黄芩焦剂在体外对痢疾杆菌、白喉杆菌、铜绿假单胞菌、伤寒杆菌、副伤寒杆菌、变形杆菌、金黄色葡萄球菌、溶血性链球菌、肺炎链球菌、脑膜炎球菌、霍乱弧菌等有不同程度的抑制作用。黄连具有清热燥湿、泻火解毒之功，现代药理学研究与黄芩一样具有很强的抗菌作用。栀子具有泻上焦之火、利三焦之湿的功效，现代药理学研究栀子对金黄色葡萄球菌、脑膜炎链球菌、卡他球菌也有一定抑制作用，三药共为臣药，以增强清泻肺热之功。贝母归肺、心二经，既能清泄肺热化痰，又味甘质润能润肺之咳，尤宜于内伤久咳、燥痰、热痰之证;半夏为燥湿化痰，温化寒痰要药;杏仁主入肺经，味苦降泄，肃降兼宣发肺气而能止咳平喘，为治疗咳喘之要药，随证配伍可治多种咳喘病症，现代药理学研究杏仁在经消化道分解后可产生少量氢氰酸，从而抑制咳嗽中枢而起镇咳平喘作用；紫苏子性主降，长于降肺气，化痰涎，气降痰消则咳喘自平，四药共同为佐以降气化痰、止咳平喘。诸药配伍，共奏降气化痰，清泻肺热之功效。

嘱:禁烟酒,忌辛辣刺激性及肥甘厚腻食物,适当活动,加强锻炼,避免受凉。

二诊：服药后患者胸闷，气短症状减轻，活动后仍有胸闷，咳嗽症状稍好转，仍有头晕、头蒙。舌质红，苔薄黄，脉弦。在上方基础上加用天麻 10 g、蜜枇杷叶 15 g。7 剂，水煎煮，日 1 剂。

三诊：服药后患者胸闷、气短、咳嗽症状明显减轻，舌淡红，苔薄黄，脉缓和有力。守上方不变，继续服用 15 剂，水煎服，每日 1 剂。

按：外感六淫之邪，或从口鼻，或从皮毛而入。肺开窍于鼻，外合皮毛，外邪侵袭，表卫闭塞，肺气失于宣发，气壅于肺，肃降不行，气逆奔迫而为喘。病位在肺、肾两脏，与肝、脾二脏有关，病甚可累及于心。肺为气主肺司呼吸，赖其宣肃功能，使气道通畅，呼吸调匀。肺又外合皮毛，内为五脏之华盖，朝百脉而通他脏。肺为娇脏，不耐侵袭，若外邪侵袭，或他脏病气上犯，皆可使肺失宣肃，肺气胀满，壅阻气道，呼吸不利，发为喘促。

在问诊中详细了解疾病的发生过程，重视患者胸闷、气短的时间及原因。结合当前疾病情况，得知病本在肺，痰热郁肺是其发病的病因，宜注意在治疗中体现“分清虚实”的特点，抓住病机遣方用药。由于其有虚实之分，依据患者舌脉之象，辨证为实证，孙彬教授以桑白皮汤加减应用以清热化痰、宣肺平喘。二诊时患者仍有头晕、头蒙，加入天麻以合蜜枇杷叶清肺止咳，服药后症状明显减轻，三诊继续守二诊原方继续巩固疗效。孙彬教授还经常嘱咐患者保持心情愉悦，勿贪食牛羊肉等发物之品，易在病情发展过程中生热化痰，重视饮食及情绪在咳嗽病预防及治疗中的重要性。

胃痞

西医慢性胃炎属于中医“胃痞”范畴。

病案1：胃痞/脾虚湿困案

何某，女，37岁，无业人员，已婚，发病节气为小寒。

初诊日期：2019年12月23日

主诉：间断性胃脘部胀满不适半年余。

现病史：患者半年前无明显诱因出现间断性胃脘部胀满不适，生气后加重，未经治疗。现症见神志清，精神可，胃脘部胀满不适，细微不如意即头部胀，月经前后及夫妻生活后即出现眼睑部水肿，纳差，夜寐欠安，二便基本正常。

舌质淡红，苔白腻，脉浮滑。

既往史：既往体健，无特殊病史，否认肝炎、结核及伤寒病史。否认重大手术及外伤史，否认输血史。否认药物及食物过敏史。

辅助检查：消化彩超检查示肝右叶囊肿，胆囊壁毛糙。血常规无明显异常。

中医诊断：胃痞。

西医诊断：慢性胃炎。

辨证：脾虚湿困证。

治法：健脾祛湿。

方药：参苓白术散合甘麦大枣汤加减。处方：太子参 15 g，白术 10 g，茯苓 15 g，山药 15 g，泽泻 15 g，百合 15 g，盐车前子 30 g，炙淫羊藿 15 g，浮小麦 30 g，牡蛎 30 g，龙骨 30 g，甘草 15 g，大枣 10 g。7 剂，水煎服，日 1 剂，分 2 次口服。

嘱：忌辛辣刺激及肥甘厚腻性食物，避免劳累、受凉。

二诊：服药 7 剂后，胃脘部胀满不适症状较前减轻，汤药守上方，7 剂，每日 1 剂，水煎 2 遍，分 2 次口服。

按：建议患者根据自身体质情况及四季寒温调饮食，畅情志，慎起居。本病属中医“胃痞”范畴。其病因有外邪内侵、饮食不节、情志失调、脾胃虚弱等。由于脾胃为中焦气机升降之枢纽，脾主升清，胃主降浊，多种因素造成胃纳失职，脾运失常，升降失调，清气不升，浊气内阻，引起胃脘疼痛，痞满不舒。而且本病病程较长，久虚不复，所以基本病理改变一是“虚”，一是“浊”。“虚”以脾胃气虚、脾胃阳虚、胃阴虚为主要病机，健脾助运是恢复脾胃功能的基本治法之一。“浊”是病变过程中主要病理产物之一，治疗中化浊、消浊、降浊应随症加减。常用药物:党参、白术、百合、乌药、茯苓、半夏、陈皮、甘草、谷芽、麦芽。党参、白术健脾益气以培中焦之虚，助脾胃运化；谷芽、麦芽消食导滞，助中焦之运；茯苓、半夏、陈皮健脾理气化浊；百合、乌药和胃理气。且常以白豆蔻、砂仁、佩兰化浊助运等。神曲消浊，莱菔子、枳壳、厚朴降浊，使脾运得健，浊气缓能降，气机条畅，升降复常则诸症自除。兼顾补而不滞，以通降为主，升降结合：胃为水谷之腑，以通为用，以降为顺，降则和，不降则滞，过升则逆，通降是胃生理特点的集中体现。胃和的关键就在于胃气润降，降则生化有源，出入有序；不降则传化无由，壅滞成病。只有保持脾胃的通降，才能奏其纳食传导之功。本案患者为中青年女性，平素情志易怒，加之饮食肥甘，致使土虚木壅，湿困中焦，发为胃痞，脾失健运，胃失和降则胃脘部胀闷不舒，气血上逆则头部胀、转运失司则水肿、清阳不升则夜寐欠安。治疗上以参苓白术散加减，在健脾祛湿的基础上，加入行气之品，增强脾胃运化腐熟水谷的能力，佐以甘麦大枣汤，疏肝解郁，抑木扶土，解妇人脏躁，安神和胃，以助睡眠，达到药到痛止病愈之目的。

病案 2. 胃痞 / 脾胃虚寒案

南某，男，43 岁，工人，已婚，发病节气为惊蛰。

初诊日期：2019 年 03 月 20 日。

主诉：间断性胃及小腹部胀满不适十余年。

现病史：患者 10 年余前无明显诱因出现胃及小腹部胀满不适，伴纳差，嗳气，未经治疗。现症见神志清，精神欠佳，胃及小腹部胀满不适，伴纳差，不欲饮食，嗳气，夜眠可，二便正常。舌质淡红，苔白厚腻，脉缓无力。

既往史：既往体健，无特殊病史，否认肝炎、结核及伤寒病史。否认重大手术及外伤史，否认输血史。否认药物及食物过敏史。

辅助检查：消化系统彩超检查：肝胆脾胰未见明显异常。胃功能回示：蛋白酶原Ⅰ：198.8 μg/L，胃蛋白酶原Ⅱ：37.32 μg/L，胃泌素—17：1.82 pmol/L，胃蛋白酶原Ⅰ/Ⅱ：30.09。

中医诊断：胃痞（脾胃虚寒证）。

西医诊断：①慢性浅表性胃炎；②食管炎。

治法：温中散寒，行气消痞。

方药：丹参饮加减。

处方：丹参 10 g，檀香 15 g，木香 10 g，炒鸡内金 30 g，炒麦芽 30 g，砂仁 10 g，广藿香 10 g，佩兰 30 g，麸炒枳实 10 g，炒槟榔 10 g，姜厚朴 30 g，盐小茴香 5 g，盐荔枝核 10 g，甘草 6 g。7 剂，水煎服，日 1 剂，分 2 次口服。

嘱：忌辛辣刺激及肥甘厚腻性食物，避免劳累、受凉。

二诊：服药 7 剂后，胃及小腹部胀满不适症状减轻，饮食较前改善，汤药守上方，7 剂，每日 1 剂，水煎 2 遍，分 2 次口服。

按：建议患者根据自身体质情况及四季寒温调饮食，畅情志，慎起居。慢性胃炎是胃黏膜上皮经常遭到致病因子反复侵袭引起的慢性、炎症性病变，其发病率居各种胃病之首。慢性胃炎通常包括慢性浅表性胃炎和慢性萎缩性胃炎两种。慢性胃炎的发生是多种因素导致的，但脾胃虚弱和饮食不节则是本病的主要原因。情志所伤、劳逸过度、外邪侵袭又是本病的重要诱因。另外，脏腑疾病的传变也是造成本病的内环境。本病属中医“胃痞”范畴，病程缠绵“久病必虚，久病必瘀”且“阳明为多气多血之腑”，“气虚血瘀”贯穿整个疾病过程，故在补脾、疏肝、消积、理气辨证治疗基础上加以活血、行气、祛瘀之法。本案患者为中青年男性，平素饮食不节，寒温失度，以致脾胃虚弱，脾胃不能正常运化腐熟水谷饮食，出现胃脘部胀满不适，寒湿困阻中焦，则纳差，舌质淡红，苔白厚腻，脉缓无力。四诊合参，辨为脾胃虚寒证。根据患者临床表现及体征诊断为胃痞。治疗上以丹参饮加减，在行气活血的基础上，加入消食化积药，增强脾胃运化腐熟水谷的能力，佐以温中理气止痛之品，以达到药到痛止病愈之目的。可根据病情随证加减，遇寒痛重，得暖则舒，苔白者，可加砂仁、高良姜、吴茱萸、干姜；兼有胸脘发闷，泛恶吐水，喜干食，不欲饮水，舌苔白腻，可加陈皮、半夏、茯苓、木香、煅瓦楞子等。

病案 3：胃痞 / 脾虚湿困案

孔某，女，58 岁，无业人员，已婚，发病节气为夏至。

初诊日期：2019 年 05 月 29 日。

主诉：餐后胃脘部及胁肋痞满不适 1 年余。

现病史：患者 1 年余前无明显诱因出现胃脘部及胁肋痞满不舒，伴进食哽噎感，未经治疗。现症见神志清，精神欠佳，胃及小腹部胀满不适，伴进食哽噎感，纳差，睡眠可，二便正常。舌质淡红，苔薄白，脉缓和有力。

既往史：肝血管瘤 1 年，左侧面部肌肉萎缩 3 年。

辅助检查：胃镜示慢性浅表性胃炎。胃功能回示：蛋白酶原Ⅰ：159.7 μg/L，胃蛋白酶原Ⅱ：52.33 μg/L，胃泌素—17：6.0 pmol/L，胃蛋白酶原Ⅰ/Ⅱ：12.53。

中医诊断：胃痞。

西医诊断：慢性浅表性胃炎。

辨证：脾虚湿困中焦证。

治法：健脾祛湿，和胃消痞。

方药：丹参饮加减。处方：丹参 10 g，檀香 15 g，砂仁 10 g，木香 10 g，茯苓 15 g，麸炒白术 10 g，炒鸡内金 30 g，炒麦芽 30 g，麸炒枳实 10 g，炒槟榔 10 g，广藿香 10 g，佩兰 30 g，炒川楝子 10 g，甘草 6 g。7 剂，水煎服，日一剂，分 2 次口服。

嘱：忌辛辣刺激及肥甘厚腻性食物，避免劳累、受凉。

二诊：服药 7 剂后，胀满不适症状减轻，饮食改善，汤药守上方，7 剂，每日 1 剂，水煎 2 遍，分 2 次口服。

按：建议患者根据自身体质情况及四季寒温调饮食，畅情志，慎起居。本病属中医“胃痞”范畴。胃痞是以心下胃脘痞塞，满闷不适为主症，按之柔软，触之无形，且常伴有疼痛，胸膈满闷，纳少，大便不调的病症。胃痞多为慢性起病，时轻时重，反复发作，缠绵难愈，成为各型慢性胃炎治疗中的一个难点。而中医的辨证分型治疗常常能收到较理想的效果。本案患者为老年女性，平素饮食不节，寒温失度，以致脾胃虚弱，脾胃不能正常运化腐熟水谷饮食，出现胃脘部痞满不适，脾胃为后天气血生化之源，气血失于濡润，则进食哽噎，湿困中焦则纳差，舌质淡红，苔薄白，脉弦滑，四诊合参，辨为脾虚湿困证。根据患者临床表现及体征诊断为胃脘痛。治疗上以丹参饮加减，在行气活血的基础上，加入消食化积药，增强脾胃运化腐熟水谷的能力，佐以温中理气止痛之品，以达到药到痛止病愈之目的。据证加减，兼右胁或两胁胀痛或隐痛，情绪不佳则胃痛加重，嗳气，可轻用高良姜，重用香附，加柴胡 9 g、厚朴 10 g、炒川楝子 10 g、绿萼梅 5 g、白芍 10 g；兼有口苦，舌苔微黄，胃中似有热感，加炒黄连6 g、炒黄芩6 g、千年健12 g，去砂仁；兼舌红无苔，口干不欲饮水，饭后迟消，大便少而涩或干燥，加知母9 g、焦三仙各10 g、香稻芽15～20 g；大便色黑，加白及9 g、生藕节15～20 g、茜草炭12 g；舌红无苔，口干，喜稀食，夜间口渴，胃中有灼热感，食欲不振，大便干涩不爽，去砂仁，加沙参9 g、麦冬6 g、知母3 g。

瘿病

西医亚急性甲状腺炎、甲状腺结节、甲状腺功能亢进症属于中医“瘿病”范畴。

病案1：瘿病/肝郁气滞案

宋某，女，45岁，无业，已婚，发病节气为白露。

初诊日期：2018年9月17日。

主诉：颈部肿大3年，颈部不适1年。

现病史：患者3年前因颈部肿大查甲状腺彩超提示甲状腺结节（具体不详）；1年前家庭变故后自觉颈部不适，伴烦躁易怒，乳房胀痛，未诊治。现症见神志清，精神焦虑，形体适中，平素烦躁易怒，头晕沉，右侧颈部肿块，质稍硬，边缘光滑，触之可活动，直径约1.5 cm，无触痛，颈部不适，胸闷善太息，皮肤瘙痒，乳房胀痛，经期加重，月经量大、有血块、色淡红，经期乏力，无口苦口干，无心慌手抖，无怕热多汗，体重无明显变化，纳食一般，小便可，大便稀溏，夜寐可。舌暗红，苔白厚，边有齿痕，脉弦。

既往史：乳腺增生病史3年，未治疗，否认肝炎、结核及伤寒病史。否认重大手术及外伤史，否认输血史。否认药物及食物过敏史。

辅助检查：甲状腺彩超示甲状腺弥漫性病变，甲状腺右叶囊实性结节（弹性分级：3 级），甲功三项正常。

中医诊断：瘿病。

西医诊断：①甲状腺结节；②乳腺增生。

辨证：肝郁气滞，痰凝瘀阻。

治法：疏肝解郁，活络软坚。

方药：逍遥散加减。

处方：柴胡 10 g，当归 15 g，茯苓 15 g，白术 15 g，薄荷 10 g，赤芍 15 g，香附 10 g，元胡 10 g，荔枝核 10 g，夏枯草 30 g，玄参 15 g，浙贝 10 g，川芎 15 g，猫爪草 10 g，甘草 6 g，白鲜皮 15 g，地肤子 30 g。15 剂，每日 1 剂，水煎 2 遍，分 2 次口服。

嘱：忌辛辣刺激性食物，避免受凉劳累。

二诊：服药后患者皮肤瘙痒缓解，胸闷善太息、乳房胀痛明显减轻，颈部肿块缩小，头晕沉减轻，仍急躁易怒、情绪易激动，夜寐一般。舌暗红，苔腻微黄，脉弦，稍数。

在上方基础上去地肤子、白鲜皮，加丹皮 15 g、栀子 6 g。15 剂，水煎煮，日 1 剂。

按："瘿病"又称"瘿气"，其名首见《尔雅》，许慎《说文解字》也有"瘿者，颈瘿也"的记载。主要是以颈前下方喉结两旁，呈弥漫性肿大或有结块为主要特征的疾病，甲状腺结节属于中医"瘿病"范畴，多数无症状，少数患者可有颈部不适感。甲状腺结节的中医病因病机主要由情志刺激，长期抑郁愤怒或思虑过度，使肝之气机郁滞，肝气失于调达，气滞津液成痰，痰气交阻，壅结颈前，形成瘿瘤，故其消、长，常与情志有关。如《济生方·瘿瘤论治》曰："夫瘿病者，多由喜怒不节，忧思过度，而行成疾焉。"所以疏肝解郁，化痰除湿，是治疗瘿瘤的根本法则。气滞痰阻之证发展到一定阶段，气血运行受阻最终导致血瘀雍结颈前．经久不散，愈久弥坚，则演变为痰凝血瘀雍结之证。主要治则为化痰软坚、活血化瘀。

本例患者为中年女性，一诊长期情志不畅，久郁不解，导致肝气不疏，疏泄失常，气机不畅，痰湿内停，肝气携痰循肝经上行，聚于颈部，留而不去，发为瘿病；肝郁气滞，故见胸闷善太息、烦躁易怒、经期乳房胀痛；痰蒙清阳，则见头晕沉；气滞日久，气血运行受阻，痰瘀壅结颈前，经久不散，愈加坚硬，故瘿瘤触之稍硬；肝郁横克脾土，脾虚失于运化，则见大便稀溏；辨证属肝郁气滞、痰凝瘀阻，因此疏肝解郁、活络软坚是治疗本病的主要方法。在疏肝同时要健脾，调整脏腑之间正常的制约关系。方用：逍遥散为基础方，疏肝健脾，加入荔枝核、浙贝母、猫爪草以理气化痰、软坚散结；因肝气郁滞，气滞血瘀，故加香附、川芎、元胡以助疏肝理气，活血止痛；佐入赤芍、玄参以一方面活血凉血，遏制肝郁化火之势；因皮肤瘙痒，加白鲜皮、地肤子以祛风止痒。二诊患者皮肤瘙痒缓解，且脾虚症状消失，有肝郁化火之象，故在原方基础上去地肤子、白鲜皮、加丹皮、栀子以清热泻火。

孙彬教授认为：本病的病因主要是情志内伤、饮食及水土失宜所致，也与体质的强弱有密切关系。病机为气滞、痰凝、血瘀壅结颈前，而气滞是本病的关键。肝属木，木主生发之气，性喜调达恶抑郁。愤郁或思虑日久，致肝气郁结，木郁乘土，脾脏运化失司，津液输布失常，凝聚成痰，气滞痰凝，交阻于颈，则形成瘿病。颈前结喉处，为足厥阴肝经循经所过之处。肝气郁结，气机不利，阻碍血运，痰瘀互结，交阻于颈前而成瘿。女子以肝为先天，经孕胎产易耗肝阴肝血。若遇情志调摄失宜、起居饮食失常等情况，常出现气郁痰结、气滞血瘀及肝郁化火等病理变化，故女性患者居多。古今医书治瘿多用海藻、昆布，但孙彬教授指出对二药的运用要准确辨证论治，仔细揣度取舍，其原因之一在于二药的成分中含有大量的碘，而甲状腺结节不同于因缺碘所至的地方性甲状腺肿，而且不少瘿瘤患者因摄碘过量而致；另一方面，海藻、昆布药性味咸寒，易伤脾胃，素体羸弱的患者多不能耐受。虽说瘿瘤多为肝火为患，却不可见瘿即治火，当须辨证论治，不可一概而论。如气阴两虚者，应兼以益气养阴；合并宿疾者，应兼顾其宿疾；脾胃虚弱者，不耐寒凉之药，治疗时亦须照顾中焦无损胃气。

病案 2. 瘿病 / 阴虚火旺案

冯某，女，37 岁，职员，已婚，发病节气为寒露。

初诊日期：2018年10月10日。

主诉：颈部疼痛2月，复发2周。

现病史：患者2月前因右侧颈部疼痛在当地医院诊断为亚急性甲状腺炎，予以双氯芬酸钠片治疗，服药后症状缓解，服药2周后停药。2周前劳累后出现左侧颈部疼痛，查血沉增快，甲状腺彩超示甲状腺左侧叶低回声片区，考虑亚急性甲状腺炎，口服双氯芬酸钠治疗，症状不缓解，发病以来无发热，无心烦易怒，无胸闷心悸。现症见神志清，精神可，形体适中，平素工作压力大，左侧颈部肿块，质稍硬，触痛，咽部疼痛，稍有口干，盗汗，月经正常，纳食一般，小便黄，大便干，夜寐差。舌红，少苔，脉细数。

既往史：无特殊病史，否认肝炎、结核及伤寒病史。否认重大手术及外伤史，否认输血史。否认药物及食物过敏史。

辅助检查：甲状腺彩超示甲状腺右叶低回声片区，考虑亚急性甲状腺炎。血沉：56 mm/h。血常规和CRP正常。甲功三项正常。

中医诊断：瘿病。

西医诊断：亚急性甲状腺炎。

辨证：阴虚内热。

治法：滋阴泻火，散结止痛。

方药：青蒿鳖甲汤加减。

处方：生地30 g，青蒿12 g，鳖甲10 g，知母9 g，板蓝根15 g，白芍15 g，夏枯草15 g，柴胡12 g，麦冬12 g，浙贝母12 g，丹皮12 g，生牡蛎30 g，玄参10 g。15剂，每日1剂，水煎2遍，分2次口服。

嘱：忌辛辣刺激性食物，避免劳累、受凉。

二诊：服药后患者颈部疼痛缓解，仍口干，舌红苔燥，大便干，脉细数。上方去板蓝根，加天花粉15 g。15剂，水煎煮，日1剂。

按：亚急性甲状腺炎是临床比较常见的甲状腺炎性反应疾病，随着现代社会人们生活、工作压力的增加和饮食结构的改变，其发病率逐年上升，并趋于年轻化。临床以短暂疼痛的破坏性甲状腺组织损伤伴全身炎症反应为特征。西医治疗主要是应用解热镇痛药、非甾体抗炎药、糖皮质激素等对症治疗，但治疗过程中病情容易反复，且药物的胃肠道刺激大。中医没有亚急性甲状腺炎病名，多归属于“瘿痈”“瘿痛”等范畴，中医虽无此病名，但与《外科正宗》之筋症“核生颈旁，质较硬，大小不等，常伴寒热”十分相似。对瘿痈初起者，中医辨证表现为一派火热之象，既有外感邪毒之热，又有肝气郁结所化之火，辨证为热毒蕴结，治疗以清热解毒为主、疏肝泻火为辅。病程中失于调护，导致病情迁延不愈，热久耗伤津液，致阴虚火旺。孙彬教授根据亚急性甲状腺炎的临床表现，将其分为早期、中期、晚期三期，发病初期以发热、疼痛为重，颈前肿块初起、触痛明显，治以清热解表、散结止痛，热毒壅盛型及肝郁化火型多见于此期。中期发热渐轻，颈前肿块质硬疼痛。治以滋阴凉血散结、止痛消肿，此期多见阴虚火旺型。发展到病变后期或因失治误治，出现甲状腺功能减退，以怕冷、浮肿、腹胀等证为主时，治以温肾健脾、散结消肿。或病久导致气机不畅，气郁痰阻，以颈前肿块缩小或消失，疼痛渐轻，伴胁肋不舒，易怒，善太息，肢体困重，纳差，治以理气解郁，化痰散结。孙教授多选用夏枯草、大青叶、柴胡、浙贝母、玄参等清热解毒、消痈散结的药物。该病例初诊时病程较长，且发病以来劳累过度，由最初的实证转化为阴虚内热证。治疗上既要滋阴，又要降火，方选青蒿鳖甲汤以奏滋阴降火之效，因颈部疼痛，方中加入板蓝根、玄参、生牡蛎、浙贝母以清热解毒、散结止痛。二诊时颈部疼痛已经消失，阴虚之症仍甚，故去板蓝根，加天花粉以滋阴清热不伤正。

长期以来，亚急性甲状腺炎的传统治疗方法主要采用非甾体抗炎镇痛药物或糖皮质激素治疗为主，病情能得到控制。但实践证明，激素治疗虽能控制病情，但减药和停药过程中病情常出现反跳或复发，且激素用量越大，用药时间越长，其不良反应也越明显。而中药有助于激素顺利减量、停药、防止复发，此病在诊断上应广开思路，避免误诊误治，治疗上提倡中西医结合治疗。

病案3：瘿病/肝郁化火案

杜某，女，21岁，教师，已婚，发病节气为立冬。

初诊日期：2018 年 11 月 17 日。

主诉：右侧颈部肿块 1 周。

现病史：患者 1 周前因右侧颈部肿块查甲状腺彩超提示甲状腺结节（弹性分级：3 级），甲功三项正常。现症见神志清，形体消瘦，右侧颈部肿块，质硬，边缘清晰，表面光滑，触之可活动，直径约 1.5 cm，无触痛，时有胸闷烦热。舌红，苔薄黄，脉弦数。

既往史：无特殊病史可载，否认肝炎、结核及伤寒病史，否认重大手术及外伤史，否认输血史，否认药物及食物过敏史。

辅助检查：甲状腺彩超示甲状腺右叶囊性结节（弹性分级：3 级），甲功三项正常。

中医诊断：瘿病。

西医诊断：甲状腺结节。

辨证：肝郁化火。

治法：清泻肝火，消瘿散结。

方药：小柴胡汤加消瘰丸加减。

处方：柴胡 10 g，黄芩 10 g，郁金 10 g，菊花 30 g，夏枯草 20 g，焦生地黄 10 g，玄参 20 g，生牡蛎 30 g，橘核 10 g，浙贝 10 g，甘草 10 g。15 剂，每日 1 剂，水煎 2 遍，分 2 次口服。

嘱：忌辛辣刺激性食物，避免情绪刺激。

二诊：服药后颈部肿块较前减小，无其他不适。处方：柴胡 10 g，黄芩 10 g，白芍 30 g，当归 10 g，茯苓 20 g，白术 10 g，牡丹皮 10 g，焦栀子 10 g，焦生地黄 10 g，玄参 15 g，莱菔子 10 g，焦山楂 10 g，甘草 10 g。15 剂，水煎煮，日 1 剂。

三诊：服药后颈部肿块明显减小，仅彩超检查见有 6 mm×5 mm 囊性结节。处方：柴胡 10 g，郁金 10 g，赤芍 15 g，当归 10 g，丹参 30 g，川芎 10 g，桃仁 10 g，红花 6 g，橘红 10 g，清半夏 10 g，茯苓 10 g，生牡蛎 30 g，夏枯草 10 g，甘草 10 g。15 剂，水煎煮，日 1 剂。

按：瘿之证，主要是忧思郁怒，肝失疏泄，脾失健运，以致津液不化，聚而为痰，痰气交阻，气机不利，日久致血液运行不畅，凝而成瘀，痰气瘀结壅结于颈部而成。《丹溪心法》云："善治痰者，不治痰而治气，气顺则一身之津液亦随气而顺矣。"气为血之帅，气行则血行，故在治疗时当以疏肝为主，同时佐以化痰散结、活血祛瘀，以小柴胡汤合消瘰丸加减，共奏理气活血之效，使气行血行，瘿瘤自消。

此病本因肝火为患，气火郁结，然郁火不宜寒凉直折，夏枯草苦辛寒，入肝胆两经，清郁热，通结气，兼有辛散作用，直入肝胆以清泄肝热；玄参、贝母入肺经，佐金平木以镇肝火。消瘰丸来源于清代程松玲《医学心悟》，由玄参、牡蛎、贝母三味药组成。玄参性味苦咸寒，泻火解毒，软坚散结力强，咽喉肿痛、痰火瘰疬多用；贝母辛苦微寒，有清热化痰散结的作用，善于疗郁结利痰涎，兼主恶疮；牡蛎咸微寒，有化痰软坚的作用。消瘰丸是治疗阴虚火旺、痰热凝结之瘰疬的有效方剂。

孙彬教授以本方为基础，加柴胡、郁金、橘核行气解郁，使肝木条达；浙贝母、夏枯草化痰软坚散结；生地黄为清热凉血、养阴生津之要药。此处用焦生地黄一是取其炒焦不伤脾胃，体现孙彬教授治病不离脾胃的治疗思路；二是有未病先防之意。二诊时肿块缩小，则去大剂量清热药，中病即止，以防损伤正气，而继以疏肝理气为主要治疗思路，用丹栀逍遥散加减疏肝清热。三诊时肝郁已解，气机始畅，故以小柴胡汤合桃红四物汤、二陈汤三方加减，共奏理气化痰祛瘀之功，继续治疗。服药后患者病情大有好转，效不更方，继服15剂。初诊和二诊都以疏肝理气为主要治则，看似未突出活血化瘀之用，实则着眼于有形之邪起于无形之气，因气滞而血瘀，调达肝气一方面可以疏散一部分滞留的瘀血，另一方面也使得滞留的瘀血失去藏身之处，从而使得瘀血自去。而三诊时病去大半，肝郁已解，气机始畅，就需综合理气、化痰、祛瘀三法，将机体残留的痰瘀等有形实邪清扫出去，从而达到阴阳调和的健康状态。

郁 证

西医抑郁焦虑属于中医“郁证”范畴。

病案 1：郁证 / 肝郁脾虚案

王某，女，29 岁，无业，已婚，发病节气为小满。

初诊日期：2010 年 5 月 22 日。

主诉：心烦伴腹泻 1 月。

现病史：患者抑郁症病史 3 年。平素情绪极易紧张，一直服用抗抑郁药（具体药物不详），曾不明原因晕厥多次，无法坚持工作，以致辞职在家休养近 3 个月。现症见情绪悲观心烦，伴腹泻 1 月，食生冷后明显，质稀，少腹疼痛 1 周，食纳欠佳，口干不欲饮，口苦，神疲乏力，寐差（平素如服安眠药物方可入睡，具体药物不详），舌边齿痕，苔薄，脉细。

既往史：否认肝炎、结核及伤寒病史。否认重大手术及外伤史，否认输血史。否认药物及食物过敏史。

中医诊断：郁证。

西医诊断：抑郁症。

辩证：肝郁脾虚。

治法：疏肝解郁，健脾和中。

方药：小柴胡汤合理中汤加味。

处方：柴胡 15 g，黄芩 15 g，法半夏 10 g，干姜 10 g，党参 15 g，大枣 6 g，炙甘草 6 g，炒白术 15 g，夜交藤 30 g。7 剂，水煎服，每日 1 剂，早晚温服。

二诊：服药后诸症明显好转，精神增进，情绪平和，舌边齿痕，苔薄，脉细。守方继服。7剂，水煎服，每日1剂，早晚温服。

该患者经服上方出入3个月期间，未出现晕厥现象，同时症状基本痊愈，已间断性工作。

按：抑郁症属中医“郁证”的范畴。郁证的病因是情志内伤，病理变化与心、肝、脾关系密切。根据《伤寒论》观点，致郁原因有二：一则由于外邪侵入少阳，居于半表半里，少阳属胆，与肝相表里，邪入则肝胆受病，脏腑气机不和，故肝胆气郁；二则因情志所伤，肝气郁结，逐渐引起五脏气机不和而致郁证。该患者平素情绪不稳，考虑属于后者，即由于人之情志不遂，久而郁滞，使少阳调畅生发之性被阻，故会产生苦满、默默不欲饮食、心烦等气机阻滞之征象。治以小柴胡汤加味。方中柴胡理气疏肝，推陈致新；配伍黄芩苦寒清热，疏利少阳气机、清郁热，并制柴胡之辛散；肝郁日久伤脾，脾失健运，而出现腹泻、纳差等症，故予干姜、大枣、炙甘草健脾，并佐以党参、白术益气健脾，脾土健旺，则有助于肝气条达、气机疏畅；半夏燥湿以止泻；肝郁化火扰动心神，故有寐差，加以夜交藤养心安神以安眠镇静；诸药相辅相成，寒热并用，攻补兼施，即能疏利少阳枢机，又能条达气机升降，使内外宣通，气血运行，为解郁之佳剂。

病案2：郁证/肝郁气滞案

秦某，女，70岁，退休，已婚，发病节气为寒露。

初诊日期：2017年10月22日。

主诉：胸部及胁肋部胀痛5天。

现病史：患者退休后闲居家中，心情低落，失眠、心烦，给予安神胶囊及地西泮等药物治疗，效果差。5天前患者生气后出现胸部气窜、胁肋部疼痛。现症见胸胁部疼痛，精神抑郁，失眠健忘，纳差，小便频数，舌质暗，有瘀斑，苔稍腻，脉弦。

既往史：有冠心病病史10余年，否认肝炎、结核及伤寒病史。否认重大手术及外伤史，否认输血史。否认药物及食物过敏史。

中医诊断：郁证。

西医诊断：①抑郁症；②冠心病。

辩证：肝郁气滞证。

治法：疏肝解郁，理气止痛。

方药：柴胡疏肝散加减。

处方：柴胡 15 g，白芍 15 g，香附 10 g，枳壳 10 g，当归 15 g，陈皮 6 g，百合 6 g，合欢花 15 g，佛手 30 g，川芎 30 g，甘草 6 g，炒酸枣仁 30 g，白术 30 g，醋延胡索 10 g。7 剂，水煎服，每日 1 剂，早晚温服。

二诊：服药后诸症明显好转，情绪平和，纳差、胸胁部疼痛较前减轻，睡眠较前改善。守方继服。7 剂，水煎服，每日 1 剂，早晚温服。

三诊：又服 7 剂，患者症状较前明显改善，无胸胁部疼痛，睡眠改善，情绪平稳，又服药 10 天，痊愈。

按：郁证是由于情志内伤、体质因素等导致气机郁滞，以心情抑郁、情绪不宁、胸部满闷、胁肋胀痛，或易怒易哭，或咽中如有异物阻塞等症为主要临床表现的一类病症。该患者由于长期忧愁思虑，久而郁滞，使肝失疏泄，气机不畅，久之则出现气滞血瘀之象，故而出现胸部满闷、疼痛。治以柴胡疏肝散加味。方中以柴胡疏肝解郁，用以为君。香附理气疏肝而止痛，川芎活血行气以止痛，二药相合，助柴胡以解肝经之郁滞，并增行气活血止痛之效，共为臣药。陈皮、枳壳理气行滞，芍药、甘草养血柔肝，缓急止痛，延胡索行气活血止痛，合欢花、酸枣仁增加理气之效同时安神以助眠，均为佐药。甘草调和诸药，为使药。诸药相合，共奏疏肝行气、活血止痛之功。

病案 3：郁证 / 心脾两虚案

张某，女，46 岁，职工，已婚，发病节气为清明。

初诊日期：2020 年 4 月 16 日。

主诉：头晕、心悸 10 年，加重 1 年。

现病史：10 年前因精神刺激经常反复出现头晕心悸，倦怠乏力，睡眠差，1 年前因工作紧张，头晕心悸加重；现症见食欲不振，多疑善虑，心神不安，失眠多梦，纳差，舌质淡红，苔薄，脉弱。

既往史：否认肝炎、结核及伤寒病史，否认重大手术及外伤史，否认输血史，否认药物及食物过敏史。

中医诊断：郁证。

西医诊断：抑郁症。

辩证：心脾两虚证。

治法：益气补血，健脾养心。

方药：归脾汤加减。

处方：党参 30 g，黄芪 30 g，当归 15 g，茯神 30 g，远志 10 g，白术 10 g，九节菖蒲 10 g，炒酸枣仁 30 g，木香 10 g，龙眼肉 15 g，酒萸肉 15 g，醋五味子 10 g，桑寄生 15 g，醋香附 10 g，醋延胡索 10 g，甘草 6 g。7 剂，水煎服，每日 1 剂，早晚温服。

二诊：服药后诸症明显好转，仍心神不宁，失眠多梦。守方继服。7 剂，水煎服，每日 1 剂，早晚温服。

三诊：又服 7 剂，患者症状较前明显改善，心神不宁明显好转，饮食睡眠尚可。该患者经服上方出入 2 个月期间，症状基本痊愈。

按：本证多由饮食不节，劳倦伤脾，或思虑过度暗耗阴血，或久病失调及慢性出血等，导致心血耗伤，脾气亏虚。本证病位主要在心脾，多为心血不足，脾气亏虚，病情发展严重时，可致气虚血脱的危急重证。该患者因久病失调，耗伤心血，脾气亏虚引起。脾气亏虚，气血生化乏源，心血不足，心神不宁，故失眠多梦，头晕健忘；脾虚不能摄血，血不归经，则面色萎黄，倦怠乏力，舌淡，脉弱，均为气血亏虚之证。治以归脾汤加减，益气补血，健脾养心。

水肿

西医慢性肾炎、肾功能不全属于中医“水肿”范畴。

病案1：水肿/脾肾阳虚案

张某，男，68岁，无业人员，已婚，发病节气为立夏。

初诊日期：2019年05月13日。

主诉：反复双下肢水肿2年，加重伴不自主震颤2天。

现病史：患者2年前劳累后出现双下肢水肿，至当地医院就诊，尿常规示尿蛋白（++），西医诊断为慢性肾炎，予利水消肿，控制蛋白尿药物对症治疗后，患者症状好转，此后患者双下肢间断水肿反复，患者间断使用利尿剂治疗，症情反复。2天前患者熬夜后再次出现双下肢水肿明显伴不自主震颤，在当地医院查头颅CT未见明显异常，尿常规示尿蛋白（++）、隐血（+），予营养神经类药物、利尿剂药物应用，效果不佳，随求中医诊治。现症见神志清，精神差，双下肢水肿明显，间断双下肢不自主震颤，站立不稳，时有眩晕、恶心，咽部异物感，乏力，腰痛，纳少，眠差，泡沫尿，大便调，舌暗，边有齿痕，苔白腻，脉弦滑。

中医诊断：水肿。

西医诊断：慢性肾炎。

辨证：脾肾阳虚，水湿泛溢。

治疗：温阳利水。

方药：真武汤加减。

处方：茯苓 15 g，生姜 10 g，赤芍 15 g，白术 12 g，附子 12 g，龙骨 30 g，牡蛎 30 g，桂枝 12 g，炙甘草 6 g。7 剂，水煎温服，每日 1 剂，一日 2 次。

二诊：服药后水肿较前改善，不自主震颤较前好转，仍时有眩晕、恶心、咽部异物感。证属胃脘痰饮水泛证，予旋覆代赭汤合茯苓泽泻汤加减。方药：旋覆花 10 g，代赭石 20 g，法半夏 6 g，党参 10 g，炙甘草 9 g，茯苓 15 g，泽泻 20 g，干姜 9 g，附子 9 g。继进 7 剂。

三诊：双下肢水肿消失，不自主震颤消失，尿蛋白转阴，乏力，咽部异物感。初诊方加法半夏 6 g、厚朴 9 g、紫苏梗 6 g，7 剂。药后患者未诉不适，予真武汤减生姜加干姜，守方 1 月，随诊未复发。

按：水肿是由肺脾肾对水液宣通输布功能失调，使体内水液潴留、泛溢肌肤。以头面、四肢、腹部，甚至全身浮肿为主要临床表现。外感风邪，感受水湿，皮肤毒疮，饮食劳倦以及内伤为其主要病因。本案患者年过六旬，脏腑功能亏虚，肺失通调，脾失健运，肾失开合，三焦水道失畅，水液停聚，泛滥肌肤故出现双下肢水肿；患者双下肢重度凹陷性浮肿，身困，腰酸，纳呆，考虑为太阴脾虚之水肿。是证为太阴脾阳不足，运化失职，水气不化，水湿内停所致。水属阴类，其性趋下，故水肿身半以下肿甚，患者呈双下肢水肿。脾气亏虚，中气下陷，统摄无权，致血随气陷，久而及肾，下元空虚，封藏失职，固摄无权。腰为肾之府，由腰酸可知患者肾气亏虚，故见腰痛，致肾失闭关之能，精微外泄，故见蛋白尿。

孙彬教授认为水肿由先天禀赋不足或劳倦太甚、饮食不节、情志不遂等引起肺、脾、肾虚损，气血阴阳不足是引发慢性肾小球肾炎的主要原因，其中尤以脾肾两脏阳气虚损为多见。故治疗以温阳利水、健脾益肾为原则，调节先天禀赋及后天虚损，进而改善肾炎蛋白尿、水肿情况，肾阳、脾阳之虚，其中肾为元阳，肾阳为本；脾主运化，则脾阳为用；振肾阳温脾阳，故唯真武汤之有效。出自《伤寒论》，属振肾阳而利水之剂，如：“少阴病，二三日不已……此为有水气……真武汤主之。”

《伤寒论》曰："太阳病……心下悸，头眩，身瞤动，振振欲擗地者，真武汤主之。"《医宗金鉴》载："真武者，北方司水之神也，以之名汤者，借以镇水之义也。"概本方为少阴阳虚水泛第一方。患者脾虚则运化失司而水无所主，肾亏则气化、温煦不足而水无所制，久之水液代谢、输布失常，饮留体内，外邪触动潜伏之饮而发病。本案脾肾阳虚为内因，外界情绪刺激为外因，内外相感而引动潜伏之饮，故以真武汤温肾阳以镇水、温脾土以制水，辨证精确，方证相应，故7剂颤止。陈修园《神农本草经读》曰："痰，水也，随火而升，龙属阳而潜于海，能引逆上之火与泛滥之水，而归其宅。"故用龙牡收敛阳气，引水归宅。桂枝妙在外通肌腠，下达膀胱而通阳化气以利水，黄芪俱主表证实为借其走表之力引诸药达于表而非其可固表止汗也，故取其走表之力引诸药达于表而祛表之水邪。二诊予旋覆代赭汤合茯苓泽泻汤治胃虚痰饮水泛证，饮留日久，不可速去，积于中随胃气上逆而恶心反酸，兼胃中停饮，故佐以大量茯苓、泽泻淡渗利水而扶脾，有茯苓泽泻汤之意。三诊佐以半夏厚朴汤化咽中之痰。后病愈恐其复发守方2月，减生姜之宣发水气，加干姜温补后天之本。

病案2. 水肿/肺失宣肃，水停聚集

李某，男，76岁，退休，已婚，病节气为惊蛰。

初诊日期：2019年03月16日。

主诉：全身水肿伴胸闷1月。

现病史：患者1个月无明显诱因出现全身水肿伴胸闷。肺部CT示双侧胸腔积液；尿常规示尿蛋白（++）。在当地医院予穿刺放胸腔积液治疗，同时予抗感染、利尿治疗，效果不佳，患者水肿反复。为求进一步治疗，来中医门诊就诊，现症见颜面四肢凹陷性水肿，咳嗽、胸痛、胸闷、乏力，纳差，眠差，双下肢水肿，大便干结。舌红苔黄腻，脉滑数。

既往史：否认高血压、糖尿病等慢性病史，否认传染病史，否认外伤及手术史，否认输血史，否认药物、食物过敏史。

中医诊断：水肿。

西医诊断：①肺部感染；②胸腔积液。

辨证：肺失宣肃，水停聚集。

治法：宣肺化痰，泻下逐水。

方药：用三子养亲汤合葶苈大枣泻肺汤加味。

处方：白芥子 12 g，苏子 12 g，莱菔子 12 g，葶苈子 10 g，大枣 30 g，姜半夏 12 g，陈皮 12 g，枳壳 12 g，黄芪 30 g，太子参 12 g，薏苡仁 30 g，藿香 12 g，火麻仁 12 g，石韦 30 g，薏苡仁 20 g，瓜蒌皮 15 g。7 剂，水煎服。

二诊：患者服药 3 剂，胸腔积液明显减少。胃纳增加，胸片提示仍有少量胸腔积液。效不更方，嘱其续服 7 剂。

三诊：胃纳较前好转。上方加黄芪至 40 g、太子参 20 g，增强扶正之力。水煎服，6 剂。此后以本方为基础，坚持服用，未再发胸腔积液。

按：水肿的治疗方法多种多样，《素问》即有"开鬼门"的宣肺利水法和"洁净府"之淡渗利水法。后世又发展了清热、健脾、温肾、养阴、行气、活血、峻下诸法。对于重症水肿患者，常常是寒热虚实错杂，他病多症兼夹，一方一法往往难以取效。此时，采取多法并进，内外合治等是必要的。

《古今名医方论》中："水之所制者脾，水之所行者肾也，肾为胃关，聚水而从其类。倘肾中无阳，则脾之枢机虽运，而肾之关门不开，水虽欲行，孰为之主？"该句体现了在水液代谢过程中，脾阳及肾阳的重要性，脾肾之阳充盈则水有所归，水有所摄。如若脾肾阳虚，则水湿制化障碍。饮水流行于四肢则发为肢体浮肿；水走肠间则腹痛下利；上逆肺胃则发为咳嗽、呕逆；水湿中阻，清阳不升，发为眩晕。而《伤寒论》中提到若太阳病发汗太过则易伤阴耗阳，阳虚则无以温煦机体，加以水湿浸渍筋肉发为"身瞤动，振振欲擗地"。

清代张璐在其《千金方衍义》卷二"半夏茯苓汤"条中说："历观《千金》诸方，每以大黄同姜、桂任补益之用，人参协硝、黄佐克敌之攻。不由《千金》之门，何以求应变之策耶？"说明唐代孙思邈已多用扶正攻邪之法。本案患者年老体衰，又患重症胸腔积液，只是依靠抽胸腔积液，属于治标不治本，反而加重损伤正气。强调此时泻下通腑，峻下逐水是很必要的，但应扶正祛邪、标本同治。

虽为峻下之剂，只要伍以生晒参、党参、黄芪等扶正之品，或加食疗等健脾补中，体虚之人同样可以应用，达到攻邪不伤正，邪去正安的目的。

病案3：水肿/脾阳郁遏案

王某，男，24岁，职员，未婚，发病节气为立冬。

初诊日期：2018年11月15日。

主诉：颜面部浮肿伴乏力2天。

现病史：患者2天前服用感冒后出现颜面部浮肿、少尿、乏力、自汗，胃纳差，自服感冒类药物治疗，效果不佳。尿常规示尿蛋白（+）、隐血（+）。现症见患者神志清，精神差，颜面部浮肿、少尿、乏力、自汗，胃纳差，大便调。舌质淡红，苔白稍腻，脉滑。

既往史：患者否认高血压、糖尿病等慢性病史，否认传染病史，否认外伤及手术史，否认输血史，否认药物和食物过敏史。

中医诊断：水肿。

西医诊断：急性肾炎。

辨证：脾阳郁遏，膀胱气化失司。

治法：健脾通阳，化气行水。

方药：五苓散加减。

处方：茯苓15 g，白术15 g，猪苓12 g，泽泻12 g，桂枝10 g，薏苡仁30 g，麻黄3 g，黄芪15 g，五味子10 g，浮小麦12 g，厚朴12 g，枳壳12 g，焦三仙15 g。水煎服，6剂。

二诊：颜面部浮肿明显减轻，自汗明显，尿常规尿蛋白转阴，守上方加龙骨30 g、牡蛎30 g，水煎服，5剂。

按：五苓散出自仲景《伤寒论》，为利水专剂。《伤寒论》71条：“太阳病发汗后，胃中干，烦躁不得眠，欲得饮水者，少少与饮之，令胃气和则愈。若脉浮，小便不利，微热消渴者，五苓散主之。”72条：“中风发热，六七日不解而烦，有表里证，渴欲饮水，水入则吐，名曰水逆，五苓散主之。”141条：“病在阳，应以汗解之，反以冷水撰，若灌之，其热被劫不得去，弥更益烦，肉上粟起，意欲饮水，反不渴者，服文蛤散；若不差者，与五苓散。”《金匮要略》31条：“假令瘦人，脐下有悸，吐涎沫而癫眩，此水也，五苓散主之。”从条文可看出，仲景所立五苓散方为治疗水湿内停而致膀胱蓄水，水邪上逆引起上、中、下三焦湿阻，从而见到腹痛、呕吐、眩晕等临床表现的疾病的方剂。综合《伤寒论》和《金匮要略》五苓散证条文，其临床表现是两部分组成，一是脉浮、发热的表证；二是口渴、小便不利、吐泻、水逆、水痞、脐下悸、癫眩的里证，《伤寒论》74条称之为“有表里证”。

病机在于由三焦气化失常，气不化水而成。水液变动不居，常随三焦上下走窜，根据蓄水所处部位的不同常会出现不同的症状。水渍胃肠，出现吐泻；水滞胃脘，壅塞气机，出现心下痞；水停下焦，出现脐下悸，少腹满；水溢肌肤，出现浮肿、湿疹、“肉上粟起”；水液上涌于脑海，出现癫眩。临床只要能把握三焦气化失常、水液留蓄的病机，就可理解五苓散适应证的广泛。临床或有太阳表证，或无太阳表证均可运用。五苓散温阳化气，健脾除湿，气化三焦水液，疏畅三焦水道，利水渗湿，使诸症消除。五苓散是利水渗湿剂的代表方。药用茯苓、猪苓、白术、泽泻、桂枝五味，具有渗湿利水、温阳化气的作用，主要用于治疗蓄水证及痰饮、水湿证。其中泽泻甘、淡、寒，归肾、膀胱经，功能利水渗湿，泄热，善治下焦湿热或水肿痰饮兼热象。茯苓甘、淡、平，归心、肾、脾、胃经，功能利水渗湿，健脾安神。本品性平不偏，兼能补虚。猪苓甘、淡、平，归肾、膀胱经，功能利水渗湿。白术甘、苦、温，归脾、胃经，功能健脾补气，燥湿利水，止汗安胎。本味以甘温扶正为主，兼能燥湿利水。桂枝辛、甘、温，归心、肺、膀胱经，功能发汗解肌，温通经脉，助阳化气。方中重用泽泻为君，取其甘淡性寒，直达肾与膀胱，利水渗湿；臣以茯苓、猪苓之淡渗，增强利水渗湿之力；佐以白术健脾而运化水湿，转输精津，使水精四布，而不直驱于下；又佐以桂枝，既可外解太阳之表，又可内助膀胱气化。诸药合用，收利水渗湿，温阳化气之效。正如陈来章分析五苓散作用时提出：治秘之道有三，一曰肺燥不能化气，故用二苓、泽泻之甘淡以泻肺降气；一曰脾湿不能升精，故用白术之苦温以燥脾而升精；一曰膀胱无阳不能气化，故用桂枝之辛热以温膀胱而化阴，使水道通利。则上可以止渴，中可以去湿，下可以泄热也。

不寐

西医神经官能症属于中医“不寐”范畴。

病案1：不寐/痰热扰心案

张某，男，63岁，退休职工，已婚，发病节气为小暑。

初诊日期：2019年7月13日。

主诉：失眠1年余，加重2月。

现病史：患者于1年前睡眠不好，用安神丸等治疗好转。2个月前面部烫伤后睡眠不好症状加重，每夜只能睡1小时，且多梦易醒，出汗乏力。现症见不寐，乏力，出汗，饮食无味。舌淡、苔薄，脉弦滑。

既往史：无特殊病史，否认肝炎、结核及伤寒病史。否认重大手术及外伤史，否认输血史。否认药物及食物过敏史。

中医诊断：不寐。

西医诊断：神经官能症。

辨证：痰热扰心。

治法：清化痰热，和中安神。

方药：温胆汤加减。

处方：茯苓30 g，半夏15 g，陈皮15 g，竹茹15 g，白术15 g，黄芪30 g，丹参30 g，龙骨30 g，牡蛎30 g，首乌藤30 g，知母10 g。5剂，每日1剂，水煎2遍，分2次口服。

二诊：服药5剂后汗出大减，夜能睡3小时，余症如前。上方继服。

三诊：又服5剂后出汗已止，每夜可睡5小时。又服药10天，痊愈。

按：不寐是由于情志、饮食内伤，病后及年迈，禀赋不足，心虚胆怯等病因，引起心神失养或心神不安，从而导致经常不能获得正常睡眠为特征的一类病证。主要表现为睡眠时间、深度的不足及不能消除疲劳、恢复体力与精力，轻者入睡困难，或寐而不酣，时寐时醒，或醒后不能再寐，重则彻夜不寐。不寐是临床常见病证之一，虽不属于危重疾病，但常妨碍人们正常生活、工作、学习和健康，并能加重或诱发心悸、胸痹、眩晕、头痛、中风病等病证。本案患者为脾虚运化失职，痰湿内停，郁积化热，痰热内扰而成不寐。治以清热化痰，和中安神。

病案2：不寐／心脾两虚案

王某，男，37岁，工人，已婚，发病节气为霜降。

初诊日期：2020年10月16日。

主诉：失眠1年余。

现病史：患者于1年前开始失眠，每夜入睡困难，多梦易醒，醒后难以再次入睡，口服地西泮片治疗，失眠症状时轻时重，现症见不寐，心慌心悸，神疲乏力，饮食无味，面色无华，舌淡、苔薄，脉细弱。

既往史：无特殊病史，否认肝炎、结核及伤寒病史。否认重大手术及外伤史，否认输血史。否认药物及食物过敏史。

中医诊断：不寐。

西医诊断：失眠症。

辨证：心脾两虚证。

治法：补益心脾，养血安神。

方药：归脾汤加减。

处方：太子参15g，丹参30g，黄芪30g，茯苓30g，炒酸枣仁30g，制远志9g，茯神30g，首乌藤15g，桑螵蛸15g，五味子15g，盐益智仁15g，熟地黄20g，酒女贞子10g，桑葚15g，炒山楂15g，炒麦芽30g，鸡内金30g，炙甘草6g。7剂，每日1剂，水煎2遍，分2次口服。

二诊：服药7剂后心慌胸闷好转，入睡较前容易，余症如前。上方继服。

三诊：又服7剂后，睡眠明显改善。又服药10天，痊愈。

按：人之寤寐，由心神控制，而营卫阴阳的正常运作是保证心神调节寤寐的基础。每因饮食不节，神志失常，劳倦、思虑过度及病后、年迈体虚等因素，导致心神不安，神不守舍，不能由动转静而致不寐病症。本证心血不足，脾气虚弱，以不易入睡，多梦易醒，神疲食少，面色少华，舌淡，苔薄，脉细无力等均为心脾两虚的症候。治以归脾汤加减。

病案3：不寐/心肾不交案

周某，女，54岁，无业，已婚，发病节气为白露。

初诊日期：2020年09月10日。

主诉：失眠5年余，加重1年。

现病史：患者于5年前开始失眠，严重时需睡前服用阿普唑仑2片才可入睡，白天心烦意乱，情绪低落，间或突然全身发热，手足心热，腰膝酸软，有时口干。现症见不寐，手足心热，腰膝酸软，大便干，舌红、苔薄，脉细数。

既往史：无特殊病史，否认肝炎、结核及伤寒病史。否认重大手术及外伤史，否认输血史。否认药物及食物过敏史。

中医诊断：不寐。

西医诊断：失眠症。

辨证：心肾不交证。

治法：滋阴降火，交通心神。

方药：六味地黄丸合交泰丸加减。

处方：熟地黄15 g，牡丹皮10 g，黄芪30 g，茯苓15 g，白术10 g，酒萸肉15 g，泽泻15 g，山药15 g，五味子10 g，桑寄生30 g，盐杜仲15 g，续断15 g，盐巴戟天15 g，红景天15 g，淫羊藿30 g，牛膝30 g，茯神30 g，炙甘草6 g。7剂，每日1剂，水煎2遍，分2次口服。

二诊：服药7剂后上述症状显著改善，较易入睡，全身发热自觉减少，心情较前平稳，余症如前。上方继服。

三诊：服 7 剂后，诉睡眠尚可。又服药 7 天，痊愈。

按：该患者为心肾不交证，心主火在上，肾主水在下，在正常情况下，心火下降，肾水上升，水火既济，得以维持人体正常水火、阴阳之平衡。水亏于下，火炎于上，水不得上济，火不得下降，心肾无以交通，故心烦不寐；盗汗、咽干、舌红、脉数、头晕耳鸣、腰膝酸软，均为肾精亏损之象。六味地黄丸合交泰丸加减。前方以滋补肾阴为主，用于头晕耳鸣，腰膝酸软，潮热盗汗等肾阴不足证；后方以清心降火，引火归原，用于心烦不寐，梦遗失精等心火偏亢证。

眩晕

西医高血压属于中医“眩晕”范畴。

病案 1：眩晕 / 阴虚阳亢案

谷某，男，36 岁，发病节气为白露前。

初诊日期：2018 年 09 月 07 日

主诉：间断头晕 3 年，加重 3 月。

现病史：血压高 3 年余，现头晕、头沉 3 月余，常头晕耳鸣，伴恶心呕吐，如坐舟车，精神不振，纳呆，腰酸痛，肢倦乏力。睡眠可，二便调。舌质红，苔薄白，脉弦滑。

既往史：无特殊病史可载，否认肝炎，结核及伤寒病史。否认重大手术及外伤史，否认输血史。否认药物及食物过敏史。

中医诊断：眩晕（阴虚阳亢）。

治则：镇肝熄风，滋阴潜阳。

方药：镇肝熄风汤加减。

处方：白芍 30 g，天冬 30 g，川牛膝 30 g，炒麦芽 15 g，煅代赭石 30 g，玄参 15 g，炒川楝子 10 g，醋龟甲 10 g，茵陈（后下）15 g，龙骨 30 g，牡蛎 30 g，茯神 30 g，炒酸枣仁 30 g，甘草 6 g，夏枯草 30 g，盐杜仲 30 g，菊花 10 g，钩藤 30 g，枸杞子 30 g。中药 7 剂，每日一剂，水煎（400 mL），分早、晚两次空腹温服。

二诊：2018 年 9 月 14 日，服上药头晕、头蒙均好转，乏力好转，纳可，眠安，二便调。舌质暗红，苔薄微黄，脉弦滑。上方继服。

三诊：2018 年 09 月 21 日，服药后头蒙、头沉消失，无乏力、纳差，睡眠可，二便调。昨天受凉后出现轻微头痛，舌质淡红，苔薄白，脉弦滑。嘱其戒烟限酒，限盐，保暖。守上方加荆芥穗 30 g。中药 7 剂，每日一剂，水煎（400 mL），分早、晚两次空腹温服。

按：眩是眼花，晕是头晕，二者常同时并见，故统称为“眩晕”。轻者闭目即止；重者如坐车船，旋转不定，不能站立，或伴有恶心、呕吐、汗出，甚则昏倒等症状。本病的发生原因及其治疗，历代医籍论述颇多。早在《素问·至真要大论篇》有“诸风掉眩，皆属于肝”和《灵枢·口问》篇“上气不足”，《灵枢·海论》篇“髓海不足”以及《素问·玄机原病式·五运主病》认为本病的发生是由于风火，有“风火皆属阳，多为兼化，阳主乎动，两动相搏，则为之旋转”等病因论述。《丹溪心法·头眩》则偏主于痰，有“无痰则不作眩”的主张，提出“治痰为先”的方法。《景岳全书·眩运》指出：“眩运一证，虚者居其八九，而兼火、兼痰者不过十中一二耳。”强调了“无虚不能作眩”，在治疗上认为“当以治虚”为主。这些理论从各个不同角度阐发和丰富了眩晕的病因病机，指导着临床实践。

孙彬教授讲，辨证得当才能有效治疗。眩晕的发生，属于虚者较多，如精亏则髓海不足，阴虚则肝风内动，血少则脑失所养。痰浊壅遏，化火上蒙亦可引起眩晕的发生。根据不同的病机，治疗时也要有适当地调整，简而言之有肝阳上亢、气血亏虚、肾精不足、痰湿中阻四种不同的证型。本例属于阴虚阳亢，肝阳上亢型，肝肾阴亏，气血逆乱，精神短少，运用孙彬教授的经验，应当镇肝熄风、滋阴潜阳，即镇肝熄风汤最为合适。本方证由肝肾阴亏，肝阳偏亢，气血逆乱所致。肝阳上亢、风阳上扰，故见头目眩晕，目胀耳鸣，面色如醉，脑中热痛；肝胃不和、胃气上逆，故时觉噫气；若肝阳过亢、血随气逆，并走于上，则出现眩晕颠仆，不知人事，或肢体活动不便，半身不遂等中风症状。《素问·调经论》说："血之与气，并走于上，则为大厥。"即是此意。脉弦长有力者，为肝阳亢盛之象。治宜镇肝熄风为主，佐以滋养肝肾阴液。方中怀牛膝归肝肾之经，重用以引血下行，并有补益肝肾之效，为君药。复深究病之本源，代赭石和龙骨、牡蛎相配，降逆潜阳，镇肝熄风，是为臣药，玄参、天冬以清肺气，肺中清肃之气下行，自能镇制肝木。龟甲、玄参、天冬、白芍滋养阴液，以制阳亢，茵陈、川楝子、生麦芽三味，配合君药清泄肝阳之有余条达肝气之郁滞，以有利于肝阳之平降镇潜；甘草调和诸药，与麦芽相配，并能和胃调中，防止金石类药物碍胃之弊，均为佐使药。诸药合用，成为镇肝熄风之良剂。孙彬教授认为，在治疗眩晕时可结合其他病症，通过药物加减达到治疗目的，热邪犯心者可加生石膏，多痰者可加胆星，大便不实者加赤石脂减龟甲及代赭石。

病案 2. 眩晕 / 痰火扰神案

金某，女，69 岁，职员，丧偶，发病节气为寒露。

初诊日期：2019 年 10 月 12 日。

主诉：头晕，心情不畅 1 月。

现病史：患者 1 月前因生气后头晕，心情不畅，悲伤失落，时而忧郁、时而急躁易怒，全身乏力，肌肉酸痛不适，右侧肢体活动障碍，心慌，喜叹息，食欲不振，纳谷不香，偶有脘腹胀满不舒，睡眠差，多梦，小便正常，大便干。舌质红，苔黄腻，脉弦略滑数。

既往史：乳腺增生病史 3 年，未治疗。否认肝炎、结核及伤寒病史。否认重大手术及外伤史，否认输血史。否认药物及食物过敏史。

辅助检查：无异常。

中医诊断：眩晕（痰火扰神证）。

西医诊断：抑郁症。

治法：和解清热，止晕除烦。

方药：柴胡加龙骨牡蛎汤加减。

处方：柴胡 10 g，桂枝 10 g，白芍 20 g，半夏 10 g，黄芩 15 g，大黄 5 g，煅龙骨 20 g，煅牡蛎 20 g，茯苓 15 g，甘松 15 g，茯神 30 g，香附 30 g，枳壳 20 g，甘草 15 g。中药 15 付，每日一剂，水煎（400 mL）口服。

二诊：2019 年 10 月 28 日，患者服上方后，自诉头晕减轻，大便干明显缓解，食后仍觉腹部胀满不适，排气多，乏力，烦躁，睡眠差等症状较初诊时有所缓解，舌质红，苔薄黄腻。继续予柴胡加龙骨牡蛎汤加减治疗，大黄减量至 3 g，另加炒山药 20 g、炒白术 30 g、党参 15 g，健脾胃以补气血、濡养四肢肌肉。

三诊：2019 年 11 月 11 日，患者无头晕，右侧肢体乏力症状改善，情绪较前明显好转，其余不适症状均得到缓解，舌质红，苔薄白，脉弦细。效不更方，共 20 剂。

嘱：保持精神愉快，防止情志内伤。

按：该案为老年女性患者，病程较长，头晕，情绪低落，心情抑郁已久，悲伤失落，时而忧郁、时而急躁易怒。肝脾与情志关系最为密切，患者生气后致气滞血瘀，气血不畅，风痰瘀血闭阻脑脉，情志不舒，遂成郁结，从而产生忧虑抑郁情绪。郁怒最易伤肝，忧思郁结最易犯脾土，肝郁抑脾，脾虚生化乏源，则各脏气血失养，阴阳失调；肝郁化火，热扰神明，则头晕目眩，心神不宁，夜寐难安。《金匮要略·脏腑经络先后病脉证》有云："见肝之病，知肝传脾，当先实脾。"本病的病机为肝郁脾虚，病位在肝脾，又与心胆肾密切相关，因此从肝脾论治是治疗的切入点和创新点。疏肝健脾为治疗本病的总纲，实证以疏肝清肝健脾为主；虚证则重于补虚安神；虚实夹杂者应虚实同治、标本兼顾，随证治之。肝木之气郁滞日久，侮逆乘脾土；脾失健运，生湿化痰，气血生化乏源而出现头晕、全身乏力、食欲不振，纳谷不香，偶有脘腹胀满不舒之症；肝郁日久而化火扰神，痰瘀互结，闭阻脑络，可使痰火壅盛，气血上逆，神窍瘀闭，日久脑窍失养，神明失藏而出现心情抑郁、夜寐多梦、反应迟钝、表情呆滞、肌肉酸痛不适、肢体活动障碍等经络不通的表现。孙彬教授以柴胡加龙骨牡蛎汤为基础方加减，选用柴胡、半夏、黄芩、甘草，取其小柴胡之意，和解少阳胆经之郁滞；煅龙骨、牡蛎、茯苓、甘松、茯神，重镇止晕，解郁安神，改善患者失眠焦虑的症状；香附疏肝解郁；枳壳理气宽中；桂枝合白芍酸甘化阴，合甘草辛甘化阳，共同调和营卫、调节阴阳，配伍大黄既可缓解患者大便干燥症状，又可下瘀血、通经络，改善患者右侧肢体活动受限之症，还可内平神志烦惊与谵语。诸药合用，共奏疏肝解郁、清心安神、祛痰开窍之效。

病案 3：眩晕 / 痰浊中阻案

曾某，女，30 岁，职员，已婚，发病节气为大雪。

初诊日期：2019 年 12 月 01 日。

主诉：头晕 4 年。

现病史：患者 4 年前无明显诱因出现头晕，夜眠多梦，平素头重如裹，胸闷痞满，泛恶嗳气，口中黏腻，时感头重昏眩，纳食一般，小便调，大便不畅 2 ～ 3 日一行，舌质暗淡，苔白腻，脉弦滑数。

既往史：无。

辅助检查：无异常。

中医诊断：眩晕（痰浊中阻）。

西医诊断：神经性眩晕。

治法：燥湿化痰，健脾和胃。

方药：半夏白术天麻汤加减。

处方：姜半夏 12 g，天麻 10 g，炒白术 10 g，橘红 15 g，夜交藤 30 g，茯苓 30 g，茯神 30 g，珍珠母 30 g，甘草 5 g。15 剂，每日一剂，水煎（400 mL）口服。

二诊：2019 年 12 月 16 日，诉头晕、睡眠整体情况较前有所改善，但仍觉胸闷嗳气，脘腹胀满，原法治疗有效，守法拟方，上方加白蔻仁 10 g、枳实 9 g、竹茹 12 g。15 剂，水煎温服，日 1 剂。

三诊：2019 年 12 月 30 日三诉各症均减，胸闷、腹满基本消失，口已不黏，继予上方随症加减巩固治疗。半个月后随访，诉头晕、夜寐已恢复如常，伴随症状未再发作，工作生活亦不受影响。

按：眩，谓眼黑；晕者，头旋也，古称头旋眼花是也。其中有肝火内动者，经云“诸风掉眩，皆属肝木是也，逍遥散主之。”有湿痰壅遏者，书云“头旋眼花，非天麻、半夏不除是也，半夏白术天麻汤主之。”有气虚夹痰者，书曰“清阳不升，浊阴不降，则上重下轻也，六君子汤主之。”有肾水不足、虚火上炎者，六味汤。有命门火衰、真阳上泛者，八味汤。此治眩之大法也。本病病机为“诸风掉眩，皆属于肝”。肝风内动，痰浊上扰，故眩晕；痰阻气滞，故胸膈痞闷。痰厥头痛，非半夏不能疗；眼黑头晕，风虚内作，非天麻不能除。故方中以半夏燥湿化痰，天麻熄风止眩晕，二药合用为主药，以治风痰眩晕头痛；白术、茯苓健脾祛湿，以治生痰之源，为辅药；橘红理气化痰，甘草，生姜，大枣调和脾胃，均为佐使药。诸药相合，方简力宏，共同体现化痰熄风，健脾祛湿之功。

鼓胀

西医肝硬化、腹水属于中医“鼓胀”范畴。

病案1：鼓胀/水湿困脾案

张某，男，45岁，自由职业，已婚，发病节气为立秋。

初诊日期：2019年8月11日。

主诉：发现乙肝3年，腹部胀大而满3月余。

现病史：患者3年前发现乙型肝炎病毒感染，在医师指导下服用恩替卡韦分散片抗病毒治疗，3月前出现腹部胀大而满，食欲减退，乏力，于当地医院住院检查，诊断为“乙肝后肝硬化失代偿期”，给予保肝、利尿、输注清蛋白等治疗，腹水减轻出院。近 1 周，患者再次出现腹胀，脘闷纳呆，稍感乏力，为求中医治疗，前来我院就诊。现症见腹胀满，饮食欠佳，体倦乏力，睡眠可，小便正常，大便溏薄。触其腹部稍大，按之不坚，可叩及移动性浊音，双下肢稍浮肿，舌略红，苔白腻，根部明显，脉弦滑。平素易腹泻，喜饮酒。

既往史：乙肝病史 3 年，口服恩替卡韦分散片抗病毒治疗，否认高血压、高血脂、糖尿病等病史，否认结核及伤寒病史。否认重大手术及外伤史，否认输血史。否认药物及食物过敏史。

辅助检查：消化系彩超提示肝硬化，少量腹水。

中医诊断：鼓胀。

西医诊断：①乙肝肝硬化失代偿期；②腹腔积液。

辨证：脾阳不振，寒水内停证。

治法：振奋脾阳，温运水湿。

方药：实脾饮加减。

处方：茯苓 15 g，苍术 15 g，附子 3 g，白术 15 g，木香 10 g，干姜 9 g，姜厚朴 20 g，草果 15 g，陈皮 15 g，泽泻 20 g，半夏 12 g，大腹皮 15 g，杏仁 15 g，黄芪 30 g，党参 15 g，山药 15 g。15 剂，每日 1 剂，水煎 2 遍，分 2 次口服。

嘱：忌酒，避免受凉劳累，调畅情志。

二诊：患者 15 天后前来复诊，自述腹部胀满较前稍好转，食欲改善不明显，诊其脉象较前应指缓和，守上方加焦神曲 12 g、麦芽 12 g，共 10 剂，以巩固治疗。后随访患者腹水基本消除，食欲恢复正常，乏力好转，嘱其规律服用抗病毒药物，畅情志，忌饮酒，注意休息，定期复查肝功能、乙型肝炎病毒载量测定、消化道彩超等。

按：“鼓胀”，中医又称“单腹胀”，属为“风、痨、臌、膈”四大难症之一。本病多由情志不畅、饮食不节、湿热流滞等原因发病，主要影响肝、脾、肾三脏功能，造成气滞、血瘀、水停而发病。先贤根据气滞、血瘀、水停程度之不同，又有气鼓、血鼓、水鼓之分。孙彬教授认为本病为本虚标实之证，脾肾亏虚为本，气滞、血瘀、水停为标，三者又可相互影响、互为因果。然无论何种证型，皆以腹水阻碍气血运行为突出因素，本病的病机特点为本虚标实，虚实并见，故其治疗宜谨据病机，以攻补兼施为原则，实证为主则着重祛邪治标，根据具体病情，合理选用行气、化瘀、健脾利水之剂。

本病首辨缓急，鼓胀虽然病程较长，但在缓慢病变过程中又有缓急之分。若鼓胀在半月至一月之间不断进展，为缓中之急，多为阳证、实证；若鼓胀迁延数月，则为缓中之缓，多属阴证、虚证。辨虚实的主次鼓胀虽属虚中夹实，虚实并见，但虚实在不同阶段各有侧重。一般说来，鼓胀初起，新感外邪，腹满胀痛，腹水壅盛，腹皮青筋暴露显著时，多以实证为主；鼓胀久延，外邪已除，腹水已消，病势趋缓，见肝脾肾亏虚者，多以虚证为主。辨气滞、血瘀、水停的主次：腹部胀满，按压腹部，按之即陷，随手而起，如按气囊，鼓之如鼓等症为主者，多以气滞为主；腹胀大，内有积块疼痛，外有腹壁青筋暴露，面、颈、胸部出现红丝赤缕者，多以血瘀为主；腹部胀大，状如蛙腹，按之如囊裹水，或见腹部坚满，腹皮绷急，叩之呈浊音者，多以水停为主。以气滞为主者，称为“气鼓”；以血瘀为主者，称为“血鼓”；以水停为主者，称为“水鼓”。

孙彬教授认为，肝硬化腹水形成时，多从“调脾胃以安五脏”出发，注重培补脾胃，以助中宫之运，通阳气、布津液以散水邪。腹水退后以健脾为主，滋养肝肾，佐以活血化瘀，根据阴阳偏盛不同，提出“温补脾肾、滋养肝肾”之法。且东汉张仲景《金匮要略》曰：“见肝之病，知肝传脾，当先实脾……中工不晓相传，见肝之病，不解实脾，唯治肝也……故实脾则肝自愈，此治肝补脾之要也……”由此可见肝病的治疗以实脾为先。若腹水严重，也可酌情暂行攻逐，同时辅以补虚；虚证为主则侧重扶正补虚，视证候之异，分别施以健脾温肾、滋养肝肾等法，同时兼以祛邪。在西医方面，肝硬化失代偿期患者的腹水治疗多以补充蛋白、护肝、利尿等对症支持治疗，而人血清蛋白的半衰期平均为 19 天。患者予补充清蛋白后，随时间延长体内的蛋白逐渐降低，而肝脏合成蛋白的功能下降导致患者体内的清蛋白明显降低，且人血清蛋白费用昂贵。

而实脾饮辨证加减的中药，能改善患者自身的脾胃运化功能，提高了肝脏合成功能，使患者的总蛋白、清蛋白、前清蛋白及胆碱酯酶达到正常或接近正常，改善了患者的腹胀、纳差、水肿等临床症状，且中药相对于人血清蛋白的费用便宜，无明显禁忌证，适用范围更广。

病案 2：鼓胀 / 气滞湿阻案

杨某，女，48 岁，农民，已婚，发病节气为寒露。

初诊日期：2018 年 10 月 8 日。

主诉：发现腹部胀大、双下肢水肿 1 年。

现病史：患者近 1 年多来反复出现腹胀，双下肢水肿，于外院确诊为“慢性乙型病毒性肝炎（活动期）、乙肝后肝硬化、腹腔积液、肝肾综合征”，一直口服呋塞米、螺内酯、恩替卡韦片及保肝药物治疗，腹水仍反复发作，遂来我院就诊。现症见腹胀，胁下胀满或疼痛，按之不坚，乏力，气短，精神不振，饮食减少，食后腹胀，嗳气后稍减，眠可，小便黄少。舌暗红，苔白厚，脉弦滑。查体见神志清楚，精神弱，面色晦暗，肝掌（+），颈、胸部散在蜘蛛痣，巩膜皮肤轻度黄染，腹部膨隆，可在右侧肋缘下 2 cm 处触及肝脏，质韧，移动性浊音阳性，下肢中度可凹性水肿。

既往史：乙肝病史 1 年，服用恩替卡韦抗病毒治疗。否认高血压、高血脂、糖尿病等病史，否认结核及伤寒病史。否认重大手术及外伤史，否认输血史。否认药物及食物过敏史。

辅助检查：生化检查：清蛋白：21.1 g/L，白 / 球比例：0.66，总胆红素：20.9 μmol/L，直接胆红素：7.9 μmol/L，天门冬氨酸氨基转移酶：50 U/L，γ 谷氨酰转肽酶：122 U/L。血凝，凝血酶原时间：12.9 s，PT%：78%。全血细胞分析：红细胞：3.46×10^{12}/L。尿常规：尿蛋白：（+++）。腹部 B 超：肝硬化、脾大、胆囊息肉、胆结石，腹水深 6.9 cm。

中医诊断：鼓胀。

西医诊断：①乙肝后肝硬化失代偿期；②腹腔积液；③肝肾综合征。

辨证：气滞湿阻证。

治法：疏肝理气，化湿行水。

方药：柴胡疏肝散合胃苓汤加减。

处方：柴胡 10 g，白芍 30 g，醋香附 15 g，石菖蒲 12 g，枳壳 15 g，川芎 15 g，猪苓 15 g，泽泻 15 g，黄芪 30 g，生白术 20 g，生薏苡仁 30 g，茯苓皮 30 g，冬瓜皮 30 g，大腹皮 15 g，醋鳖甲 12 g，醋鸡内金 15 g，三七 6 g，当归 15 g，陈皮 10 g，炙甘草 6 g。30 剂，每日 1 剂，水煎 2 遍，分 2 次口服。

嘱：忌肥甘厚腻等食物，忌酒，避免劳累、受凉。

二诊：患者精神好转，腹胀不明显，食欲可，纳可，眠可，二便调。舌暗红，苔黄腻；脉弦滑。下肢轻度浮肿，复查超声示腹水深 1.55 cm。证治大体同前，在原方基础上加白花蛇舌草 30 g、茵陈 15 g、鸡血藤 15 g。30 剂，煎服法同前。

三诊：复查实验室检查，生化检查：清蛋白：32.3 g/L，白 / 球比值：0.86，总胆红素：54.9 μmol/L，直接胆红素：16.9 μmol/L，天门冬氨酸氨基转移酶：54 U/L，γ 谷氨酰转肽酶：169 U/L。血凝，凝血酶原时间：11.7 s，PT%：91%。全血细胞分析，红细胞：3.96×10^{12}/L。尿常规：尿蛋白（++）。腹部超声检查未见腹水。

截至 2018 年 12 月患者复查腹部超声未见腹水。嘱其规律服用抗病毒药物，调畅情志与饮食，定期复查肝功能、彩超等。

按：本病的发生在于肝失疏泄，气机不畅，气不行则血不畅，气滞则血瘀；脾失健运，湿浊内生；气滞、血瘀、痰湿积于胁下而成积证，湿毒蕴肝日久，克脾则脾不运化水湿，犯肾则肾虚不能主水，终至肝脾肾俱伤，气血水互结而成鼓胀。鼓胀的病机为肝郁脾虚为本，血瘀水停为标，病位在肝脾，后期可及肾，属虚实夹杂之候。治疗上疏肝理气健脾以治本，活血利水消胀以治标，常用柴胡、白芍、香附、陈皮、石菖蒲疏肝理气，养血柔肝；黄芪、白术益气健脾，取《金匮要略》“见肝之病，知肝传脾，当先实脾”之意；薏苡仁、茯苓皮、冬瓜皮利水渗湿；三七、丹参、当归养血活血，诸药配伍，使肝气得疏，脾气得健，瘀血得化，水湿得运，达到标本同治的目的。孙彬教授认为治疗鼓胀需着眼于人之整体，在紧扣脾虚为本病机的同时，时时顾护人体正气。组方用药力求平和，利水药选用薏苡仁、茯苓皮、冬瓜皮等淡渗之品，不用舟车丸、十枣汤等峻猛逐水药，因用之如扬汤止沸，虽有祛邪之功，也有伤正之弊；也不用三棱、莪术、水蛭等攻伐破瘀之剂，以防耗气、伤阴、动血，治标不治本。活血化瘀、利水消胀之品久用伤正，不宜久用，循“衰其大半而止”的原则，中病即止。

病案3：鼓胀／脾肾阳虚案

王某，女，62岁，教师，已婚，发病节气为立冬。

初诊日期：2017年11月17日。

主诉：腹部胀大，小便少2年加重半月。

现病史：患者有“乙肝肝硬化”病史10年，因合并“脾功能亢进”在当地医院行“脾脏切除术”，术后自觉无明显不适感，未系统治疗。近2年来反复出现腹胀大，尿少，间断当地医院服西医利尿药及多种中药效果不明显，近日劳累后加重而来就诊。初诊时患者面色晦暗，表情淡漠，少气懒言，自述脘腹胀满，腹部如囊裹水，尿少，伴乏力畏寒，下肢水肿，纳差，口干不欲饮，大便稀溏，舌质淡红，舌体胖大，舌边有齿痕，苔白腻，脉沉弱。

既往史：乙肝10年，服用恩替卡韦抗病毒治疗，否认高血压、高血脂、糖尿病等病史，否认结核及伤寒病史。脾切除术后10年，否认外伤史，否认输血史。否认药物及食物过敏史。

辅助检查：腹部B超：肝硬化，胆囊继发改变，脾切除术后，大量腹水；乙肝系列：HBsAg、HbeAg、HbcAb阳性，HBV-DNA定量：<1000 IU/mL。

中医诊断：鼓胀。

西医诊断：①乙肝肝硬化；②腹腔积液；③脾脏切除术后。

辨证：脾肾阳虚兼水停证。

治法：温补脾肾，化气行水。

方药：五苓散合济生肾气丸加减。

处方：茯苓30 g，炒白术30 g，泽泻30 g，生黄芪30 g，车前子30 g，大腹皮30 g，白芍15 g，鸡内金15 g，猪苓15 g，制附子10 g，干姜10 g，泽兰

10 g，桂枝 10 g，山药 20 g，陈皮 15 g，熟地黄 15 g，山茱萸 15 g，丹参 20 g。15 剂，每日 1 剂，水煎 2 遍，分 2 次口服。

嘱：忌酒，勿劳累受凉，避免情志刺激。

二诊：服药后双下肢水肿消退，腹胀大好转，尿量增加，畏寒乏力减轻，纳食增加，仍大便溏稀，齿衄少许，舌淡红体胖，苔白，脉沉弱。上方加党参 15 g、三七粉 3 g 冲服，继服 15 剂。

三诊：腹部 B 超示肝硬化、胆囊继发改变、脾脏切除术后、少量腹水。此后继续以上方加减治疗 1 月后，腹水消退，诸证基本消失，改用济生肾气丸调理，病情稳定。

按：本病的发生多为素体本虚，复感浊毒之邪，浊毒伤肝犯脾，肝脾俱伤，水谷精微失于输布。浊阴不降，水湿不能排出体外，清浊相混。肝气郁久，气滞血凝，血瘀水结，遂成鼓胀。日久阴阳两伤，阴阳俱损，久延不愈，病及于肾，肾阳不足，无以温养脾土，肾阴亏虚，水不涵木；加之肾虚膀胱气化不利，水浊难泄，鼓胀逾重。孙彬教授认为本病为本虚标实之证，本虚为脾肾阳虚，标实为气滞、血瘀、水停腹中。由实致虚，因虚致实，虚实夹杂。疾病初期情绪不畅，肝失条达，情志郁结，肝气郁滞，木郁克土，脾失健运，水湿内生，血气凝聚；疾病进展，由脾及肾，气虚及阳，阳虚不能温化水湿而水停腹中。故孙彬教授认为肝硬化腹水前期病机重点在肝郁脾虚，水湿内停。肝病既久，不仅乘伐脾土、损及化源，而且子盗母气、下劫肾精，以致脾肾皆伤，先后天之本不固，故腹水后期病机重点在脾肾阳虚，水湿内停。脾肾阳虚，气滞、血瘀、水湿停聚腹中，三焦阻塞，气化不利，决渎无权，水湿停聚，终成鼓胀。

孙彬教授认为鼓胀疾病后期脾肾阳虚、水湿停聚，已有正不胜邪之势，在辨证治疗方面提出不能单以治疗腹水为目的，而应以扶正为主，攻邪为辅，邪正兼顾，全面考虑，方能收效。具体从温补脾肾入手治疗鼓胀，以培补肾阳之温煦，健脾土之运化，扶肝脏之调节，并佐以行气、活血、利水等方法，取得了满意的疗效。临床在具体运用温补脾肾之法治疗时，又重视三焦辨证，以中下二焦为主，涉及上焦。病位在中下二焦时，以下焦肾为主，即以肾阳虚为主。

临床表现为脘腹胀满，如囊裹水，早宽暮急，下肢水肿，畏寒肢冷，口淡不渴，脘闷纳呆，小便短少或不利，大便溏薄，舌质胖淡，舌苔水滑，脉沉弱。此为肾阳虚弱，水寒之气不行，停聚腹中或泛滥肌肤。治疗宜温补脾肾，化气行水，方选五苓散合济生肾气丸加减治之。

淋病

西医尿路感染、泌尿系统结石属于中医“淋病”范畴。

病案1：热淋/湿热下注案

闫某，女，25岁，经理，已婚，发病节气为秋分。

初诊日期：2018年09月27日。

主诉：尿频、尿急、尿痛1周。

现病史：1周前无明显诱因出现尿频、尿急、尿不尽感，尿道灼热、疼痛，伴腰酸，查尿常规示：隐血（+++），红细胞33个/μL。舌红苔黄，脉滑数。既往体健，否认慢性疾病病史，否认药物及食物过敏史。

中医诊断：热淋（湿热蕴结下焦）。

西医诊断：急性膀胱炎。

治法：清热利湿通淋。

方药：八正散合六一散加减。

处方：瞿麦10 g，萹蓄10 g，大蓟10 g，生地黄12 g，车前草12 g，淡竹叶10 g，蒲公英12 g，野菊花10 g，炒栀子10 g，黄芩10 g，滑石24 g，乌药10 g，山萸肉12 g，白茅根10 g，甘草4 g。7剂，水煎400 mL，日1剂，早晚2次温服。

二诊：2018 年 10 月 11 日，诉服药后尿频急、灼热疼痛症状减轻，复查尿常规：隐血（+），红细胞 8 个 / μL，守方加牛膝 10 g。

三诊：2018 年 8 月 30 日，诉服药后症状好转，复查尿常规正常，守方巩固。

导师医案分析：淋证以小便频繁而数量少，尿道灼热疼痛，排便不利，或小腹急痛、腰酸为主要表现的病症。此病多因嗜酒过度，多食辛热肥甘之品，或脾肾亏虚，久淋不愈，或恼怒伤肝，气滞不宣，气郁化火，以致湿热内生，湿热下注膀胱，则发为淋证。孙彬教授认为，淋证病位在膀胱和肾，与肝脾有关。其病机主要是湿热蕴结下焦，导致膀胱气化不利。临证分虚实两种，实则清利、虚则补益是治疗淋证的基本原则。实证以膀胱湿热为主者，治宜清热利湿；以热灼血络为主者，治宜凉血止血；以砂石结聚为主者，治宜通淋排石；以气滞不利为主者，治宜利气疏导。虚证以脾虚为主者，治宜健脾益气；以肾虚为主者，治宜补虚益肾。故临床治疗临证时，孙彬教授先确定淋证的病性病位，根据患者症状，结合舌脉，辨证论治。本例患者辨为淋证之热淋，患者急性起病，为实证。湿热毒邪蕴结下焦，故见尿频、尿急、尿不尽感，尿道灼热、疼痛，此为主要矛盾；热灼血络，故尿常规中见潜血；病位在肾与膀胱，腰为肾之府，故可伴见腰酸，二者为次要矛盾。所以，治疗上以清热解毒、利湿通淋为主，兼以凉血止血，故使用了治疗湿热实证热淋的八正散，但因患者发病在夏季，暑湿正盛，故联用了清暑祛湿的六一散，给予瞿麦、萹蓄、生地黄、车前草、滑石、甘草清热利湿通淋，清下焦之热；蒲公英、野菊花清热解毒；淡竹叶、黄芩清上焦之热；炒栀子清三焦之热；大蓟、茅根凉血止血；乌药、山萸肉防大量苦寒药物利水伤阴，诸药合用清热利湿通淋。药后患者尿频急、尿道灼热疼痛感减轻，故二诊守方，加牛膝引热从小便而出，兼补肝肾，利水而不伤正。症状好转后，因淋证易反复，故予守方巩固。

病案 2：劳淋 / 肾阴亏虚案

杨某，女，63 岁，职工，已婚，发病节气为立夏。

初诊日期：2019 年 05 月 15 日。

主诉：尿频、尿急、尿痛反复发作 4 年。

现病史：自2015年5月开始出现尿频、尿急、尿痛等症状，未予重视，自行口服抗生素后症状可缓解，停药后症状反复发作。现症见尿路不适，腰困不舒，口干心烦，胃纳差，盗汗，寐欠佳，舌红苔少，脉细。尿常规示：白细胞186个/μL，红细胞38个/μL，尿潜血（+）。

中医诊断：劳淋（肾阴不足）。

西医诊断：慢性肾盂肾炎。

治法：滋阴补肾。

方药：知柏地黄汤加减。

处方：知母10 g，黄柏10 g，山药20 g，山萸肉20 g，熟地20 g，牡丹皮10 g，茯苓10 g，炒酸枣仁30 g，焦三仙10 g，甘草6 g。7剂，水煎400 mL，日1剂，早晚2次温服。

二诊：2019年5月22日，服药7剂后，除腰困不适外，其余症状皆有好转，上方加仙灵脾20 g、仙茅20 g，再进14剂。

三诊：2019年6月7日，连服半个月后，诸症消失，尿检（－），嘱患者忌辛辣，勤排尿，随访至今未再复发。

导师医案分析：劳淋是以小便淋漓不尽，但赤涩不甚，时作时休，遇劳即发，肢倦腰酸，缠绵难愈为主证的一种反复发作性的常见病。孙彬教授认为，劳淋一般病程较长，病情易反复，临床症状复杂多变，多因淋证经久失治或调治失宜，致脾肾两虚而起。其病机特点为“虚”和“热”，病因多为素体虚弱、劳倦内伤、七情不遂等使正气受损，正气不足，而致防御功能减退，正不胜邪，湿热乘虚而入，湿邪缠绵，留恋不去，发为劳淋。故其本为元气虚，其标为下焦湿热，气化不利，临床需采用“虚则补之，实则泻之”的原则治疗。应遵《诸病源候论》：“劳淋者，谓劳伤肾气而生热成淋也。肾气通于阴，其状尿留茎内，数起不出，引小腹痛，小便不利，劳倦即发也。”

该患者辨证为肾阴亏虚型的淋证。本例患者因久病导致肾阴亏虚，阴虚火旺以致小便出现尿频、尿急、尿痛等症状，辨治虚滋阴补肾，需使用知柏地黄汤加减治疗，知柏地黄汤来源于清代名医吴谦的《医宗金鉴》，由知母、黄柏、山药、熟地、山茱萸、茯苓、丹皮、泽泻八味药组成，具有滋阴清热的作用，适合于肾阴亏虚、阴虚火旺所导致的耳鸣耳聋、盗汗、失眠、骨蒸潮热、遗精、小便短赤等病症。本方实为六味地黄丸加知母、黄柏而成，方中熟地黄、山茱萸、山药成为“三补”，三味补药滋补肾阴、填精益髓；知母、黄柏清下焦虚热；茯苓、丹皮、泽泻泻热祛湿。淋证可根据患者病情进行加减，如伴有湿热症状，则可合用八正散兼泻实热，如兼有肝郁气滞，则合柴胡疏肝散疏肝解郁。

病案 3：劳淋 / 脾肾阳虚案

南某，女，79 岁，农民，已婚，发病节气为小满。

初诊日期：2020 年 05 月 01 日。

主诉：反复尿频、尿急、尿痛 3 年余，加重 3 天。

现病史：3 年来反复发作尿频、尿急、尿痛症状，多在劳累，尤其腰背或足下受凉后复发，长则十数日一发，短则数日一发，每发轻则小便短黄，尿道灼热，重则肉眼可见血尿，尿道灼痛，口服或静点抗生素有效，但停药即复。平素体质差，畏寒喜暖，纳尚可，大便数日一行，质干结。此次于 3 日前复发，小便热赤不甚明显，但觉小便余沥不尽，时有尿意而每次尿量不多，伴有小腹坠胀不适，自觉口干。舌淡红，苔白，少津，脉沉弱无力。既往 2 型糖尿病病史 10 年。

中医诊断：①劳淋（脾肾阳虚）；②消渴。

西医诊断：①慢性肾盂肾炎；② 2 型糖尿病。

治法：温阳化气。

方药：春泽汤加减。

处方：党参 30 g，炮附子 20 g（单包先煎），茯苓 40 g，猪苓 20 g，泽泻 20 g，生白术 40 g，肉桂 15 g，炙甘草 20 g（单包，与附子一同先煎）。服药一周，诸症已愈，一月后随访，未见复发。

导师医案分析：孙彬教授认为淋证为临床常见疾病，其治疗当根据患者临床表现、体质、病程、诊治经过、复发因素等详辨其病机，辨证论治。淋证的治疗，古有“忌汗”“忌补”之论，朱丹溪在其《丹溪心法·淋》中明确指出淋证“最不可用补气之药。气得补而愈胀，血得补而愈涩，热得补而愈盛。”但在临床上，淋证有湿热下注膀胱的湿热证，更有肾阴亏虚、脾肾阳虚的虚证，故淋证当首辨虚实论治。对于脾肾阳虚淋证患者，孙彬教授喜加减应用春泽汤，其出自《世医得效方》，其主治“伤暑泄泻，泻定仍渴，小便不利”。此方组成简单，实即五苓散加人参。五苓散证的主要临床表现为膀胱气化不行所致的“小便不利”，而春泽汤适用于五苓散证兼气虚证者，方中人参补肺脾之气，以复脾之转输与肺之通调；白术、茯苓健脾利水；猪苓、泽泻甘淡渗利以通淋，配桂枝助膀胱之气化。诸药合用，补益脾肺之气，又甘淡渗湿利水，标本兼顾，使脾肺气旺而水道通调，则诸症可除。该患者淋证反复发作，此次复发以小便不利为主，小便热赤之症不甚明显，且平素体质差，畏寒喜暖，尤其复发因素多与劳累、腰背或足下受凉有关，故应属于淋证中之寒淋或曰冷淋。此证多在淋证反复发作且长期应用苦寒清热利湿药或反复应用抗生素治疗后出现，因治疗淋证之方药多性味苦寒，应用日久极易损伤人体之阳气，令淋证之病情更加缠绵难愈。故此次治疗并未选用清利湿热或利水通淋方药，而以温阳化气之五苓散重用茯苓为底方，因患者年高病久，平素体质即差，故加健脾补气之党参成春泽汤，又因患者平素畏寒喜暖，腰背足下受冷则易复发，故加入炮附子以温脾肾之寒。另方中以肉桂代桂枝，因其温补下元虚寒之力较强。

心悸、胸痹

西医冠心病、心律失常属于中医“心悸、胸痹”范畴。

病案 1：心悸 / 气阴两虚案

刘某，女，42 岁，农民，已婚，发病节气为小满后。

初诊日期：2020年07月01日。

主诉：间断心悸2年，再发加重伴胸闷、气短3天。

现病史：患者2年前无明显原因出现心悸，无明显胸闷、胸痛及放射痛，无黑矇、头晕及晕厥等，查动态心电图提示期前收缩（具体不详），服用稳心颗粒或参松养心胶囊，服用比索洛尔片治疗，间断心悸发作。3天前患者无明显原因心悸再发并较前加重，伴胸闷、气短，自行服用药物效果不佳，现来我院就诊。现症见神志清，精神差，阵发性心悸，伴胸闷、气短，时有头晕，无头痛，无恶心、呕吐，偶有口干、口渴，饮食可，睡眠差，二便正常。舌质红，苔薄黄，脉结代。

既往史：既往10年前曾患“胃溃疡”，经治疗痊愈；高血压10余年；糖尿病10余年，现使用格列美脲片（2 mg每天一次）、阿卡波糖片（50 mg每天三次）、甘精胰岛素注射液皮下注射（8 U每天一次）治疗；长期失眠，服用艾司唑仑片及安神中成药；否认其他病史；否认肝炎、结核等传染病史；否认中毒及输血史；否认药物、食物及其他过敏史。

中医诊断：①心悸（气阴两虚）；②眩晕病；③消渴。

西医诊断：①冠心病（心律失常）；②高血压病3级（极高危）；③2型糖尿病。

辨证要点：患者舌质红，苔薄黄，脉结代。诊其为心气不足，阴液耗损。耗伤气阴，气有亏损，则表现为阵发性心悸，伴胸闷、气短，睡眠差。

治法：益气滋阴，通阳复脉。

方选：炙甘草汤加减。处方：炙甘草30 g，生姜15 g，党参20 g，生地30 g，桂枝20 g，阿胶15 g，麦冬15 g，火麻仁15 g，大枣10 g，丹参30 g，白芍20 g。

方解：本方是《伤寒论》治疗心动悸、脉结代的名方。其证是由伤寒汗、吐、下或失血后，或杂病阴血不足、阳气不振所致。阴血不足，血脉无以充盈，加之阳气不振，无力鼓动血脉，脉气不相接续，故脉结代；阴血不足，心体失养，或心阳虚弱，不能温养心脉，故心动悸。治宜滋心阴，养心血，益心气，温心阳，以复脉定悸。方中重用生地黄滋阴养血为君，《名医别录》谓地黄“补五脏内伤不足，通血脉，益气力”。配伍炙甘草、人参、大枣益心气，补脾气，以资气血生化之源；阿胶、麦冬、丹参、白芍、麻仁滋心阴，养心血，充血脉，共为臣药。佐以桂枝、生姜辛行温通，温心阳，通血脉，诸厚味滋腻之品得姜、桂则滋而不腻。用法中加清酒煎服，以清酒辛热，可温通血脉，以行药力，是为使药。诸药合用，滋而不腻，温而不燥，使气血充足，阴阳调和，则心动悸、脉结代，皆得其平。

二诊：连服上方 10 剂后，胸闷心悸症状好转，精神渐振，睡眠仍欠佳，舌红，苔薄黄，脉细略数。血压 130/75 mmHg，孙彬教授认为倦怠懒言，舌质偏红，苔薄黄，脉细略数是心病日久，心气阴两虚，心阳不振，心阳不能推动气血正常运行，心血不能濡养心神。故在上方的基础上调桂枝至 30 g，加蜜远志 15 g、酸枣仁 20 g、柏子仁 15 g 以宁心安神，日 1 剂，水煎服。

按：脉证合参，心气不足，阴液耗损。耗伤气阴，气有亏损，则表现为阵发性心悸，胸闷、气短，睡眠差，舌质红，苔薄黄，脉结代，此为气阴两虚之心悸。治用炙甘草汤益气养阴而复脉，气为血之帅，血为气之母，是取炙甘草汤复脉之功也，成无已《注解伤寒论》：“补可以去弱，人参、甘草、大枣之甘，以补不足之气；桂枝、生姜之辛，以益正气。”《圣济经》曰：“津耗散为枯，五脏痿弱，荣卫涸流，温剂所以润之。火麻仁、阿胶、麦冬、地黄之甘，润经益血，复脉通心也。”详细询问病史，患者长期服用艾司唑仑片及安神中成药，造成失眠的原因主要是患者气阴两虚心阳不能推动气血正常运行，心血不能濡养心神。故在二诊时孙彬教授加蜜远志、酸枣仁、柏子仁以宁心安神，重用生地及麦冬以滋阴，患者平素还有高血压、糖尿病病史，嘱其密切监测血压及血糖，注意调节情志，清淡饮食，适当锻炼。

病案 2：胸痹／气阴两虚兼血瘀案

牛某，男，70 岁，退休人员，已婚，发病节气为小满后。

初诊日期：2020 年 07 月 14 日。

主诉：间断胸闷不适 1 年余，再发 1 周。

现病史：患者 2019 年 2 月因反复晕厥在我院治疗，行冠脉造影检查示 LAD 近中段长病变，狭窄达 60%，远端血流 TIMI 3 级；第一对角支口处狭窄 80%～90%；LCX 近中段长病变，近段狭窄 60%，中段狭窄达 90%，远端血流 TIMI 3 级；

右冠状动脉（RCA）第一弯处狭窄 85%，远端血流 TIMI 3 级。于 LCX、RCA 各置入支架 1 枚，术后未再晕厥，病情稳定。坚持口服阿司匹林肠溶片、替格瑞洛片、他汀类药物及降压药物等治疗，偶有胸闷不适，发作无明显规，一般数分钟缓解。1 周前患者无明显诱因再次出现胸闷不适，数分钟后缓解。后症状间断发作，发作无明显规律。现症见间断胸闷不适，心痛隐隐，时有刺痛，时作时止，心悸短气，睡眠多梦。发病以来，纳食一般，二便可。舌质红、苔薄黄，脉细数。

既往史：既往高血压病史 1 年余，最高 160/100 mmHg。否认地方病、职业病，否认乙肝、结核传染病史，否认外伤、中毒、输血史，预防接种史不详，否认食物药物过敏史。

中医诊断：胸痹心痛（气阴两虚兼血瘀）。

西医诊断：①冠心病（不稳定型心绞痛，支架置入术后）；②高血压 2 级（极高危）。

辨证要点：患者舌质红、苔薄黄，脉细数。诊其为心气不足，阴液耗损。耗伤气阴，气有亏损，运血无力，血脉瘀滞，故见胸闷不适、心痛隐隐、时有刺痛、时作时止、心悸短气、睡眠多梦等表现。

治法：益气养阴，活血通络，宁心安神。

方药：生脉散加减。

处方：太子参 20 g，炒瓜蒌皮 15 g，麦冬 10 g，五味子 10 g，当归 10 g，桃仁 10 g，制香附 10 g，陈皮 10 g，郁金 10 g，丹参 30 g，茯神 20 g，酸枣仁 15 g，大枣 10 g，甘草 6 g。

方药分析：方中太子参甘平，益元气，补肺气，生津液；桃仁破血行滞而润燥；红花活血化瘀以止痛共为君药。麦冬甘寒养阴清热，润肺生津；当归、丹参助君药以活血化瘀止痛之功共为臣药。人参、麦冬合用，则益气养阴之功益彰；五味子酸温，敛肺止汗，生津止渴；香附、郁金、陈皮、茯神、酸枣仁、开郁疏肝，理气安神共为佐药。甘草调和诸药亦为使药，诸药合用，以益气养阴，生津止渴，行气化瘀，活血安神，使气复津生，气充脉复，血液畅行，则诸症痊愈《医方集解》说："人有将死脉绝者，服此能复生之，其功甚大。”

二诊:连服上方15剂后，胸闷心痛好转，精神渐振，惟睡眠欠佳，时发头昏，舌红,苔薄黄,脉细略数,血压150/95 mmHg。孙彬教授认为倦怠懒言,面色少华,舌质偏红，苔薄黄，脉细略数是心病日久，心气阴两虚时，肾阴亦亏;心病得治，而肾阴虚显然,故有头昏等症也。上方加滋养肝肾、清利头目之品。处方:太子参、赤白芍、女贞子、旱莲草、夏枯草、野菊花、炒山楂各15 g;麦冬、五味子、桃仁、橘络、制香附、炒柏仁各10 g；茯神、丹参各30 g。日1剂，水煎服。

三诊：连服7剂，胸闷心痛消失，头昏得除，睡亦安神，惟有时心烦，舌红苔薄黄，脉细弦略数。血压140/80 mmHg。继以养心安神，清热除烦之剂调治而愈。

按：气阴两虚是胸痹心痛的常见病机。究其原因，或禀赋不足，素体虚弱，邪热犯心，心阴耗伤；或思虑过度，积劳虚损，耗伤气阴，气有亏损，运血无力，血脉瘀滞，则发心痛。本案患者因劳累过度，耗伤气阴，气有亏损，运血无力，从而出现心脉痹阻的表现。故用太子参、麦冬、五味子益气养阴；当归、桃仁、丹参活血化瘀；制香附、陈皮、郁金行气解郁；茯神、枣仁、红枣养心安神，炒瓜蒌皮宣痹通阳。二诊时患者又诉睡眠欠佳，时发头昏，孙彬教授认为心气阴两虚时，肾阴亦亏，故在原方的基础上酌加滋养肝肾、清利头目之品，从而使疾病向愈，药到病除。最后孙彬教授嘱其清淡饮食，调节情志，密切监测血压，必要时口服降压药物治疗。

病案3：胸痹/寒凝心脉案

杨某，女，62岁，退休人员，已婚，发病节气为寒露。

出诊日期：2020年10月15日。

主诉：间断胸闷、心悸1年，再发伴头晕3天。

现病史：患者1年前因受凉后出现胸闷、心悸、胸痛、乏力、汗出，无恶心、呕吐，无头晕、头痛等，休息后自行缓解。后常因天气变凉时出现上述症状，未进一步诊治。3天前患者再次出现胸闷、心悸，伴头晕、头胀痛，胸痛、乏力、汗出，无恶心、呕吐，无视物旋转等。为求治疗来孙彬教授门诊就诊。现症见手足不温，冷汗自出，胸闷气短，心悸，胸痛，头晕，面色苍白，苔薄白，脉沉细，有时步态不稳。发病以来纳食一般，夜眠差，二便正常。

既往史：既往脑梗死病史4年；高血压病病史6年，未正规治疗，平素血压在130～140/90～100 mmHg；慢性胃炎6年，时有胃酸、胃痛症状；右足跖趾关节外翻病史6年。否认地方病、职业病，否认肝炎、结核等传染病，否认外伤、手术、中毒及输血史。预防接种史不详。否认其他药物、食物病史。

中医诊断：①胸痹心痛（寒凝心脉证）；②心悸病；③眩晕病。

西医诊断：①冠心病（不稳定型心绞痛）；②高血压病2级（极高危）；③陈旧性脑梗死；④慢性胃炎。

辨证要点：患者每遇天气变凉，胸痛如绞，遇寒则发，或得冷加剧，伴畏寒肢冷，舌淡苔白，脉沉紧，则为寒凝心脉所致。

治法：辛温散寒，宣通心阳。

方药：枳实薤白桂枝汤合当归四逆汤加减。

处方：桂枝15 g，薤白12 g，芍药15 g，厚朴12 g，瓜蒌15 g，当归12 g，细辛6 g，通草10 g，干姜10 g，甘草6 g，大枣10 g，丹参20 g。

方药分析：方中瓜蒌味甘性寒入肺，涤痰散结，开胸通痹；薤白、桂枝辛温，通阳散结，温通血脉，能散胸中凝滞之阴寒，宣胸中阳气以宽胸，乃治疗胸痹之要药，共为君药。细辛、干姜温经散寒，助桂枝温通血脉；枳实、厚朴下气破结，消痞除满，共助瓜蒌下气除满，通阳化痰之效，均为臣药。当归、丹参、大枣益气健脾养血，共为佐药。甘草兼调药性而为使药。温阳与散寒并用，养血与通脉兼施，温而不燥，补而不滞。诸药配伍，使胸阳振，痰浊降，阴寒消，气机畅，则胸痹诸证可除。

嘱：清淡饮食，调节情志，避风寒，适当锻炼。

二诊：患者胸痛、心悸症状明显好转，手足不温，畏寒怕冷症状消失，患者自诉偶有头晕，睡眠质量较差，舌淡红，苔薄白，脉细弱。血压145/95 mmHg。在上方基础上加蜜远志15 g、酸枣仁12 g、柏子仁10 g。7剂，水煎服，日1剂。

按:患者平素阳虚，畏寒怕冷，阴寒之邪上乘，阻滞气机，轻者导致胸阳不振，临床表现胸中气塞，短气；重者则为痰瘀交阻，壅塞胸中，气机痹阻，临床表现不得卧，心痛彻背。所以孙彬教授在治疗寒凝心脉之胸痹时，在温阳散寒的同时，加入一些活血、宽胸理气之品以解除患者因寒凝引起的痰瘀问题。患者因寒凝心脉，阻滞心脉气血正常运行，使心血不能濡养心神，患者就会表现为睡眠质量差的问题，孙彬教授在温阳、豁痰、活血的同时，在二诊时加入蜜远志、酸枣仁、柏子仁，以宁心安神，改善患者睡眠质量。同时本病多在中年以后发生，如治疗及时得当，可获较长时间稳定缓解，如反复发作，则病情较为顽固。若失治或调理失宜，病情进一步发展，可见心胸卒然大痛，出现真心痛证候，甚则可“旦发夕死，夕发旦死”。胸痹病机转化可因实致虚，亦可因虚致实。阴寒凝结，气失温煦，非唯暴寒折阳，日久寒邪伤人阳气，亦可向心阳虚衰转化。所以在详细问诊的同时，要根据患者的舌质脉象，根据疾病的转化规律，精准的进行辨证论治，同时孙彬教授嘱患者，避风寒，避免感冒，加强锻炼，调节情志，根据春夏养阳，秋冬养阴的道理，调节自身的阳气，提高自身机体的抗病能力。

泄泻

西医胃肠功能紊乱、慢性结肠炎属于中医“泄泻”范畴。

病案1：泄泻／脾胃虚弱案

李某，女，51岁，教师，已婚，发病节气为寒露。

初诊日期：2019年10月10日。

主诉：慢性泄泻1月余。

现病史：1月余前患者无明显诱因出现大便溏，水样便，日行4～6次，伴腹胀，于劳累及情志不遂病情加重，至当地诊所诊治，给予止泻药及口服中药治疗（具体药物不详），症状未见明显改善，遂来本院门诊就诊。现症见神志清，精神差，大便溏薄，日行4～5次，且晨起必欲临厕，伴食欲不振，腹胀不适。面色萎黄，平素神疲乏力，舌质淡胖，苔白，脉沉弦细。

既往史：既往体健，无特殊病史，否认肝炎、结核及伤寒病史。否认重大手术及外伤史，否认输血史。否认药物及食物过敏史。

辅助检查：胃功能回示：蛋白酶原Ⅰ：187.62 μg/L，胃蛋白酶原Ⅱ：12.93 μg/L，胃泌素-17：0.55 pmol/L。肠镜未见明显异常。

中医诊断：慢性泄泻（脾胃虚弱）。

西医诊断：腹泻型肠易激综合征。

治法：健脾益气升清。

方药：四君子汤加减。

处方：党参10 g，焦白术12 g，云茯苓10 g，葛根15 g，藿香10 g，陈皮10 g，白芍12 g，防风10 g，怀山药30 g，赤石脂10 g，甘草10 g。7剂，每日1剂，水煎2遍，分2次口服。

嘱：忌辛辣刺激及肥甘厚腻性食物，避免劳累、受凉。

二诊：服药7剂后，大便次数减少，日行2～3次，汤药守上方，7剂，每日1剂，水煎2遍，分2次口服。

三诊：服药14剂后，腹胀消失，仍便溏。考虑患者已逾七旬，肾气已虚，肾阳不足，脾阳失于温煦，致久泄不愈，故汤药守上方合四神丸加减：党参10 g、焦白术10 g、云茯苓10 g、葛根15 g、黄芪15 g、怀山药30 g、白芍10 g、吴茱萸10 g、肉豆蔻10 g、五味子10 g、补骨脂10 g、木香10 g、甘草10 g。7剂，每日1剂，水煎2遍，分2次口服。

四诊：服药21剂后，大便呈软便，继以上方化裁，继服10余剂，大便成形，日行1～2次，食欲好转，精神渐佳。随访半年未复发。

按：肠易激综合征是一种表现为反复发作的腹痛，与排便相关或伴随排便习惯改变的功能性肠病。患者可能反复出现便秘、腹泻，或便秘与腹泻交替，伴或不伴有腹胀等症状，而临床常规的检查不能发现可解释其症状的器质性病变。肠易激综合征根据排便习惯可分为便秘型肠易激综合征、腹泻型肠易激综合征、混合型肠易激综合征及不定型肠易激综合征。肠易激综合征虽为功能性疾病，但其症状反复，极易复发。我国肠易激综合征患病率总体高于亚洲其他国家，其中以腹泻型肠易激综合征最常见，根据其症状表现，腹泻型肠易激综合征可归属于中医学“泄泻”等范畴。中医泄泻是常见的脾胃肠病证，一年四季均可发生，但以夏秋两季多见，《内经》始称为“泄”，如“洞泄”“飧泄”“注泄”及“清糜”“鹜溏”等。汉唐以前，泻与痢混称，如《难经》将泻分为五种，其中胃泄、脾泄、大肠泄属泄泻，而小肠泄、大瘕泄属痢疾。《伤寒论》中概称为下利，直至隋代巢元方《诸病源候论》首次提出泻与痢分论，列诸泻候、诸痢候，其下再细论证候特点。亦有根据病因或病机而称为“暑泄”“寒泄”“酒泄”者等，名称虽多，但都不离“泄泻”二字。至宋代以后统称为“泄泻”。关于本病的病因病机，《内经》有较详细的论述，如《素问·阴阳应象大论》曰：“春伤于风，夏生飧泄。”“清气在下，则生飧泄。”“湿胜则濡泄。”《素问·举痛论》指出：“寒邪客于小肠，小肠不得成聚，故后泄腹痛矣。”《素问·风论》曰：“食寒则泄。”《素问·至真要大论》曰：“暴注下迫，皆属于热。”“诸病水液，澄彻清冷，皆属于寒。”《素问·太阴阳明论》曰：“饮食不节，起居不时者，阴受……授之则入五……入五脏则䐜满闭塞，下为飧泄。”《灵枢·师传》曰：“胃中寒，则腹胀，肠中寒，则肠鸣飧泄，胃中寒，肠中热，则胀而且泄。”以上说明了风、寒、湿、热皆能引起泄泻，且还与饮食、起居有关。汉代张仲景《金匮要略》提出虚寒下利的症状、治法和方药，如《金匮要略·呕吐哕下利病脉证治》曰：“下利清谷，里寒外热，汗出而厥者，通脉四逆汤主之。”另外对实证、热证之泄泻也用“通因通用”法，充分体现了辨证论治精神。中医根据病理性质分为急性暴泻、慢性久泄，治则以运脾化湿、补益脾气为主。临床运用中医药的方法治疗，效果良好，不良反应少。慢性泄泻是一种慢性疾患，治疗要有方有守，取效贵在一个“守”

字。孙彬教授认为慢性泄泻病程缠绵，反复发作，往往迁延2个月以上。慢性泄泻的病因不外脾失健运，肝失疏泄，小肠泌别清浊、大肠运化失司和肾阳不足。上述病因互相联系，互相影响，无论寒热虚实，病机根本在于湿滞。治疗上以燥湿健脾，理气调中为主，佐以疏肝解郁，温补脾肾，涩肠止泻，在辨证分型的基础上进行加减化裁。孙彬教授认为该病例初诊时病程较长，患者素体脾胃虚，每遇劳及气郁而致脾虚加重，健运失司，清气不升而致泄泻，治则以健脾益气升清为主，佐以疏肝，方以四君子汤加减为主。临证加减：①如患者以肝旺为主，证见腹痛明显，腹痛即泻，泻后痛减，面色青灰。性情急躁易怒或情志不畅即泻，脉弦，则重用白芍30～60 g，以柔肝抑肝。②若以脾虚不运为主，证见面色萎黄，腹痛隐隐，肠声辘辘，便溏质稀或呈水样，舌淡胖，脉濡者，治疗配合理中汤，增强健脾化湿之功。③若以肾阳虚为主，证见下利清谷。五更泻，面色白，畏寒肢冷，舌淡胖，苔白滑，脉沉等，治疗则配合四神丸加附子、肉桂。

病案2：泄泻/脾肾两虚案

杨某，女，64岁，无业人员，已婚，发病节气为霜降。

初诊日期：2019年10月29日。

主诉：慢性腹泻、腹痛2年余，加重5个月。

现病史：患者2年余前无明显诱因出现腹痛、腹泻，未予重视，未系统治疗。5个月前无明显诱因上症加重，伴形寒肢冷、腰膝酸软、纳差。现症见神志清，精神欠佳，腹泻、腹痛，形寒肢冷，腰膝酸软，纳差，睡眠差，水样便，日行3～4次，舌质淡红，苔白厚腻，脉缓无力。

既往史：既往体健，无特殊病史，否认肝炎、结核及伤寒病史，否认重大手术及外伤史，否认输血史。否认药物及食物过敏史。

辅助检查：胃功能回示：蛋白酶原Ⅰ：177.68 μg/L，胃蛋白酶原Ⅱ：13.73 μg/L，胃泌素-17：0.58 pmol/L。肠镜未见明显异常。

中医诊断：①泄泻（脾肾两虚）；②腹痛。

西医诊断：慢性肠炎。

治法：健脾温肾，收敛止泻。

方药：参苓白术散合四神丸加减。

处方：白术 10 g，茯苓 15 g，炒白扁豆 15 g，莲子 15 g，陈皮 10 g，砂仁 10 g，炒薏苡仁 30 g，盐补骨脂 10 g，制吴茱萸 10 g，煨肉豆蔻 10 g，醋五味子 10 g，甘草 6 g，广藿香 10 g，红豆蔻 10 g。7 剂，水煎服，日 1 剂，分 2 次口服

嘱：忌辛辣刺激及肥甘厚腻性食物，避免劳累、受凉。

二诊：服药 7 剂后，大便次数减少，日行 2 ～ 3 次，腹痛减轻，汤药守上方，7 剂，每日 1 剂，水煎 2 遍，分 2 次口服。

按：慢性肠炎是由病毒、细菌、真菌等感染所致的一种疾病。该病患者的临床症状主要是长期慢性、反复发作的腹痛和腹泻，病情严重的患者会排水样便或黏液便。中医认为，慢性肠炎属于“泄泻”的范畴，导致该病发生的原因是脾胃虚弱，饮食不节，情志失调及感受外邪等。中医治疗慢性肠炎的原则是扶正祛邪、化湿解毒、调节脾胃。患者老年女性，脾肾两虚，发为泄泻，脾虚气血失养则腹痛，运化失司则纳差，肾虚失于固摄则腹泻，舌质淡红，苔白厚腻，脉缓无力，四诊合参，辨为脾肾两虚证。根据患者临床表现及体征诊断为泄泻，治疗上以参苓白术散合四神丸加减，在温补脾肾、涩肠止泻的基础上，加入健脾祛湿之品，淡渗甘补增加脾胃运化水湿之力，佐以温中理气止痛之品，以达到药到痛止病愈之目的。建议患者根据自身体质情况及四季寒温调饮食，畅情志，慎起居。可配合中医特色疗法，例如艾灸，艾灸是指用艾叶制成的艾灸材料对体表的穴位或特定的部位进行热刺激，来调整人体紊乱的生理功能，从而防病治病的一种中医疗法。根据患者的具体病情使用不同的灸法对其进行治疗，可起到温经通络散寒、温肾健脾回阳、益气升阳固脱、防病保健的作用。对于慢性肠炎患者可取中脘、胃俞、大肠俞、小肠俞、天枢、神阙、关元、上巨虚、下巨虚及足三里进行艾灸，可获得很好的疗效。对胃俞、小肠俞、大肠俞、天枢、上巨虚及下巨虚进行艾灸能升清降浊，调理胃肠气机，使泻下自止。中脘为六腑之会，胃之募穴。对该穴位进行艾灸可通调腑气，改善胃肠瘀滞，强壮脾胃。

对神阙、关元进行艾灸可温补元阳，调补下焦，固本培元。对足三里进行艾灸能通肠消滞，扶正固本。

病案 3：久泻 / 脾胃虚弱案

杨某，男，60 岁，农民，已婚，发病节气为白露。

初诊日期：2019 年 09 月 10 日。

主诉：腹泻伴消瘦 3 月，加重 10 天。

现病史：患者 3 月前无明显原因出现腹泻，便血，就诊于河南省省直三院查肠镜示溃疡性结肠炎，给予美沙拉嗪治疗，效果一般。现为求进一步治疗就诊于我院，门诊以“久泻、溃疡性结肠炎”为诊断收入我科，入院症见神志清，精神尚可，纳食可，眠尚可，大便稀，日 5 ～ 6 次，小便可，近期日间消瘦 20 斤。

既往史：既往体健，无特殊病史，否认肝炎、结核及伤寒病史。否认重大手术及外伤史，否认输血史。否认药物及食物过敏史。

辅助检查：胃功能回示，蛋白酶原Ⅰ：189.68 μg/L，胃蛋白酶原Ⅱ：14.73 μg/L，胃泌素－17：0.66 pmol/L。肠镜未见明显异常。

中医诊断：久泄（脾胃虚弱）。

西医诊断：溃疡性结肠炎。

治法：健脾益气，化湿止泻。

方药：参苓白术散加减。

处方：党参 20 g，麸炒白术 15 g，茯苓 20 g，炒白芍 18 g，当归 15 g，川芎 18 g，山药 12 g，炒白扁豆 15 g，炒黄连 6 g，麸炒枳壳 15 g，椿皮 15 g，仙鹤草 20 g，白及 10 g，煨肉豆蔻 18 g，黄芩炭 10 g。7 剂，水煎服，日 1 剂，分 2 次口服。

嘱：忌辛辣刺激及肥甘厚腻性食物，避免劳累、受凉。

二诊：服药 7 剂后，大便次数减少，日行 2 ～ 3 次，汤药守上方，7 剂，每日 1 剂，水煎 2 遍，分 2 次口服。

按：溃疡性结肠炎是一种病因尚不十分清楚的结肠和直肠慢性非特异性炎症性，病变局限于大肠黏膜及黏膜下层。病变多位于乙状结肠和直肠，也可延伸至降结肠，甚至整个结肠。病程漫长，常反复发作。临床表现主要为腹泻、黏液脓血便、腹痛。多数起病缓慢，少数急性发病，偶见急性暴发起病。病程呈慢性经过，多数表现为发作期与缓解期交替，少数症状持续并逐渐加重。部分患者可在发作间期因饮食失调、劳累精神刺激感染等诱因诱发加重。溃疡性结肠炎是目前消化系统疾病的研究热点之一，发病机制尚不十分明确。中医学认为本病的病机特点为脾虚为本，湿、热、瘀为标，虚实夹杂，寒热错杂，因脾胃虚弱，运化失常，湿浊内生，郁而化热，则湿热蕴结于内，气血相交，久而瘀血形成，肠络受损而出现脓血便；因气机阻滞不通而出现腹痛、里急后重等。外邪入侵，或内伤饮食，或情志失调，导致脾胃气机升降失常，清气不升，浊气不降，食积内停，蕴结肠道，生成湿热败浊，腑气不利，气滞血瘀，瘀与湿热相合而致腹痛、腹泻，下利脓血，局部形成溃疡糜烂。患者素体脾胃不足，饮食不慎伤及脾胃，脾胃为气血生化之源，脾胃受损，运化无力，不能受纳水谷和运化精微，清气下陷，水谷糟粕混杂而下遂成泄泻。患者舌质淡，苔薄白，脉细弱均为脾胃虚弱之象。临证加减：若寒重者加制附子 9 g、干姜 6 g；若湿热重者加黄连、黄芩各 6 g；若大便溏泄甚者加五倍子 12 g、赤石脂 30 g；若饮食不佳者加麦芽 15 g、山楂 15 g；若气虚明显者加山药 15 g、党参 10 g；若腹胀者加半夏 15 g、陈皮 30 g；若腹痛者加白芍 6 g、延胡索 10 g。

实脾软肝丸的临床应用

实脾软肝丸为孙彬教授治疗肝纤维化、肝硬化的经验方，该方以四君子汤为基础方进行加减，四君子汤源于《太平惠民和剂局方》，原方由党参，白术，茯苓，甘草四味药物组成，孙彬教授在以上四位药物的基础上进行加减，具体药物组成为：党参 15 g、白术 15 g、茯苓 15 g、炒白扁豆 20 g、甘草 6 g、柴胡 10 g、郁金 10 g、元胡 10 g、香附 10 g、木香 10 g、莲子 10 g、薏苡仁 20 g、炒鸡内金 30 g、穿山甲 10 g、鳖甲 10 g、龟甲 10 g、泽泻 15 g、猪苓 15 g、大黄 6 g、三棱 10 g、莪术 10 g、桂枝 6 g，水煎服，一天两次，每日 1 剂。孙彬教授认为，肝郁气滞，血行不畅，肝脉瘀阻，则渐成癥积而成为肝纤维化，久则殃及脾肾，运化失职，水湿内停与血蕴结，痞塞中焦则形成其严重并发症鼓胀，而瘀血内停则贯穿肝纤维化病程的始终。《金匮要略》“见肝之病，知肝传脾……”为本病的病理转机，谨守病机，遵守“当先实脾”的治疗大法，在辨证的基础上，健脾疏肝，清肝利胆，活血化瘀，软坚化积是治疗肝纤维化的基本治法，温通或清通利水是治疗其并发症“鼓胀”的基本治则。若瘀化血行而气机通畅，则水湿分消，新血易生，精气渐存而预后良好，实脾软肝而至康复。

方义分析：实脾软肝丸是以四君子汤为基础方，即党参、白术、茯苓、甘草，四者为君药，取其益气健脾，扶助正气之功；柴胡、郁金、元胡、香附、木香为臣，均可入肝经，以疏肝理气、化瘀止痛，且郁金又有清肝利胆之效，元胡、香附还可活血通络；炒白扁豆、莲子、薏苡仁、炒鸡内金健益脾胃，兼可利湿化水增强脾胃运化之力，莲子还有清心益肾止泻之功；佐以穿山甲、鳖甲、龟甲软肝散结，泽泻、猪苓以助君药利水泻热；大黄、三棱、莪术、桂枝、甘草均为使药，以活血破血逐瘀，消积散结止痛，桂枝尚可温经通脉，助阳化气，以助药性温散全身；全方君臣佐使俱全，共奏益气健脾、疏肝理气、活血化瘀散结之功。本方很好地阐述了中医治病“未病先防、既病防变”的学术思想。

孙彬教授认为四君子汤临床上虽然多用于治疗脾胃病，取其健脾益胃之功，但四君子汤的扶正祛邪之力也不可小觑，尤其是发展到肝硬化的患者，此时正气已虚，不可强攻，需同时注意扶正。临床上孙彬教授还根据患者的整体情况辨证论治，尤其是白扁豆、白术、薏苡仁等药物的使用，孙彬教授会根据患者大便是否容易排出而调整白术用量，如果患者便秘、大便干或正常，通常生用，白术的量一般为 15 ～ 40 g；如果患者大便溏，以上药物则炒用。大黄在本方中为使药，不仅起到了活血逐瘀的作用，又可以加强桂枝的温经通脉之功。莪术、三棱不仅能助臣药消积止痛，且有破血通经之力。如果患者出现肝硬化腹水，泽泻、猪苓的量可以适当调整加大药量，以增强其利水化湿的功效。

对于不同的患者，孙彬教授不止着眼于药物剂量、炮制方法的调整上，还非常注意药物的灵活配伍加减。对于肝损伤患者，若面目黄染，小便黄，苔薄黄者，可以加用茵陈 15 ～ 30 g、金钱草 15 ～ 30 g、虎杖 10 ～ 15 g 清热利湿退黄；若肝功能异常者，可加用垂盆草 10 ～ 20 g、鸡骨草 10 ～ 20 g、叶下珠 10 ～ 20 g 等保肝降酶，减轻肝损伤；恶心干呕者可加生姜 3 ～ 10 g、姜半夏 6 ～ 15 g 以降逆止呕；黏膜下出血者，加白茅根 10 ～ 30 g、白及 10 ～ 15 g 凉血止血。

孙彬教授临床上运用实脾软肝丸治疗肝纤维化、肝硬化取得了很好的疗效，方中药物配伍得当，相得益彰，综合疗效显著。现代药理研究表明，四君子汤中的白术、茯苓、党参、甘草中含有可以提高免疫力、扶助人体正气的成分，对治疗脾胃虚弱型疾病疗效显著；有关研究证实柴胡、香附、元胡、郁金、木香等具有抗炎抗菌、抗病毒、增强免疫力的作用；穿山甲、鳖甲、龟甲性寒，入肝、肾经，既能软坚散结，又可以滋阴清热，潜阳熄风；白扁豆、薏苡仁、莲子、炒鸡内金的药理研究表明，与柴胡、郁金、香附、元胡等进行加减，对治疗肝纤维化、肝硬化疗效较佳；大黄具有泻下攻积、清热凉血解毒、逐瘀痛经之效，可以起到抗炎、抗过敏、抗纤维化、抗肿瘤的作用；现代药理学分析表明莪术、三棱具有抑制成纤维细胞增殖、阻止其生长的作用。全方共同作用起到治疗甚至逆转肝纤维化，减轻肝损伤的作用。

消渴舒丸的临床应用

消渴舒丸是结合了孙彬教授40余年临床经验的验方，充分体验了其“从脾论治糖尿病”的学术观点，以及“阴虚燥热”是糖尿病发病的实质，“脾肾虚”是不能治愈的根本，“瘀血”是并发症的基础等观点。组方兼顾上中下三消、脾胃肺肾等脏腑以及瘀血等病理因素，药物组成由红参、山药、天花粉、地黄、麦冬、丹参、山茱萸、泽泻、五味子、黄连等组成。临床有益气健脾、养阴生津、清热润燥、滋水除烦之功效，可用于用于2型糖尿病气虚、阴虚及气阴两虚血瘀阻滞型治疗。

一、典型病例

（一）糖尿病气虚型

李某，男，42岁，因口渴多饮、多食及体重减轻半年就诊，伴乏力、少气懒言，舌质淡，边有齿很，苔薄白，脉沉细。证属气虚型消渴病，测FBG：15.3 mmol/L，2hBG：28.2 mmol/L，尿糖：（++++），尿酮体阴性，HbA1c：8.9%；肝肾功能良好；血脂正常；身高174 cm，体重65 kg。由于工作紧张，拒绝住院，予以瑞格列奈片1 mg，每日三次，口服；阿卡波糖50 mg，每日三次，口服；消渴舒丸6 g，每日三次，口服；并予以糖尿病教育、饮食及运动治疗。半月后复诊，查FBG：7.4 mmol/L，2hBG：14.3 mmol/L，口渴多饮、多食等症状缓解，乏力、气短懒言明显减轻，舌质淡红，苔薄白，脉缓而有力，予以瑞格列奈片1 mg，每日三次，口服；阿卡波糖片25 mg，每日三次，口服；消渴舒丸6 g，每日三次，口服。

半月后测 FBG：6.0 mmol/L，2hBG：8.2 mmol/L，停阿卡波糖，瑞格列奈片及消渴舒丸原量口服。1 月后测 FBG：5.7 mmol/L，2hBG：7.1 mmol/L，HbA1c：6.5%，患者期间反复有低血糖反应发生，停服瑞格列奈，消渴舒丸 6 g，每日三次，口服，每半月查血糖一次，FBG 在 5.9 ～ 6.3 mmol/L 之间，2hBG 在 6.5 ～ 7.4 mmol/L，无明显口渴多饮、多食等，乏力、少气懒言缓解，体重向标准体重发展。

（二）糖尿病阴虚型

李某，女，46 岁，以烦渴、多尿 1 年就诊，伴有情绪急躁易怒。在我院诊治前予以达美康缓释片 30 mg，每日一次，口服；二甲双胍片 500 mg，每日三次，口服；血糖控制欠佳，烦渴不减，遂就诊我院，查 FBG：13.3 mmol/L，2hBG：16.1 mmol/L，HbA1c：10.3%。舌质红，少苔，脉细偏数。证属阴虚燥热型消渴，予以消渴舒丸 6 g，每日三次，口服；瑞格列奈片 1 mg，每日三次，口服；二甲双胍片 500 mg，每日三次，口服；亚莫利片 1 mg，每日一次，口服。1 周后复诊，查血糖 9.8 mmol/L，2hBG：13.5 mmol/L，继服上药。2 周后复诊，诉烦渴较前明显减轻，查血糖 7.6 mmol/L，2hBG：9.1 mmol/L，继续巩固治疗，患者症状缓解明显，舌质淡红，苔薄白，脉细，病情好转，情绪稳定。

（三）糖尿病气阴两虚兼血瘀型

刘某，男，53 岁，糖尿病病史 8 年，长期应用胰岛素治疗，血糖控制基本满意，空腹在 8 mmol/L 以下，餐后血糖在 10.0 mmol/L 以下，伴有乏力、气短、口干等，舌质淡暗，苔白燥，脉细涩，曾服用六味地黄丸，效果不明显，就诊我科，根据症舌脉，辨证属于气阴两虚兼血瘀型，常规胰岛素降糖外，予以消渴舒丸 6 g，每日三次，口服。2 周后复诊，诉乏力、气短及口干等症状减轻，继续治疗，症状逐渐缓解，胰岛素较前剂量有所下降，继续治疗中。

二、临床及实验研究

最早关于消渴舒丸的报道始于孙彬教授的《消渴舒汤治疗糖尿病 100 例》，文章通过对糖尿病患者的观察发现，消渴舒汤可改善糖尿病患者症状，并可降低血糖。后季聚良进一步观察其临床疗效，明确其降糖效果，考虑可能与改善糖尿病患者胰岛β细胞功能有关。李金环等进一步观察了消渴舒丸对四氧嘧啶大鼠血糖的影响，结果发现可明显降低四氧嘧啶大鼠血糖。孙新宇观察消渴舒丸联合二甲双胍对初发糖尿病患者的血糖有明显改善作用，可能与改善糖尿病患者胰岛素早相分泌有关。季聚良在上述临床观察和实验研究的基础上，进一步发现消渴舒丸可以改善糖尿病患者的胰岛素分泌时相，同时还有促进2型糖尿病患者肠促胰素分泌功能，调节其肠促胰素效应，明确了消渴舒丸的降糖机制，包括对胰岛素分泌和肠促胰素分泌的改善。目前关于消渴舒丸的研究在继续深入，主要包括对SGLT1和SGLT2的影响，以及对胰岛β细胞去分化的研究。

三、体会

消渴舒丸由红参、山药、天花粉、地黄、麦冬、丹参、山茱萸、泽泻、五味子、黄连等组成。消渴日久，耗气伤津，津液无以上承，故见口渴引饮。久之累及脾肾两脏，肾虚则摄纳无权，加之脾虚水精不布，下注而见小便频数。故当以补脾固肾、生津除烦为治则，方中取红参、山萸肉为君药补脾滋肾填精，山药、麦冬、地黄养阴润燥为臣药。以泽泻、黄连泻热除烦且能佐制红参、山萸肉补虚滋腻之弊，丹参一味，功同四物，且性味不燥，既补虚又能化瘀同为佐药，更以五味子敛阴生津，且能固肾摄精，诸药相伍，共奏补脾滋肾，生津除烦之效。因此临床对于糖尿病辨证属于气虚、阴虚、气阴两虚并兼血瘀的患者，无论1型糖尿病还是2型糖尿病，以及糖尿病早期患者均可应用，临床疗效肯定。

活血通络胶囊的临床应用

孙彬教授对糖尿病及其慢性并发症有较深的造诣，对于糖尿病的发病机制，提出了“血瘀”是糖尿病并发症的关键，其经验方制备的药物“活血通络胶囊”在临床应用十余载，治疗糖尿病及其血管并发症有显著疗效，

活血通络胶囊是孙彬教授的临床验方，临床用于2型糖尿病气阴两虚、血瘀型并发血管神经病变、眼底病变、肾病、冠心病、身痛身痒、糖尿病足、下肢水肿等的治疗，有活血化瘀、益气温经、通络止痛、消滞利尿等功效。近10年来应用活血通络胶囊治疗糖尿病血管神经病变、眼底病变、肾病及冠心病患者共2000余例，上述病例均来自河南省中医院门诊和住院患者，年龄最大78岁，最小20岁，糖尿病病程半年至35年不等。

糖尿病为慢性代谢性疾病，长期高血糖状态可引起全身血管及神经并发症，临床可出现心脑血管意外、眼底病变、周围神经病变、肾病、糖尿病足等，其发生除了高血糖之外，血管障碍和代谢障碍是上述血管神经病变发生的重要原因，改善血管及代谢障碍是治疗或延缓血管神经并发症的重要手段。

活血通络胶囊由三七、水蛭、川芎、延胡索、黄芪、琥珀、山楂、桂枝、冰片等组成。消渴病机本为阴虚燥热，热则阴血暗耗，日久每致瘀血内滞，瘀血不去，新血不生，故方中以三七、水蛭为君药，以血肉有情之品攻涤陈瘀；川芎、琥珀、山楂三味助君药以活血通络，共为臣药；气行则血行，且攻伐太甚易伤正气，故加补虚扶正黄芪、元胡理气止痛；且阴虚燥热，伤津耗气，日

久导致气阴两虚，黄芪补益肺脾肾之气，气能生津，共为佐药；气药血药皆偏燥性，更易生热，与组方宗旨不符，故加冰片佐其燥性。本方以祛瘀为主，辅以扶正之品，使瘀去新生，则病自愈。

现代药理研究证明，三七具有抗血小板聚集、降低心肌氧耗、镇痛、抗炎等作用；水蛭能抑制血小板聚集，改善血流变，降脂，消退动脉粥样斑块、增加心肌血流量，对肾缺血有明显保护作用；川芎能扩张冠状动脉，增加冠脉血流量，改善心肌供血及降低心肌氧耗等，能扩张脑血管，改善微循环、降低血小板表面活性，抑制血小板聚集等；延胡索可镇痛、镇静，扩张冠脉、扩张外周血管，提高血管缺氧能力；黄芪有降糖、利尿、消蛋白，抑制醛糖还原酶活性，保护心血管系统、降脂、抗氧化等作用；桂枝有利尿、强心、镇痛、镇静等作用。诸药合用，可有效保护心脑血管、周围血管及神经、肾脏等，镇痛利尿，防止或延缓糖尿病并发症的发生和发展，临床疗效肯定，值得临床推广应用。

病案 1：糖尿病合并周围神经病变

李某，男，65 岁，糖尿病病史 20 年，双下肢麻木、发凉、疼痛 6 年，查双下肢肌电图示双下肢腓总神经、胫神经等传导速度明显减慢，腓肠神经传导未引出，提示双下肢神经未重度损伤，在多家医院住院治疗，予以营养神经、改善循环、抗凝等综合对症处理，患者下肢症状改善不明显，于 2008 年来我院就诊。先以门诊治疗，给予活血通络胶囊，每次 6 粒，每日 3 次，口服。服药 1 月后复查双下肢肌电图，双下肢腓总神经、胫神经等传导速度较前改善，胫神经传导速度恢复至 35 m/s，后在我院内分泌科每年 2 次住院治疗，平时坚持服用活血通络胶囊，最近查双下肢肌电图神经传导速度恢复接近正常，下肢症状明显改善。

病案 2：糖尿病合并肾病（Ⅲ、Ⅳ期）

魏某，女，56 岁，糖尿病病史 3 年余，最早因糖尿病酮症入院，酮体转阴后予以胰岛素降糖，血糖达标后出院，出院后自行停用胰岛素，自行服用降糖药物（具体不详），出现反复低血糖，乏力难解，于 2011 年 4 月份再次入我科治疗，入院后查 24 小时尿蛋白定量 1125 mg，尿常规尿蛋白（＋＋＋），考虑糖尿病肾病临床蛋白尿期。舌质淡暗，苔少，脉沉细涩，为气阴两虚兼血瘀辨证分型。予以活血通络胶囊每次 6 粒，每日 3 次，口服，配合卡托普利 12.5 mg，每日 2 次，口服。1 月后复查 24 小时尿蛋白定量为 530 mg，继续巩固 1 月治疗，复查 24 小时尿蛋白定量 320 mg，继续守原方案治疗，最近查 24 小时尿蛋白定量控制在 200 mg 以内，仍坚持治疗中。

病案 3：糖尿病合并冠心病

张某，男，67 岁，糖尿病病史 15 年，阵发性心前区不适 5 年，在郑州市中医院查心电图提示广泛心肌缺血，每逢睡眠欠佳、劳累及情绪波动时即出现心绞痛发作，多次住院治疗，同时拒绝冠脉造影检查，平时服用硝酸酯类、阿司匹林等药物口服，仍时有心绞痛发作，于 2010 年就诊我科，门诊查心电图提示下壁、前侧壁心肌缺血，患者平时气短乏力，查舌质淡暗，苔少，脉沉细涩，辨证属于气阴两虚兼血瘀。予以活血通络胶囊，每次 6 粒，每日 3 次，口服。服药后患者气短乏力改善，心前区不适发作次数显著减少，服药 1 月后查心电图下壁及前侧壁心肌缺血较前改善，继续服药治疗，患者心绞痛未见有明显发作，心电图较前持续改善。

此外，活血通络胶囊临床对于血管硬化及斑块、糖尿病足、皮肤瘙痒及疼痛等疗效确切，不再一一赘述。

第四篇 学术论文

肝硬化腹水辨证治疗探析

孙 彬

本病主要责之于肝脾肾三脏功能失调，病延日久，肝脾虚损，进而肾虚则肝脾肾俱病。肾虚既不能温煦脾土，又不能滋养肝木，更促使肝脾俱虚，则气血瘀结于腹内，则形成肝硬化腹水。笔者现将临床辨治体会，介绍如下。

一、肝硬化早期

肝硬化是由慢性肝炎久治不愈而形成，或在慢活肝阶段，临床主要表现为，精神抑郁，体倦乏力，肝区隐痛，胸腹满闷或舌尖红、苔白腻或中心薄黄，脉沉弦或弦滑，肝功损害或正常。治宜舒肝健脾，脾健肝畅，则诸症缓解。

方用香砂六君子汤和逍遥散加减，以愈诸症和预防黄疸的发生。药用太子参 15 ～ 30 g，白术 10 ～ 15 g，茯苓 15 g，砂仁 6 g，半夏 10 g，陈皮 10 g，广木香 6 g，醋柴胡 15 g，郁金 10 g，醋香附 12 g，醋元胡 10 g，醋白芍 15 g，薄荷 10 g，败酱草 15 ～ 30 g。若慢活动性肝炎、肝功能不正常，有热象者，有无黄疸出现，均可加茵陈 15 ～ 30 g 以利胆消炎退黄或预防黄疸的出现。

二、肝硬化中期

早期迁延不愈或治疗不当，病情逐渐发展而致。临床主要表现为精神不振，体倦乏力，消瘦，面黄无泽，有蜘蛛痣，胸腹胀满，不欲食，恶心口干，肋下痛拒按，肝脾肿大，舌质红暗，舌苔腻少津或中心黄燥，脉沉弦或弦滑有力，肝功能损害较重。此期由于肝病日久瘀血阻于肝脾，病情较前为重。治宜舒肝理气健脾，酌加活血化瘀消癥之品。药用醋柴胡 15 g，醋白芍 15 ～ 30 g，醋香附 12 g，醋青皮 12 g，川楝子 10 g，陈皮 10 g，醋元胡 10 g，当归 15 g，薄荷 10 g，丹皮 10 ～ 15 g，太子参 30 g，白术 10 g，茯苓 15 g，丹参 15 ～ 30 g，鸡内金 10 ～ 15 g，穿山甲 10 g，龟甲 15 g，鳖甲 10 g，三棱 10 g，莪术 10 g。水煎服，或研细粉，每次 6 g，每日 3 次，冲服。若有黄疸热象者加茵陈 15 ～ 30 g，金钱草 30 g，败酱草 30 g。

三、肝硬化末期或肝硬化腹水期

此期为气血水同病，主要临床表现为腹胀大，青筋暴露，面色暗黄，唇干，尿少，大便干或溏，舌红少苔或无苔，或苔腻而黄燥，胸胁胀痛加剧，腹胀满，虚恭不畅或有出血倾向、肝功能严重损害、蛋白倒置等，病情危急。

治疗应十分慎重，除疏肝理气健脾外，须加行血利水之剂，根据中医“急则治标，缓则治本”原则，无尿或少尿时可用大戟、芫花、商陆等猛攻峻下之剂驱逐腹水，但不可多用。可攻补兼施，或缓下温利之剂。

药用太子参 15 ～ 30 g，白术 10 g，茯苓 15 g，泽泻 15 g，大腹皮 30 g，茯苓皮 30 g，冬瓜皮 30 g，生姜皮 30 g，猪苓 15 g，鸡内金 15 ～ 30 g，大黄 10 ～ 30 g，厚朴 10 ～ 15 g，枳实 10 ～ 15 g。若有黄疸热象者加茵陈 30 g、金钱草 30 g、白茅根 30 g。根据辨证加减，保持大便通畅，小便通利，结合西医支持等疗法，可应手而愈。此期关键在于从治疗气滞血瘀入手，以肝为本，以肾为标，脾为枢纽，疏肝健脾，见肝之病，当先实脾，软肝柔肝以收后效，愈后良好。

四、恢复期

肝硬化腹水治愈后，腹水消失，诸症缓解，肝功能基本正常，达到出院标准，球白倒置或持平、舌尖红、苔腻微黄、脉弦等。此期应以善后调理，谨守病机，遵《金匮要略》“见肝之病……当先实脾”的治疗大法以实脾为主、消积软肝为辅治疗。首先调理脾胃以康复，而后在实脾的基础上软肝消积而愈病。

药用太子参 15 ～ 30 g，白术 10 g，茯苓 15 g，半夏 10 g，砂仁 6 g，陈皮 10 g，广木香 6 g，茵陈 15 g，败酱草 15 g，金钱草 15 g，醋柴胡 15 g，醋香附 10 g，醋元胡 10 g，鸡内金 15 g，生姜 3 片，大枣 5 枚。水煎服，每日 2 次。调复肝脾，肝功渐复正常以实脾软肝丸而愈后，防止复发，致肝脾软化恢复正常，临床痊愈。药用太子参 30 g，白术 15 g，茯苓 30 g，炒扁豆 15 g，陈皮 15 g，莲子 30 g，薏苡仁 30 g，穿山甲 30 g，鳖甲 30 g，龟甲 30 g，鸡内金 30 g，三棱 15 g，莪术 15，灵脂 15 g，元胡 15 g。研粉为水丸，每次 6 g，每日 3 次，服 3 ～ 6 个月，一切正常，乙肝转阴者亦不少见。

五、体会

肝硬化和肝硬化腹水是由慢性肝炎（乙肝）久治不愈而形成。中医认为肝郁气滞，血行不畅，肝脉郁阻，则渐成症积为肝硬化，久则殃及脾肾，运化失职，水湿内停与血蕴结，痞塞中焦，腹部胀大而成臌胀，而瘀血内著则贯穿肝硬化腹水基本病理过程的始终。因此，《金匮要略》“见肝之病，知肝传脾……”为本病的病理机转；谨守病机，遵守“当先实脾”的治疗大法，在辨证的基础上健脾疏肝、清热利胆，软坚化积治疗肝硬化、慢性肝炎是其基本治法；又在辨证的基础上，重在活血化瘀，温通或清通利水是治疗肝硬化腹水的基本治则。若瘀化血行而气机通畅，则水湿分消，新血易生，精气渐存而愈后良好。实脾软肝而至康复，延年益寿。

糖尿病及其并发症辨治经验体会

孙　彬

一、中医对糖尿病（DM）的认识

中医对糖尿病的认识、病因病机历代各有阐述，但总以“阴虚燥热”为基本病理改变，病变涉及肺、脾胃、肾等脏腑。所以中医治疗糖尿病，历来均是根据上消、中消、下消的不同症状而选方遣药，虽然各有所侧重，但是“滋阴清热生津止渴”为基本治疗法则。但现在的糖尿病患者以典型的“三多一少”为主诉就诊者并不太多，大多数2型糖尿病患者罹患病数年而不知，早期的轻度症状未加重视或无明显症状，仅是在健康体检或就诊其他疾病，或者出现并发症时才被确诊。还有相当一部分患者就诊是经过胰岛素或口服降糖药治疗后，虽然在血糖、尿糖等方面控制比较理想，但患者主观症状仍未消除而求治于中医，对此类患者，见诸临床表现各异，如果再按照中医传统的滋阴清热法治疗是不符合临床实践的，必须另辟蹊径，中西合参，辨病与辨证相结合。

根据大多数糖尿病患者临床表现，多具有神疲乏力、气短身困、虚胖、足踝浮肿或日渐消瘦、容易感冒等正气虚弱的征象，经多年的临床研究，结合古今众多医家论述，认为“阴虚燥热”是糖尿病发病的实质，脾（肾）虚是糖尿病不能治愈的根本，血瘀是糖尿病并发症的关键，提出了治疗糖尿病以益气健脾为主，常与以下治法相互配合的五大法则。

（一）益气健脾、清热泻火法

以四君子汤、人参白虎汤加减。

常用药物：人参 6 ～ 15 g，生白术 10 ～ 15 g，茯苓 10 ～ 30 g，生山药 15 ～ 30 g，生栀子 10 ～ 15 g，生石膏 15 ～ 60 g，知母 10 ～ 15 g 等。以扶正祛邪、邪正兼顾为主。

（二）益气健脾、养阴生津法

以黄芪汤、玉泉丸加减。

常用药物：生黄芪 15 ～ 50 g，白干参 10 ～ 15 g，北沙参 15 ～ 30 g，石斛 15 ～ 30 g，西洋参 6 ～ 10 g，生地 10 ～ 30 g，麦冬 15 ～ 30 g，花粉 15 ～ 30 g，玄参 10 ～ 30 g，葛根 15 ～ 30 g 等。有益气健脾、养阴生津之效。

（三）益气健脾、补肾填精法

以归脾汤、参苓白术散、六味地黄汤加减。

常用药物：红参 6 ～ 15 g，白术 10 ～ 15 g，云苓 15 ～ 30 g，山药 15 ～ 30 g，山萸肉 10 ～ 15 g，五味子 10 g，熟地 15 ～ 30 g，泽泻 10 ～ 15 g，首乌 15 ～ 30 g，肉苁蓉 15 ～ 30 g，益智仁 10 ～ 15 g，桑螵蛸 10 ～ 15 g。

（四）益气健脾、芳化和中法

以七味白术散、兰香饮子加减。

常用药物：党参 15 ～ 30 g，苍术 10 ～ 15 g，云苓 10 ～ 15 g，山药 15 ～ 30 g，花粉 10 ～ 15 g，藿香 10 ～ 15 g，木香 6 ～ 10 g，佩兰 15 ～ 30 g，蔻仁 6 ～ 10 g，砂仁 6 ～ 10 g，紫苏 10 ～ 30 g，薏苡仁 15 ～ 30 g 等。

（五）益气健脾、活血化瘀法

以四君子汤、桃红四物汤、逐瘀汤之类加减。

常用药物：人参 6 ～ 15 g，白术 10 ～ 15 g，云苓 15 ～ 30 g，山药 15 ～ 30 g，当归 15 ～ 30 g，赤芍 10 ～ 15 g，白芍 15 ～ 30 g，川芎 10 ～ 30 g，丹参 15 ～ 30 g，桃仁 10 ～ 15 g，红花 6 ～ 15 g，鸡血藤 15 ～ 30 g，三七粉 1 ～ 2 g，水蛭 10 ～ 15 g 等。

总之，临床上证型繁多，体质各异，兼症杂陈，辨证论治以益气健脾为主，配以养阴、清热等以上五法治疗糖尿病，使血糖达标，缓解或消除症状，稳定血糖，提高患者的生活质量，疗效比较满意。

二、糖尿病常见症状的治疗

（1）面部烘热或全身燥热、烦躁、失眠等，在辨证论治的基础上，合镇肝息风汤加减。常用药物：生白芍15～30 g，天冬15～30 g，川牛膝15～30 g，代赭石15～30 g，云苓15～30 g，麦芽15～30 g，玄参15～30 g，川楝子10～15 g，龟甲10～30 g，茵陈15～30 g，生龙牡各15～30 g，茯神15～30 g，炒枣仁15～30 g，生栀子10～15 g。

（2）皮肤瘙痒者，加白蒺藜10～15 g、地肤子15～30 g、白藓皮10～15 g、防风10 g、芦根15～30 g、蝉蜕10 g。

（3）身困、面部虚浮、下肢足踝浮肿或水肿者，加泽泻15～30 g、茯苓皮15～30 g、猪苓15～30 g、大腹皮15～30 g、冬瓜皮15～30 g、防已10 g、车前子15～30 g、桂枝6～10 g、椒目3～6 g。

（4）尿黄、尿急、尿频、尿痛者，加生地15～30 g、木通10 g、竹叶10 g、扁蓄15 g、瞿麦15 g、滑石20 g、金钱草30 g、白茅根15～30 g。

（5）夜尿频多或淋漓不尽失控者，加桑寄生15～30 g、益智仁10～15 g、桑螵蛸10～15 g、可加补中益气汤。

（6）女患者会阴部瘙痒者，加苦参30 g、蛇床子30 g、黄柏30 g、川椒10 g、明矾10 g、双花30 g，会阴部熏洗显效。

（7）大便干燥、便秘者加火麻仁10～15 g、郁李仁10～15 g、首乌15～30 g、当归15～30 g、生白芍15～30 g或番泻叶3～6 g。

（8）血糖顽固不降者，重加人参白虎汤，据日本汉医药理研究，该方有明显降血糖作用。如肥胖痰湿热内蕴者，重用芳香化湿、燥湿、化痰药物，如苍术、佩兰、薏苡仁、木香、天竺黄、胆南星等；减肥重用木瓜、竹茹等。

（9）视物模糊不清者，重用川芎、白芷、菊花、茺蔚子、密蒙花、谷精草。

（10）阳事减退或阳痿者，加仙茅、淫羊藿、阳起石、海狗肾等药。

三、糖尿病慢性并发症的治疗

如前所述，“阴虚燥热”是糖尿病发病的实质，脾（肾）虚是糖尿病不能治愈的根本，血瘀是糖尿病并发症的关键。

查阅古代文献有关消渴病或糖尿病的治疗中，未发现活血化瘀法治疗本病的记载，糖尿病发展到一定程度，尤其是合并慢性血管及神经病变等伴有瘀血表现，诸如肢体疼痛、麻木，皮肤颜色青紫，心前区疼痛，疼处固定不移，面部晦暗，半身不遂，妇女闭经，舌质暗紫，有瘀血斑、瘀点，舌下脉络青紫、怒张等。结合现代研究，血瘀与糖尿病血管病变关系密切，瘀血是形成血管病变的重要病理基础，所以提出血瘀是糖尿病并发症的关键和活血化瘀法治疗糖尿病并发症的重要法则。

（一）合并心血管病变

以瓜蒌薤白白酒汤、生脉饮加减。药用丹参、川芎、赤芍、桃仁、红花、香附、玄胡等。

（二）合并脑血管病变

以补阳还五汤加减：如桑枝、桑寄生、鸡血藤、白附子、菖蒲、远志、全虫、白僵蚕、功劳叶、千年健、狗脊等药。

（三）合并肾病

该并发症治疗漫长，需医患合作，树立信心，延缓向终末期肾病的发展。本病病机复杂，治疗棘手，如辨证确切，也有不少病例治愈或者延缓生命，令人满意。

（1）糖尿病肾病（DN）早期（Ⅰ、Ⅱ、Ⅲ期），蛋白尿不消、肾功能正常者，重用生黄芪 30 ～ 60 g、生山药 15 ～ 50 g、益母草 15 ～ 30 g、白茅根 30 g（鲜品 50 g）、芡实 10 ～ 15 g、金樱子 10 ～ 15 g、冬虫夏草等益肾固本药。中成药有百令胶囊。

（2）DN 肾功能异常蛋白尿、血尿者，加白茅根 30 ～ 50 g 或鲜者 300 g、小蓟 15 ～ 30 g、侧柏叶 15 ～ 30 g、生地榆 30 ～ 50 g。

自拟方：消蛋止血方：生黄芪 30 g，生地 30 g，竹叶 10 g，焦栀子 12 g，生地榆 15 ～ 30 g，茜草 15 g，益母草 15 ～ 30 g，泽泻 10 g，小蓟 15 ～ 30 g，山萸肉 15 g，五味子 10 g，甘草 6 g。效果最快者 15 剂，

慢者 100 余剂。

（四）合并周围神经病变

多以补阳还五汤加减：鸡血藤、丝瓜络、海风藤、威灵仙等。中成药：祥鹤脑安胶囊。

（五）合并视网膜病变

在辨证的基础上多用川芎 15 ～ 30 g、菊花 10 ～ 15 g、谷精草 10 ～ 15 g。眼底出血者加大小蓟各 15 g、茜草 10 ～ 15 g、三七粉 1 ～ 2 g，1 日 2 次，冲服。

四、体会

血瘀是糖尿病并发症的关键，关于瘀血发渴的机理，唐容川在《血证论》一书中论述也很明确，“瘀血在里则口渴，所以然者，血与气本不相离，内有瘀血，故气不得通，不能载水津上升，是以发渴，名曰血渴，瘀血去则不渴矣”。虽然古代的消渴不完全等同于现在的糖尿病，然而古人的这些认识对研究糖尿病并发症不无启发，而且贴近某些现代研究，所以是可以借鉴的，故此提出瘀血是糖尿病并发症的关键。

消渴舒汤治疗糖尿病159例临床观察

孙 彬

依据中国中医药学会消渴病（糖尿病）专业委员会第三次工作会议（1992年5月18日山东明水）通过的“消渴病（糖尿病）中医分期辨证与疗效评定参考标准”，进行分期辨证。笔者从1993年至1995年采用自拟消渴舒汤治疗非胰岛素依赖型糖尿病（NIDDM）、Ⅰ、Ⅱ期之气阴两虚证、燥热伤阴证、阴虚燥热证患者159例，取得较为满意的疗效，现总结如下。

一、一般资料

本组159例，男71例，女88例，年龄最大者76岁，最小者38岁，平均年龄52.5岁，病史最长16年，最短2个月。本组病例均系按WHO提出的糖尿病暂行诊断标准确诊的NIDDM患者，并按“消渴病（糖尿病）中医分期辨证”的门诊患者。

二、治疗方法

自拟方消渴舒汤方药组成：红参10～15 g、白术10～15 g、云苓15～30 g，生山药15～30 g、花粉15～30 g、北沙参15～30 g、麦冬15～30 g、生地15～30 g、地骨皮15～30 g、丹皮10～15 g、山萸肉15～30 g、泽泻10～15 g、五味子10～15 g、黄连6～10 g。

燥热伤阴或阴虚热盛明显者加：生石膏15～30 g、知母10～15 g、生栀子10～15 g。

用法：每日 1 剂，水煎约 300 mL，早晚服，1 个月为一疗程，连续服药 1 ～ 3 个疗程，待血糖降至正常范围或接近，能坚持用药者，隔日 1 剂，再连服 3 个月或半年以上。不能坚持服汤药者，即服愈糖舒康胶囊（纯中药）半年或 1 年以上。服西药降糖药 2 个月以上效果不明显者可加服以上方药，疗效满意。

三、疗效评定标准

结合我院及患者实际情况，按中国中医药学会消渴病（糖尿病）专业委员会通过的“消渴病（糖尿病）中医分期辨证与疗效评定参考标准”中的部分标准，也是对患者治疗中总体的评定标准，选择其中标准如下。

（1）临床缓解中的①④⑤项即：①空腹血糖 <6.1 mmol/L，餐后 2 小时血糖 <8.3 mmol/L；④临床症状消失；⑤体重向标准方向发展。

（2）显效中的①④⑤项即：①空腹血糖 <7.22 mmol/L，餐后 2 小时血糖 <10.08 mmol/L；④症状明显减轻；⑤体重向标准方向发展。疗程内体重趋向标准体重 >2 kg（偏瘦者体重增加 2 kg）。

（3）有效中的①③⑤项即：①空腹血糖 <8.3 mmol/L，餐后 2 小时血糖 <11.1 mmol/L；③临床症状有所减轻；⑤体重向标准方向发展。

（4）无效：各项指标达不到上述要求标准。

四、治疗结果

本组病例显效 103 例，占 65%（其中有 3 例达到临床缓解，1 例病史 2 个月，服药 1 年病情稳定；1 例病史 3 个月，服药 1 年半，至今稳定；1 例病史 4 个月，服药半年，至今稳定，不再单独统计，亦计在显效内）；有效 32 例，占 20%；无效 24 例，占 15%；总有效率 85%。在治疗中无一例症状加重或恶化，即是无效的病例中，临床症状均有不同程度的好转与控制，生存质量有所提高，体质精神均有改变。

五、讨论与体会

糖尿病属中医学“消渴病”的范畴，根据发病机理，本着辨证论治的原则，辨病与辨证相结合，便于发现糖尿病的治疗规律，探索有效方剂。依据多年的临床实践，通过大量病例调查筛选，选方用药，自拟“消渴舒汤”为治疗2型糖尿病气阴两虚、燥热伤阴、阴虚燥热的基本方剂。方以红参、白术、云苓、生山药、花粉健脾益气、培土生金以醒脾肺，气运津布，四气流畅；北炒参、生地、麦冬、地骨皮、丹皮养阴滋水，肺气清津液四布，阴以得养，燥以得润，滞以得行；萸肉、泽泻、五味子、黄连、地骨皮、丹皮滋肾养阴、生水（精）除蒸，以清泻三焦之底火；另加生石膏、知母、生栀子以清胃除燥泻心肾之火。共达一补一泻，一升一降、一敛一清、一滋一利，一温一凉，补而不腻，运而不滞，温而不热，凉而不寒之功效；共成益气健脾、养阴生津、清热润燥、滋水除烦之妙方。紧扣病机，捕捉病位，使2型糖尿病患者得到满意的疗效。心得体会：①此法能使患者体质恢复较好较快，症状控制、改善较好，用药一个月，体重一般可增加2～3公斤，血糖下降较快。一般连服15～20天血糖开始下降，1～3月可降至正常或接近正常范围，达到显效或有效的标准；即使长期用西药降糖药物效果不明显的患者，加服以上方药治疗，效果亦很明显，可使血糖下降、症状改善，同时可减少西药的用量，防止血糖反跳，使血糖控制较好，维持时间较长，偶遇因其他因素血糖反跳者，如法再服上方，仍可得到较好控制。②其不足是患者连服汤药，往往不能过长时间的坚持，所以一般1～3个月，待血糖降到控制标准、症状改善后，改为隔日1剂，再巩固1～3个月治疗（根据患者意见和病情），同时口服“愈糖舒康”中成药治疗巩固半年或一年，坚持服药，血糖控制较好，体质也好。在服药期间，稳定病情较的患者，亦可停服所有中西药物，让患者充分休息一段时间，以防药物伤胃等不良反应，使其脏腑综合代谢功能得到恢复，注意饮食、体育锻炼。如复发，依上法用药治疗，仍可控制，继续稳定。③用此治疗方药，对患病后就诊早、病程短的患者效果好，症状改善快，体质恢复好，特别是血糖降下来后稳定的时间长，血糖反跳间隔时间也较长，还可停服中西药一段时间，根据情况再服药维持治疗。少部分患者血糖控制稳定后长达半年、1年，或其中间血糖反跳1次、2次，或1年以后反跳者，再用此法治疗还可稳定者亦有之，12年完全停药者亦有之，是否能算临床治愈，有待评价。④回顾性追踪用此治疗方法或单服“愈糖舒康”的患者，追踪观察部分患者5年、10余年、20余年者，均未出现任何并发症。所以，此治疗方药可能有协同西药治疗并预防并发症的作用，还有待进一步研究。但要研究预防并发症的药物恐怕很难，因周期长，一方一药可能须十年、几十年的追踪观察研究，甚至于需要几代人的工作，所以用该方药治疗的患者回顾性追踪观察未见出现并发症，是否说明有预防并发症作用，还有待证实。

从脾论治糖尿病浅析

孙 彬 孙 彪

一、源流

脾虚则健脾，健脾则补气，益气是其补法的一种，补气药大多以入脾经为主，益气也即健脾益气。健脾治疗糖尿病，可上溯至张仲景的《伤寒杂病论》《金匮·消渴篇》的白虎加人参汤方，以清热为主，益气为辅，其降糖功效和配伍意义，已经现代研究证实，作为治疗糖尿病的基本方剂之一。

晋唐时期，临床医学显著发展，消渴的治法渐趋完备，诸如养阴、生津、补肾、填精、理肺、运脾、清热、解毒、活血、渗湿、温阳均已随证运用，但益气健脾也是其中一个重要方面。《备急千金要方》消渴门载方 32 首（单方不计），其中用人参 6 方、用黄芪 2 方、参芪合用 2 方，即 31% 的方子中都用了人参或黄芪。

至宋代，随着医疗实践的不断发展，开始出现以益气健脾为主治疗消渴的方剂，由于疗效确切，得以一直流传，沿用至今。诸如七味白术散，方用人参、白术、茯苓、藿香、木香、甘草各一两，葛根二两。原出钱乙《小儿药证直诀》，治脾胃久虚吐泻不止，后世用治消渴收效卓著。张洁古、李东垣、赵献可、张景岳、喻嘉言、张石顽等，对本方都很推崇。《医宗金鉴》等书把本方作为治疗消渴的常用方剂。四君子汤、参苓白术散等在消渴中也被广泛应用。

明清以后，不少医家侧重于理论的阐发，对消渴以脾气虚弱立论，倡导益气健脾以治者，代不乏人。

戴元礼谓："三消，得之气之实，血之虚，久久不治，气尽虚，则无能为力矣""心肾二消，宜用黄芪六一汤或参芪汤，吞八味丸或玄菟丸，或小菟丝子丸"。

赵献可云："脾胃既虚，则不能敷布其津液，故渴。其间纵有能食者亦是吸虚引谷自救……惟七味白术散、人参生脉饮之类，恣意多饮，复以八味地黄丸滋其化源，消渴之证，多由于元气不升，此方乃升元气以上渴者也，方中以黄芪为主。"

近代治疗糖尿病最有影响者，北京名医施今墨，亦力倡益气健脾之法。施氏云："三消之表现，仅为糖尿病的一个方面，不容忽视的是：糖尿病患者大多具有气短神疲，不耐劳累，虚胖无力或日渐消瘦等正气虚弱的征象……气虚之征的出现，系因脾失健运，精气不升，生化无源之故耳。脾者喜燥恶湿，一味应用甘寒苦寒，滋阴降火，常使脾功受损，中焦不运造成患者气虚更趋严重，病情迁延不愈。因此治疗糖尿病除滋阴清热外，健脾补气实为关键一环。"

祝谌予教授在强调辨证论治的前提下，认为本病是"本虚标实"，从肺、脾（胃）、肾三脏着手治疗，就把"脾"从传统的"肺、胃、肾"论治中突显了出来，在分为五型治疗中，气阴两型为第一。

路志正教授认为，对脾肾阴虚、肢体倦怠，汗出无力神疲嗜卧者，则配以四君子汤、补中益气汤等，健脾益气以资化源……，消渴病就正气而言，始于胸中大气衰少，从邪气而论，发于胃中燥热炽盛……壮火实气。故扶正之法，应贯穿于本病的治疗始终……阴虚燥热是消渴病的又一共性，而益气养阴、增液润燥健脾益肾则为治疗本病的重要原则。值得注意的是治疗本病，不可过用寒凉、滋腻之品。

吕仁和教授认为糖尿病微血管病变早期的基本病机为"气阴两虚、脉络瘀阻"，治则应以"益气养阴活血化瘀为主"，也提出了"益气健脾"为前提的主要治法。

二、应用

综观古今文献，在糖尿病的治疗中健脾益气多与以下治法互相配合用于临床。

（1）益气健脾、清热泻火。张仲景立白虎加人参汤，扶正祛邪、邪正兼顾，至今沿用不衰。《三因极一病证方论》古瓦汤、六神汤，《金匮翼》消渴方等均是以此法为主。

（2）益气健脾，养阴生津。《备急千金要方》黄芪汤。消渴名方玉泉丸，以参芪苓草益气健脾；麦冬、乌梅养阴生津；花粉、葛根清热正属此类。

（3）益气健脾，补肾填精。《备急千金要方》填骨煎、宜补丸，《古今录验》花苁蓉丸，《世医得效》双补丸等。

（4）益气健脾，芳化和中。其法始自《内经》，为兰香饮子，生津甘露饮子，七味白术散之用藿香、木香，亦是此意。

（5）益气健脾，活血化瘀。活血化瘀药治疗消渴，多有当归、丹参，亦有五灵脂（竹笼散）等，《证治准绳》竹叶黄芪汤是以参芪益气、四物活血，辅以竹叶石膏等清热药而成，为后世所习用。

近代祝谌予教授创制降糖活血方，亦用黄芪、山药等益气健脾药以增疗效。吕仁和教授研制的止消通脉宁治疗糖尿病微血管病变亦主张益气活血。

（6）近代由于对糖尿病的中医分型尚不完全统一，证型繁多，辨证论治以益气健脾为主所配伍养阴、清热等法，治疗糖尿病的临床报道亦不少见，不再赘述。

三、体会

明代李挺《医学入门·消渴》曾明确指出："治渴初以养肺降心，久则滋肾养脾……然心肾皆通于脾，养脾则津液自生。"若视其燥热阴伤而概以寒凉泻火之药，则内热未除，中寒复生，脾气益虚，形成恶性循环。因此，在临床上主张"从脾论治，益气健脾"应当作为该病的一项基本治疗法则。任何一种特定的疾病，虽然在其发展中可以出现多种症候，但作为一个疾病本身，都具有特定的病因、病位、病机、病势的发展转化规律。全面准确地认识疾病的发展规律，在治疗上就可以高屋建瓴，把握全局。糖尿病的病机，传统的认识多从阴津液耗、燥热偏盛立论，但验于临床，糖尿病普遍地存在着脾虚气弱的表现。虽有元气虚乏、阴火内生、火热亢盛、耗散元气的不同，都可用益气健脾来治疗，根据症状佐以滋阴、清热、泻火、益肾、涩精等，以滋其化源，结合临床辨证论治，可以益气健脾之四君子汤为主加减治疗，临床加减不再赘述。所以，自拟消渴舒汤以益气健脾、养阴生津、清热润燥、滋水除烦，治疗 NIDDM 159 例取得了满意的疗效。

从目前来看，益气健脾在糖尿病中应用日渐广泛，也是一个有力的证明。对于因虚生热者，可以收到澄本清源之效;对于因热致虚者，亦有补偏救弊之功，对于无症可辨或无明显益气健脾气弱征象的糖尿病患者，也可相机运用健脾法则。既然本法符合糖尿病的基本病机，在临床上就不必拘泥于“虚则补之”之说，待虚象毕露方才使用。根据《内经》“治未病”治疗思想和《金匮要略》“见肝之病……当先实脾”的范例，恰当及时地使用本法，可以先安未受邪之地，提高机体的抗病能力，预防糖尿病并发症，使病势得到遏制，病程得到缩短，机体的阴阳气血早日恢复正常。

再谈从脾论治糖尿病

孙 彬

糖尿病属中医“消渴”范畴。《内经》称之为“消渴”“消瘅”，根据发病因素和临床表现的不同而有“肺消”“膈消”“消中”等名称的记载。后世医家在临床实践中根据本病多饮、多食、多尿之“三多”之症状的主次又分为“上消”“中消”“下消”三种类型。病机属阴虚燥热，阴虚为本、燥热为标，治疗多以滋润寒凉之品为主用于临床。若“三多”症状明显者，则症状改善及疗效满意，但是停药后易复发，不能长期巩固疗效。尚有一些糖尿病患者症状不明显，应用西药血糖控制不达标，病程迁延，血糖不稳，导致并发症的存在，疗效也不满意。近年来，查阅大量的古今资料，反复研讨，并经临床实践验证，认为本病当属气虚阴亏、虚热内蕴、升降失常，气虚为本、升降失常为标。临床治疗以健脾益气为主，辅以滋阴清热、升清降浊，疗效满意，现将点滴体会整理如下。

一、糖尿病的病机多为脾气虚弱

消渴之病机，先贤多以燥热阴虚治疗，然旗之患者，常能改善症状，若稍过投清热养阴之品，反见腹胀纳呆、液尿增多等症，尿糖及血糖改善甚微。近年来本人遵以脾气虚为辨治，多获佳效。

认为燥热阴虚者，乃“三多”症状之直观成因，实非其病机实质，就“消谷善饥、渴而多饮”而论，虽然为胃热津亏所致，但未言及胃热津亏本质。脾主运化，起运化输布之功能，为人体气机升降之枢纽。脾胃无虚则饮食如常，水谷能化生精微，并使之“若雾露之溉”，洒陈于五脏六脏、四肢百骸、肌肉皮毛，令物质与功能转换生生不息，脏腑安定，病无由生。今患者脾气虚弱，既不能如常运化水谷化生之精微，并使食气郁而化热；又不能为胃行其津液，而另胃阴不足。故燥热阴虚之本，实脾虚失运所致，因此，“消谷善饥”乃脾虚不运、浊气久郁、邪热为害所致；“消渴多饮”乃脾虚不能散精所致。不健脾益气复其运化输布之功，但论其邪热阴伤，与扬汤止沸何异？小便量多而糖漏出实为脾虚胃弱所致。《灵枢·口问》篇指出:“中气不足，溲便之变。”中医认为溲乃“津液之余者”，为人体水液之“浊中之浊者”，而“浊中之清者”藏于肾，复化气而上升至肺，更成为人体精微之组成部分。今言其变，当理解成小便量之多少，色味及小便中有精微物质——糖类从此排出。因此，糖尿病之小便量多，味甘甜尿，糖呈阳性，实是脾虚胃弱所致。

血糖升高且反跳，不能稳定达标，也是脾虚所然。《灵枢·觉气》篇指出:“中焦受气取渍，变化而赤是为血”。可知血乃源于脾胃之水谷精微，然水谷精微要变化成气血，别其清浊必靠脾气之升清才能使之各循常道而运，必将清浊蒙混，无形之精气与有形之浊物相杂，随浊流循浊道而注于下，故脾虚而至糖尿病缠绵难愈。

综上所述，虽言阴虚燥热之表现，但是追其本溯其源，乃由脾气虚弱所致，故《素问》称之为“脾瘅”。《素问·奇病论篇第四十七》曰：“夫五味入口，藏于胃，脾为之行其精气，津液在脾……肥美之所发也，此人必数食甘美而多肥也，肥者令人内热，甘者令人中满，故其上溢，转为消渴。治之以兰，除陈气也。”

二、从糖尿病主症谈脾气虚弱

糖尿病主症以多饮、多食、多尿、形体消瘦为特征，常伴有疲乏无力、神差肢软等症状（“三多”症不明显的患者常见之症）。由于津液从尿中大量流失，患者呈现一派津液亏耗的阴虚之象，单从多饮、多食来看，津液来源并非不足，所以说此种津亏阴虚是由气化不足所致，正如陈修园所说:“虽彼既以津液为重，一由气化，一由火至。”糖尿病口渴多饮是因为津液亏耗所致，津液既由气化所生，生化不足，纵喝水再多，也不能化生津液；津液不能输送敷布全身，纵喝水再多，也不能解决口干口渴。中焦气化不足，水液食物入胃，不能化津生液，敷布全身，只能从尿中排出。故多尿一症溯本求源也因此产生。魏荔彤在《金匮要略方论本义》里的一些话，对此作了形象的概括说明："口舌干裂，求救于水，水入气不足运，随波逐流，直趋而下，饮多溲多，无补于渴。"多食善饥一症，也是由于中焦气化不足，不能化生津液气血供机体所用，而停留于气化的某一阶段，进入尿液，随尿液而排出体外，故机体始终处于营养不足的饥饿状态，虽多食予以补充，但气化不全，也难为所用，不能生肌肉，反见消瘦、疲乏无力、神差肢软等。总之，将糖尿病主症进行由表及里，从局部到整体的细微分析，不难看出，糖尿病的主要病机是脾气虚弱、气化不全所致。

三、糖尿病施治应以健脾益气为主

糖尿病治疗近年来突破了以滋阴清热法指导临床的观念，提出了"从脾论治、主肾论治、从肝论治"等法则。综观古今文献，在糖尿病治疗中，以健脾益气为主，并多与以下治法互相配合用于临床。

（一）健脾益气，清热泻火

张景乐立白虎加入参汤，扶正祛邪、标本兼顾，至今应用不衰。《三因极一病证方论》左瓦汤、六神汤，《金贯翼》消渴方等均是以此法为主。

（二）健脾益气，养阴生津

《备急千金要方》黄芪汤、玉泉丸，以参芪苓草健脾益气，麦冬、乌梅、花粉、葛根养阴生津清热。

（三）健脾益气，补肾填精

《备急千金要方》填骨煎、宜补丸；《古文录验》花苁蓉丸，《世医得救》双补丸等。

（四）健脾益气，芳化和中

其法始自《内经・素问》首先提出了治疗消渴"治之以兰，除陈气也。"兰即兰草，即今之中药佩兰，气味芳香，归脾胃经，具有芳香醒脾、化湿和中之功效，善治湿阻脾胃之证，由此可见《素问》首倡"从脾论治"的灼见。

（五）健脾益气，活血化瘀

活血化瘀治疗消渴，多有当归、丹参，亦有五灵脂（竹笼散）等。《论治准绳》竹叶黄芪汤以参芪益气、四物活血，辅以竹叶石膏等清热而成，为后世所习用。

近代祝谌予教授创降糖活血方，也用黄芪、苍术等健脾益气药以增强疗效，吕仁和教授研制止消通脉宁治疗糖尿病微血管病变也主张益气活血。山东程益春教授自拟降糖饮（生黄芪、白术、山药、葛根、黄精、枸杞、花粉等），治疗100例患者，总有效率79%，明显高于对照组。四川张发荣教授对2型糖尿病临床表现为施浊中阻、脾胃虚弱等证型者多采用健脾化湿法，常用药为苍术、白术、茯苓、泽泻、猪苓、藿香、法半夏、鸡内金等。吾等变多有报道糖尿病从脾论治，主要以健脾益气为主：脾气健则运化有权，精微四布，口渴、消瘦、乏力诸症自除；脾气健则统摄有权，则多尿之症自除。

中西医结合防治糖尿病之优势

孙 彬 孙晓娜

多年临床大量病例治疗观察体会如下。

一、控制血糖

迅速降糖是其西药的特点，目前临床上口服降糖药有磺胺类、双胍类、α－糖苷酶抑制剂、噻唑烷二酮类、瑞格列奈类等，从不同的机制上发挥降糖作用，降糖作用强，起效快效果得到临床的肯定。根据糖尿病患者的临床表现和实验室检查指标进行个体化选药、个体化治疗，使血糖达标，但不能突然停药，停药后血糖会迅速反跳，另某些药物每年有 5% ～ 10% 的继发失效；有些患者因不能耐受其不良反应而被迫停药；还有些患者虽然血糖达标，但患者的口渴、疲乏倦怠、麻木等症状无改善作用或改善较慢。这就需要加服中医中药辨证治疗，以减少西药的某些不良反应，改善症状，恢复体力，逐步减少西药的用量，稳定血糖，防止血糖反跳，取得部分患者直至停用西药数月或数年的良好效果。许多学者的研究表明，单味及复方中药可通过促进胰岛素分泌、改变和调理内环境的平衡、降低胰岛素的水平、提高胰岛素受体数目，增强胰岛素的作用、延缓肠道对糖的吸收等多个途径降低中度以下升高的血糖疗效甚佳，但对血糖水平高的患者其降糖作用不明显。也有的患者单用中药降糖作用也很快，甚至 3 ～ 5 年内不用西药。单纯中药治疗，血糖控制也很好，这可能与患者体质个体化有关。但总体来看，西药降糖快，血糖易反跳，不易稳定或稳定时间短；中药降糖慢，可防止血糖反跳，改善症状，恢复体力，防治并发症，稳定血糖，延缓血糖反跳时间有着良好的效果。所以中西医结合治疗能起到较好的降糖和稳定血糖的作用。

二、降血脂，改善血液循环

糖尿病患者由于胰岛素相对或绝对不足造成葡萄糖吸收和利用障碍，脂肪异常分解代谢功能，随病情的发展、血液中脂肪分解产物增多而清楚减少。研究及临床观察得知血糖水平与血脂异常程度密切相关，目前认为，慢性高血糖状态下，脂肪代谢异常与脂蛋白的氧化、糖基化有关。降血脂与降血糖的快慢密切相关，对糖尿病血管并发症有一定的防治作用。在降糖降脂的同时要改善血液循环，糖、脂长期不降则形成“瘀”，“瘀”是其中医特色的病理概念，其本质是“血行失度”。凡因血脉瘀滞不畅导致的临床症候均为“瘀血证”。临床观察有些糖尿病患者舌质紫暗、淡暗、瘀斑、瘀点或舌下静脉瘀滞曲张，面部瘀斑或小腿、双足皮肤无光瘀暗变色、粗糙、瘀血点等。所以在降糖降脂的同时要注意糖尿病血瘀证，早期采用活血化瘀的方法，改善血液循环、防止血管神经等并发症的发生。

三、改善胰岛素抵抗，重视糖尿病前期

及时治疗糖尿病前期，延缓糖尿病的发生非常关键，至关重要。胰岛素抵抗指血液中高于正常浓度的胰岛素不能引起低于正常生物效应，表现为胰岛素的敏感性和反应性降低。胰岛素抵抗是2型糖尿病的显著特征。糖尿病前期（ICT阶段）在临床上尤为常见，或体检时发现或就诊其他疾病时发现。在作OGTT试验后确诊为糖尿病前期，应引起我们医务人员及患者的高度重视。临床发现很多内科医师只是告诉患者“饮食控制一点，注意就可以了”，未能引起患者及家属的高度重视，以致较快的发展为糖尿病。应将控制饮食、体育锻炼等方法告诉患者，严格要求、严格控制、定期检查血糖，不能很好达标者，一定早期中西药干预治疗，能起到事半功倍的作用，延缓糖尿病的发生或终止糖尿病的发生。临床上大量的IGT患者是糖尿病的后备军，应引起我

们医务人员的高度重视，使其胰岛素抵抗及 IGT 阶段良好的逆转。

四、改善症状，防治并发症

我们采用如下五法在不同的阶段从不同角度辨证论治，运用中西医结合的方法控制血糖、稳定血糖、调理体质、调理代谢紊乱、降低血脂，缓解或解除患者的三多症状、少气乏力、疲劳倦怠、腰膝疲软、头晕嗜睡、肢体麻木、刺痛、视力下降、模糊不清等症状，在防治并发症方面作用突出，如糖尿病肾病、尿路感染、视网膜病变及周围血管神经病变等疗效显著。

五、临床应用，五大法则

根据多年的临床研究，结合古今文献众多医家论述，认为“阴虚燥热”是糖尿病发病的实质，脾（肾）虚是糖尿病不能治愈的根本，血瘀是糖尿病并发症的关键。我们在中西医结合糖尿病的治疗中以健脾益气为主，常与以下治法相互配合用于临床。

（一）益气健脾，清热泻火法

以四君子汤、人参白虎汤加减，常用药物：人参、白术、云苓、生山药、生地、黄连、黄柏、生栀子、生石膏、知母等，以扶正祛邪，邪正兼顾为主。

（二）益气健脾，养阴生津法

以黄芪汤、玉泉丸加减，常用药物：生黄芪、白干参、西洋参、生地、麦冬、花粉、玄参、葛根等，有益气健脾、养阴生津之效。

（三）益气健脾，补肾填精法

以归脾汤、参苓白术散、六味地黄汤加减，常用药物：红参、白术、云苓、山药、山萸肉、五味子、熟地、泽泻、首乌、肉苁蓉、益智仁、桑漂蛸等。

（四）益气健脾，芳化和中法

以七味白术散、兰香饮子加减，常用药物：党参、苍术、云苓、山药、花粉、藿香、木香、佩兰、蔻仁、砂仁、紫苏、薏苡仁等。

（五）益气健脾，活血化瘀法

以四君子汤、桃仁四物汤、逐瘀汤之类加减，常用药物：人参、白术、云苓、山药、当归、赤芍、生白芍、川芎、丹参、桃仁、红花、鸡血藤等。

总之，临床上证型繁多，辨证论治以益气健脾为主，配以养阴、清热等方法治疗糖尿病及其并发症的临床报道亦不少见，不再赘述。

六、体会

（1）临床上我们主张从“脾论治、益气健脾”应作为该病的一项基本治疗法则，根据症状佐以清热、滋阴、泻火、和中、益肾、涩精等以滋其化源，应用五法进行辨症治疗。

（2）中西医结合优势与展望：中药无论是单味药还是复方制剂，其在防治糖尿病及并发症中的地位和作用是不容忽视的。中药的降糖作用较西药口服降糖药弱而缓，且临床经验不同，药物配伍不同而疗效不同。而西药不同类的降糖药物机理明确，降糖作用快，但若突然停药血糖易反跳。但中西医结合运用互相发挥之长处，弥补互相之不足，临床上取得了满意显著的疗效，给患者带来了良好的福音。但中西医结合运用作用不是二者的简单相加，我们可以看到，每一种糖尿病的并发症目前都有许多学说来解释其形成的原因，由此可见，其形成并非单一的因素作用结果，而是多种因素长期作用所形成的，这也就是发挥作用的内部因素所在。目前，临床上应从每一类药中筛选，选出针对性强、作用强的药物，用于临床治疗，充分发挥中西药之优势。

中西医结合治疗50例中风后遗症

孙 彬 张文学

一、临床资料

共收治50例,其中男31例、女19例;年龄50岁以下9例,51～60岁18例、61岁以上23例。病程最短3个月，最长2年，伴有冠心病者19人，伴糖尿病者11人,有高血压病史者34人,有脑出血后遗症18人,有脑梗死后遗症32人。偏瘫程度：肌力0级者20人，Ⅰ～Ⅱ级者21人，Ⅲ级以上者9人。

二、治疗方法

基础方:黄芪45～80 g，当归18 g，川芎15 g，桃仁15 g，红花15 g，全虫12 g，地龙15 g，水蛭9 g，郁金12 g，丹参24 g，川贝9 g，鸡血藤30 g，桑枝15 g。

痰湿盛者加海浮石15 g、天竺黄12 g，肾虚者加菟丝子15 g、川断15 g，肝阳上亢者加勾藤30 g、石决明20 g。西药给肌内注射胞磷胆碱250 mg，每日1次。

三、疗效标准

治愈：肢体肌力Ⅳ～Ⅴ级，言语流利，生活可以自理者；显效，肢体肌力提高Ⅰ级以上，生活基本可以自理者；有效，肢体肌力提高Ⅰ级以上，生活不能自理者；无效，肢体肌力无改变或病情加重者。

四、治疗结果

治愈19例，显效21例，有效9例，无效1例。

病案举例：张某，男，55岁，1987年12月7日患中风，在外院治疗三个月，但仍遗留有左侧偏瘫。1988年3月18日来我院治疗，查左上肢肌力0级，左下肢肌力Ⅰ级，口角向右歪斜，伸舌左偏。舌暗红苔白厚腻，脉沉。给基础方加天竺黄12克，肌内注射胞磷胆碱250 mg，每日一次，共治疗55天，左上肢肌力恢复至Ⅳ级，左下肢肌力Ⅴ级，生活可以自理，病愈出院。

五、体会

中风后遗症主要是由于气血亏虚，血行不畅，筋脉痹阻而形成的本虚标实之症。故设益气活血通络法来治疗本症，选用黄芪、当归、川芎、桃仁、红花、丹参、郁金益气活血，川贝、水蛭、全虫、地龙祛痰通络；配桑枝、鸡血藤养血舒筋，并用胞磷胆碱营养脑细胞，改善脑代谢，促使运动功能恢复，诸药配合运用，相得益彰，故收到了较好的疗效。

中医治疗肝硬化及其腹水的临床体会

孙 彬

肝硬化、肝硬化腹水属于中医“鼓胀”范畴，根据脏腑气血病机学说，肝硬化腹水主要责之肝脾肾三脏功能失调。肝藏血，性喜条达而恶抑郁，肝气郁结，脾胃运化失职，升清降浊失常，清浊相混，壅于中焦，隧道不通，气血水不行，故腹胀大。病延日久，肝脾虚损，进而肾虚、则肝脾肾俱病。肾虚既不能温煦脾土，又不能滋养肝木，更促使肝脾俱虚。故气血水游结于腹内，则形成肝硬化腹水。

诊断标准按1990年第六次全国病毒性肝炎学术会议制订的《病毒性肝炎诊断标准》。本着西医辨病、中医辨证和中西医结合，衷中参西，谨守中医病机，对本病立出基本治则和治疗方法，便于临床总结，探讨出治疗规律，以利临床应用掌握的原则而进行立法治疗。现将临床应用体会介绍于下，供同道斧正。

一、肝硬化早期

肝硬化是由慢性肝炎久治不愈而形成，或在慢性活动性肝炎阶段，临床主要表现为精神抑郁，体倦乏力，肝区隐痛，胸腹满闷，嗳气厌油，纳差，面色暗黄无泽，舌质瘀暗或舌尖红，苔白腻或中心薄黄，脉沉弦或弦滑，肝功能损害或正常。

治疗以疏肝健脾、脾健肝畅，则诸症缓解，饮食增加，病易康复。正如《金匮要略》曰：“见肝之病，当先实脾……”以控制肝硬化的病情发展，达到实脾软肝，以愈肝病，肝功能恢复正常，预防肝硬化腹水的发生。

方药以香砂六君子汤和逍遥散加减以愈诸症和预防黄疸的发生。基本方：太子参15～30 g，白术10～15 g，云苓15 g，砂仁6 g，半夏10 g，陈皮 10 g，广木香 6 g，醋柴胡 15 g，郁金 10 g，醋香附 12 g，醋元胡 10 g，醋白芍 15 g，薄荷 10 g，败酱草 15 ～ 30 g。

慢活肝、肝功能不正常、有热象者、有无黄疸出现，均可加茵陈 15 ～ 30 g、金钱草 15 ～ 30 g，以利胆退黄或预防黄疸的出现。

二、肝硬化中期

早期迁延不愈或治疗不当，病情逐渐发展而致。临床主要表现为精神不振，体倦乏力，消瘦，面黄无泽，有蜘蛛痣，胸腹胀满，不欲食，恶心口干，胁下痛拒按，肝脾大，舌质红暗，舌苔腻少津或中心黄燥，脉沉弦或弦滑有力，肝功能损害较重。此期由于肝病日久，瘀血阻于肝脾，病情较前为重。

治疗以疏肝理气健脾，酌加活血化瘀消之品。方药：醋柴胡 15 g，醋白芍 15 ～ 30 g，醋香附 12 g，醋青皮 12 g，川楝子 10 g，陈皮 10 g，醋元胡 10 g，当归 15 g，薄荷 10 g，丹皮 10 ～ 15 g，太子参 30 g，白术 10 g，云苓 15 g，丹参 15 ～ 30 g，内金 10 ～ 15 g，山甲 10 g，龟甲 15 g，鳖甲 10 g，三棱 10 g，莪术 10 g。水煎服，或研细粉，每次 6 g，日 3 次，冲服。有黄疸热象者加茵陈 15 ～ 30 g、金钱草 30 g、败酱草 30 g，

三、肝硬化末期或肝硬化腹水期

此期为气血水同病。主要临床表现为腹胀大，青筋暴露，面色暗黄，唇干，尿少，大便干或溏，舌红少苔或无苔，或苔腻面黄燥，胸胁胀痛加剧，腹胀满，虚恭不畅或有出血倾向，肝功严重损害，蛋白倒置等，病情危急。

治疗应十分慎重，除疏肝理气健脾外，须加行血利水之品，根据中医急则治标、缓则治本原则，无尿或少尿时可用大戟、芫花、商陆等猛攻峻下之剂驱逐腹水，但不可多用。可攻补兼施，或缓下温利之剂。方药：太子参 15 ～ 30 g，白术 10 g，云苓 15 g，泽泻 15 g，大腹皮 30 g，茯苓皮 30 g，冬瓜皮 30 g，生姜皮 30 g，大白 10 g，猪苓 15 g，内金 15 ～ 30 g，大黄 10 ～

30 g，厚朴 10 ～ 15 g，枳实 10 ～ 15 g。有黄疸热象者加茵陈 30 g、金钱草 30 g、白茅根 30 g。

根据辨证加减，保持大便通畅，小便通利，结合西医支持疗法，可应手而愈。此期关键在于从气滞血瘀入手，以肝为本，以肾为标，脾为枢纽，疏肝健脾，见肝之病，当先实脾，软肝柔肝以收后效，愈后良好。

四、恢复期

肝硬化腹水治愈后，腹水消失，诸症缓解，肝功能基本正常，达到出院标准。此期应以善后调理，谨守病机，遵《金匮》“见肝之病当先实脾”的治疗大法，以实脾为主、消积软坚为辅治疗，首先调理脾胃以康复，而后在实脾的基础上软肝消积而愈病。方药:太子参 15 ～ 30 g，白术 10 g，云苓 15 g，半夏 10 g，砂仁 6 g，陈皮 10 g，广木香 6 g，茵陈 15 g，败酱草 15 g，金钱草 15 g，醋柴胡 15 g，醋香附 10 g，醋元胡 10 g，内金 15 g，生姜 3 片，大枣 5 枚。水煎服，日 2 次。肝功能渐复正常以实脾软肝丸而愈后，防止复发。方药：太子参 30 g，白术 15 g，云苓 30 g，炒扁豆 15 g，陈皮 15 g，莲子 30 g，薏苡仁 30 g，穿山甲 30 g，鳖甲 30 g，龟甲 30 g，内金 30 g，三棱 15 g，莪术 15 g，五灵脂 15 g，元胡 15 g。研粉为水丸，每次 6 g，日 3 次。服 3 ～ 6 个月，一切正常，乙肝转阴者亦不少见。

五、体会

肝硬化腹水是由慢性肝炎（乙肝）久治不愈而形成。中医认为肝郁气滞，血行不畅，肝脉郁阻，则渐症积为肝硬化，久则殃及脾肾，运化失职，水湿内停与血蕴结，痞塞中焦，腹部胀大而成臌胀。而瘀血内蓄则贯穿肝硬化腹水基本病理过程的始终。因此，《金匮要略》“见肝之病，知肝传脾……”为本病的病理机转;谨守病机，遵守“当先实脾”的治疗大法，在辨证的基础上健脾疏肝、清热利胆，软坚化积治疗肝硬化、慢性肝炎是其基本治法;又在辨证的基础上，重在活血化瘀，温通或清通利水是治疗肝硬化腹水的基本治则。

若瘀化血行而气机通畅，则水湿分消，新血易生，精气渐丰而愈后良好。实脾软肝而至康复，延年益寿。

孙彬教授运用实脾软肝饮治疗肝硬化经验

苏艳秋　孙晓娜　孙　彬

肝硬化（hepatic cirrhosis）在组织学上被定义为以纤维化和正常肝脏结构转变为结构异常结节为特征的弥漫性过程。流行病学资料表明，肝硬化影响全球数亿人，居全世界成年人死亡的常见原因的第14位（肝硬化导致每年死亡约103万人）。最新的指南将肝硬化分为代偿期和失代偿期，代偿期肝硬化主要表现为全身症状、消化道症状等，如乏力、食欲减退、恶心、呕吐、腹胀、腹痛、腹泻、凝血功能障碍等。在我国，肝硬化大部分为病毒性肝炎肝硬化，主要为乙肝肝硬化和丙肝肝硬化。对于肝硬化的治疗，西医常规治疗为抗病毒治疗，虽然可以改善症状，延缓病情发展，但是服药后副作用较多，且停药后症状易反弹，甚至出现肝衰竭等严重并发症。孙彬教授总结自身行医经验拟定了分期论治肝硬化，不仅能有效改善患者临床症状，提高患者生存质量，并且无毒副作用，甚至能逆转早期肝硬化进程。

一、肝郁脾虚

肝硬化是一种由各种致病因素长期作用下形成的慢性疾病，其形成大概需要数年至数十年。因此，肝硬化的发病就是患者的机体是由繁盛走向虚衰的过程，久治不愈，反复迁延，正气也逐渐衰弱，患者开始出现体倦乏力、精神萎靡、情绪不高、腹部胀满、纳差、腹泻、甚则肝区隐痛等症状。舌尖红，苔白腻或舌中部薄黄，脉沉弦或弦滑，肝功能或正常或不正常。这时候为肝硬化的早期，肾未至虚，肝郁脾虚为关键，治宜疏肝健脾。《金匮要略》言:“见肝之病，知肝传脾……”，此期当严守“疏肝实脾”的治疗大法，脾土得以统摄运化，肝木得以调达舒畅，使得脾健肝畅，以期治疗或逆转早期肝硬化、延缓病情进展。

方用自拟方实脾软肝饮加减，药用：党参 15 g、白术 15 g、茯苓 15 g、炒白扁豆 20 g、莲子心 10 g、炒薏苡仁 20 g、炒鸡内金 30 g、元胡 10 g、郁金 10 g、香附 15 g、柴胡 15 g、木香 10 g、甘草 6 g。若舌苔薄黄者，可以加用茵陈 30 g、金钱草 30 g、虎杖 15 g 利湿退黄;若肝功能异常者，可加用垂盆草 15g、鸡骨草 15g、叶下珠 15g 等保肝降酶。

二、肝郁脾虚兼血瘀

早期肝硬化治疗不当，病情进一步加重，肝气郁结，脾胃运化失常，血液生化乏源，全身气机运行不畅，血脉运行不利，以致肝郁脾虚兼血瘀。《藏象学说》认为血液充足、脉道通利为气血正常运行的前提，而主司气血生化之源的脾胃功能失调,疏发全身气机的肝脏功能受损,势必出现血脉受阻而致瘀。此时，肝硬化患者主要表现为消瘦、全身乏力、精神萎靡不振、脘腹胀满、恶心干呕、腹泻、纳呆、口干、胸胁胀满疼痛。舌质暗红，苔黄腻或舌中厚黄腻，脉沉弦。肝功能受损严重，肝脾脏触诊可发现肝脾大，部分患者出现蜘蛛痣，口腔、鼻腔黏膜出血。治宜疏肝健脾、活血化瘀,旨在延缓病情进展,改善患者临床症状。

药用：党参 15 g、白术 15 g、茯苓 20 g、炒白扁豆 20 g、莲子心 10 g、炒薏苡仁 20 g、穿山甲 10 g、醋鳖甲 10 g、醋龟甲 10 g、炒鸡内金 30 g、醋三棱 10 g、醋莪术 10 g、元胡 15 g、郁金 10 g、香附 15 g、柴胡 15 g、木香 10 g、甘草 6 g，以疏肝健脾利湿，活血化瘀软坚。腹胀者可加厚朴 30 g、枳实 20 g 行气消痞除胀;恶心干呕者可加生姜 9 g、姜半夏 12 g 以降逆止呕;黏膜下出血者，加白茅根 30 g、白及 10 g 凉血止血；黄疸者，加茵陈 30 g、垂盆草 15 g、金钱草 30 g 以清热利湿退黄。

三、气虚血瘀

气虚血瘀型患者多见于失代偿期患者，即肝硬化晚期。此期患者的特点为多虚多瘀，气、血、水同病，肝、脾、肾俱损，唐宗海在《血证论》中云："夫载气者，血也；而运血者，气也"，即我们所说的"气为血之帅，血为气之母"。此时正气虚衰，气机失调，气血乏源，水湿泛溢，气血失和，以致临床多表现为脘腹胀满疼痛、胁肋部胀满疼痛加剧、乏力、面色晦暗、唇干色暗，大便干或溏，小便黄、少，舌质暗，舌底脉络迂曲，少苔或无苔，脉弦弱。重者腹部胀大，青筋暴露，大便黑，呕血，甚则累及周边脏器，出现蛋白尿等。肝功能受损严重，黄疸加重，小便可呈砖红色或酱油色，出现低蛋白血症、门静脉高压症、食管胃底静脉曲张破裂出血、肝性脑病、肝肾综合征、感染等一系列严重并发症。治疗上宜益气活血化瘀、疏肝健脾利水，以改善患者不适症状，提高患者生存质量，延长生命周期。

药用党参 15 g、黄芪 30 g、白术 15 g、茯苓 20 g、炒白扁豆 20 g、炒薏苡仁 20 g、穿山甲 10 g、醋鳖甲 10 g、醋龟甲 10 g、炒鸡内金 30 g、醋三棱 10 g、醋莪术 10 g、元胡 15 g、郁金 10 g、香附 15 g、柴胡 15 g、木香 10 g、泽泻 20 g、猪苓 15 g、桂枝 10 g、陈皮 15 g、甘草 6 g，以益气活血化瘀，疏肝健脾利水，兼软坚散结。腹胀者可加厚朴 30 g、枳实 20 g 行气消痞除胀；食管胃底静脉曲张破裂出血者，加白茅根 30 g，白及 10 g 凉血止血以保护胃黏膜；黄疸重者，着加茵陈 30 g、垂盆草 15 g、金钱草 30 g 以清热利湿退黄。

孙彬教授将肝硬化分为三种类型进行施治，基础方均为自拟方——实脾软肝饮，药物组成为：党参、白术、茯苓、炒白扁豆、莲子心、薏苡仁、穿山甲、醋鳖甲、醋龟甲、炒鸡内金、醋三棱、醋莪术、元胡、郁金、香附、柴胡、木香、泽泻、猪苓、桂枝、甘草，实脾软肝丸是以四君子汤为基础方，即党参、白术、茯苓、甘草。四者为君益气健脾，扶助正气，《黄帝内经》曰"正气存内，邪不可干"；柴胡、郁金、元胡、香附、木香为臣，均可入肝经，以疏肝理气、化瘀止痛，且郁金又有清肝利胆之效；炒白扁豆、莲子、薏苡仁、炒鸡内金健益脾胃，兼可利湿化水增强脾胃运化之力；佐以穿山甲、鳖甲、龟甲软肝散结，泽泻、猪苓以助君药利水；大黄、三棱、莪术、桂枝、甘草均为使药，以活血破血逐瘀，消积散结止痛；全方君臣佐使俱全，共奏益气健脾、疏肝理气、活血化瘀散结之功。本方很好地阐述了中医治病“未病先防、既病防变”的学术思想。

结语：肝硬化为消化系统常见病、多发病，病情危重，死亡率高。面对西医治疗不良反应大，停药易反弹的弊端，可以充分发掘中医的优势。中医为我国的传统医学，中医不仅有中药，还有针灸、拔罐、针刀、埋线、穴位贴敷、耳针等特色治疗，这些对治疗肝硬化都有很好的疗效。

补肺益肾丸治疗慢性阻塞性肺疾病稳定期肺肾两虚证临床观察

郭志生　孙　彬　赵润杨

慢性阻塞性肺疾病（COPD）呈进行性发展，反复发作、病情不断加重，患病率高，死亡率高，严重影响患者的劳动能力和生活质量，给家庭及社会带来了沉重负担，已成为一个重要的公共卫生问题，目前居全球死亡原因的第4位。COPD可分为急性加重期与稳定期，对稳定期进行合适的处理，可有效地延缓和遏制病情的进一步发展，COPD稳定期的治疗目的是减轻症状，阻止病情发展，缓解或阻止肺功能下降，改善活动能力，提高生活质量。补肺益肾丸为本院院内制剂，具有补肺固肾之功。笔者观察了补肺益肾丸对COPD稳定期（肺肾两虚证）患者肺功能及生活质的影响，现报道如下。

一、临床资料

（一）诊断标准

（1）COPD稳定期诊断标准，参照《慢性阻塞性肺疾病诊治指南》：根据临床表现、危险因素接触史、体征及实验室检查资料综合分析确定。稳定期是指COPD患者咳嗽、咳痰、气短等症状稳定或症状轻微。

（2）肺肾两虚证辨证标准：参照《慢性阻塞性肺疾病中医诊疗指南（2011版）》：①喘息，气短，动则加重；②乏力，或自汗，动则加重；③易感冒，恶风；④腰膝酸软；⑤耳鸣，头昏或面目虚浮；⑥小便频数、夜尿多，或咳而遗溺；⑦舌质淡、舌苔白，脉沉细或细弱。

（二）纳入标准

纳入标准：①符合COPD稳定期诊断标准；②符合肺肾两虚证辨证标准；③严重程度分级为Ⅱ～Ⅳ级；④年龄45～75岁；⑤取得患者知情同意。

（三）排除标准

排除标准：①COPD急性加重期患者；②合并支气管哮喘、支气管扩张、肺结核、肺部真菌感染、肺癌等及其他肺部原发性疾病；③严重程度分级为Ⅰ级者；④合并心、肝、肾等严重原发性疾病患者；⑤合并肿瘤或精神病患者；⑥对本药物成分过敏者。

（四）一般资料

观察病例为2010年5月～2011年12月在本院门诊就诊的COPD患者，共102例，采用随机方法分为观察组和对照组各51例。观察组男30例，女21例；年龄53～71岁，平均（66.5±6.9）岁；病程5～19年，平均（12.4±3.6）年；严重程度分级：Ⅱ级15例，Ⅲ级20例，Ⅳ级16例。对照组男28例，女23例；年龄55～70岁，平均（67.3±6.7岁）；病程4～20年，平均（12.9±3.8）年；严重程度分级：Ⅰ级17例，Ⅲ级21例，Ⅳ级13例。2组患者性别、年龄、病程、病情程度等经统计学处理，差异均无显著性意义（$P>0.05$），具有可比性。

二、治疗方法

（一）对照组

参照《慢性阻塞性肺疾病诊治指南》给予西医常规处理方法，依照本院治疗方法给予支气管舒张剂以及相应糖皮质激素，并根据患者实际病情以及个体差异进行个体化治疗；同时在对患者进行治疗期间配合院内统一的护理方案以及相应的健康教育宣教。

（二）观察组

在对照组治疗基础上给予补肺益肾丸口服，药物组成：干地黄、山茱萸、五味子、淫羊藿、菟丝子、贞子、怀牛膝、蛤蚧等，用量比例为30∶12∶9∶10∶10∶9∶12∶1。由本院制剂室加工成丸剂，每天3次，每次4粒。3月为1疗程。观察1疗程。并进行1年后的随访观察。

三、观察指标与统计学方法

（一）观察指标

1. 肺功能

记录治疗前后患者第1秒用力呼气容积（FEV_1）、FEV_1/用力呼气量（FEV_1/FVC）的变化。

2. BODE指数

BODE指数包括体重指数（BMI）；气流阻塞程度（degree of airflow obstruction）：用FEV_1占预计值百分比（FEV%）表示；呼吸困难（dyspnea）：采用英国医学研究委员会呼吸困难量表（MMRC）评价患者呼吸困难程度组成多因素分级系统；运动能力（exercise capacity，E）：根据6分钟步行距离（6MWD）测定。

以上4个变量分值相加得到每个患者的BODE指数评分，总分为0～10分。分数越高，表明患者状况越差，预后不良。

3. 症状、体征分级量化

见表4-1。

4. 急性发作次数

电话或门诊随访1年内急性发作次数。

表4-1　症状、体征分级化表

症状	正常	轻（1分）	中（2分）	重（3分）
咳嗽	无	白天间断咳嗽，不影响工作和生活	白天咳嗽或见夜间偶咳，尚能坚持工作	昼夜咳或阵发，影响工作和生活

续表

症状	正常	轻（1分）	中（2分）	重（3分）
咯痰	无	昼夜咯痰 10 ～ 50 mL	昼夜咯痰 50 ～ 100 mL	昼夜咯痰 100 mL 以上
喘息	无	偶发，不影响睡眠或活动	喘息日夜可见，尚能坚持工作	喘息不能平卧，影响睡眠及活动
气短	无	感气短	气短，活动加剧	明显气短，影响工作生活
自汗	无	偶有自汗或见于进食时	自汗振作，身感有汗	常有自汗、湿衣，动则明显
易感冒	无	偶有	常有，可自愈	迁延不愈
耳鸣	无	偶感	时有	常有
腰膝酸软	无	偶感	时有	常有

（二）统计学方法

采用 SPSS17.0 统计分析软件，计量资料以（$\overline{X} \pm s$）表示，采用 t 检验，计数资料采用 x^2 验。

四、疗效标准与治疗结果

（一）疗效标准

参照《中药新药临床研究指导原则（试行）》制定。临床控制：临床症状和体征大部分消失，证候积分减少≥ 95%；显效：临床症状和体征大部分消失，证候积分减少≥ 70%；有效：临床症状和体征部分好转，证候积分减少≥ 30%；无效：临床症状和体征未有好转或加重，证候积分减少 <30%。

（二）2 组临床疗效比较

见表 4-2。总有效率观察组 86.3%，对照组 64.7%，2 组比较，差异有显著性意义（$P<0.05$）。

表 4-2　2 组临床疗效比较

组别	n	临床控制	显效	有效	无效	总有效率（%）
对照组	51	0	10	23	18	64.7
观察组	51	0	19	25	7	86.3[①]

与对照组比较，① $P<0.05$

（三）2 组治疗前后肺功能、呼吸肌功能变化比较

见表 4-3。治疗后对照组 FVC、FEV_1、FEV_1/FVC 呈下降趋势，观察组则呈上升趋势，观察组各指标与治疗前比较，差异均有显著性意义（$P<0.05$）；治疗后观察组 FVC、FEV_1、FEV/FVC 均优于对照组，差异均有显著性意义（$P<0.05$）。

表 4-3　2 组治疗前后肺功能、呼吸肌功能变化比较（$\bar{x}\pm s$）

组别	n	时间	FEV_1（L）	FVC（L）	FEV_1/FC（%）
对照组	51	治疗前	60.9 ± 12.18	2.55 ± 1.08	54.2 ± 5.17
		治疗后	58.2 ± 11.84	2.48 ± 1.16	53.5 ± 4.04
观察组	51	治疗前	61.2 ± 11.77	2.52 ± 1.13	54.5 ± 5.26
		治疗后	65.1 ± 11.48[①②]	3.11 ± 1.17[①②]	57.1 ± 5.19[①②]

与治疗前比较，① $P<0.05$；与对照组治疗后比较，② $P<0.05$

（四）2 组治疗前后 BODE 指数评分比较

见表 4-4。对照组 BMI、6MWD、BODE，观察组 BMI、FEV_1%、MMRC、6MWD 和 BODE 评分，与治疗前比较，差异有显著性或非常显著性意义（$P<0.05$，$P<0.01$）；观察组 FEV_1%、MMRC 和 6MWD、BODE 评分低于对照组，与对照组比较，差异有显著性或非常显著性意义（$P<0.05$，$P<0.01$）。

表 4-4 2 组治疗前后 BODE 指数评分比较（x̄±s，n=51）分

组别	时间	BMI	FEV1%	MMRC	6MWD	BODE
对照组	治疗前	0.56±0.18	2.13±0.42	1.87±0.65	1.95±0.68	6.77±0.72
	治疗后	0.53±0.17②	2.02±0.44	1.75±0.50	1.77±0.46①	5.65±0.82①
观察组	治疗前	0.57±0.20	2.16±0.45	1.91±0.73	1.88±0.75	6.74±078
	治疗后	0.51±0.16②	1.87±0.41①③	1.47±0.44②④	1.43±0.42②④	4.85±0.74②④

与治疗前比较，① P<0.05，② P<0.01；与对照组治疗后比较，③ P<0.05，④ P< 0.01

（五）2 组治疗前后症状体征评分比较

见表 4-5。治疗后 2 组各项症状体征评分均降低（P<0.01），观察组各项症状体征评分均低于对照组（P<0.01）。

表 4-5 2 组治疗前后症状体征评分比较（x̄±s，n=51）分

症状	对照组		治疗组	
症状	治疗前	治疗后	治疗前	治疗后
咳嗽	2.13±0.27	1.08±0.46①	2.21±0.32	0.64±0.35①②
咯痰	2.24±0.31	1.12±0.55①	2.18±0.29	0.56±0.37①②
喘息	2.17±0.29	0.89±0.36①	2.08±0.27	0.44±0.25①②
气短	1.85±0.32	0.92±0.34①	1.88±0.26	0.46±0.28①②
自汗	1.78±0.26	0.83±0.32①	1.75±0.28	0.35±0.22①②
易感冒	2.05±0.31	0.94±0.37①	2.11±0.30	0.52±0.30①②
耳鸣	1.75±0.26	1.02±0.35①	1.72±0.28	0.35±0.27①②
腰膝酸软	1.95±0.33	1.14±0.39①	1.90±0.31	0.46±0.29①②

与治疗前比较，① P<0.01；与对照组治疗后比较，② P<0.01

（六）1 年内急性发作次数比较

在随访期间对照组平均急性发作（3.10±0.75）次，观察组为（1.70±0.54）次，2 组比较，差异有非常显著性意义（$P<0.01$），观察组急性发作次数少于对照组。

五、讨论

COPD 是以气流受阻为特征的疾病，稳定期临床可表现为咳嗽、咯痰、气短、呼吸困难等。2003 ～ 2004 年有学者对我国 7 个地区 20 245 名成年人进行调查，显示我国 40 岁以上人群中男性 COPD 患病率为 12.4%，女性为 5.1%，总患病率为 8.2%，其患病率之高，同比 1992 年的调查患病率增加了近 3 倍。随着年龄增加，男女患病率均呈上升趋势。COPD 的发病机制非常复杂，发病病因多与吸烟、环境污染、气道高反应性、儿童时期下呼吸道感染以及遗传因素等方面有关，发病机制与肺部对有害气体或有害颗粒的异常炎症反应有关。治疗方面主要有避免暴露于危险因子、药物治疗、长期家庭氧疗、康复治疗及外科手术治疗，但目前这些治疗措施存在一定副作用及局限性，且不能阻断肺功能下降速度。

COPD 多属于中医学“咳嗽”“喘病”“肺胀”等范畴。稳定期患者多数患病时间较长，邪毒入肺络，久恋不去，致使肺虚，如进一步发展，久病必累及肾，进而导致肺肾两虚证，肺失主气，肾不纳气，可见呼吸短促难续，动则尤甚，运动耐力下降，使气促日益加重。故临床治疗多以补肺肾为主，以达到扶正祛邪的目的。补肺益肾丸中重用干地黄以滋补肾阴，山茱萸补益肝肾，五味子滋肾、生津，菟丝子、女贞子补肝肾、益精髓，怀牛膝补肝肾、强筋骨，淫羊藿补肾壮阳、以阳中求阴，蛤蚧补肺益肾、定喘止嗽，山茱萸、五味子酸涩，入肾经，收敛固涩以纳气平喘。全方共奏滋阴补肾、纳气定喘之功。

本研究结果显示采用补肺益肾丸治疗后，COPD 患者咳嗽、咯痰、喘息、气短等症状、体征评分显著下降，患者 FVC、FEV_1、FEV_1/FVC 获得了改善，提示了补肺益肾丸有改善 COPD 患者临床症状和肺功能的作用。

BODE 指数由体重指数、气流阻塞程度、呼吸困难指标和运动能力 4 个维度构建，较 FEV_1% 预计值更准确及全面地评价 COPD 患者的病情严重程度并对预后进行有效分析。本研究结果显示补肺益肾丸能降低 BODE 指数及 FEV_1、MMRC 和 6MWD 3 个维度评分，提示了补肺益肾丸改善了呼吸道症状和肺功能，增加了患者活力。

缩阴症一例治验

孙　彬　　张文学

王某，男，42 岁，农民。1988 年 10 月 12 日初诊。

患者于 3 个月前房事后突然出现阴茎、阴囊内缩，少腹拘急疼痛，大汗淋漓，约 20 分钟后症状自行缓解。此后每次房事后均出现上述症状，久治不愈。来诊时自述近 1 月来若情欲冲动，则阴茎、阴囊内缩，少腹抱急疼痛，查舌质淡，苔薄白，脉沉细。证属寒邪客于厥阴，阴筋失养。选用暖肝煎加减以温补肝肾，行气逐寒。方药：肉桂 6 g、乌药 9 g、枸杞 12 g、当归 12 g、木香 9 g、白芍 6 g、附子 6 g（先煎）。9 剂水煎服。10 月 30 日二诊，能与妻同床休息，但房事后仍有阴茎、阴囊轻微内缩，少腹拘急不舒，效不更法，上方加吴茱萸 6 g 以增强暖肝逐寒之功。药进 10 剂，患者欣喜来告，所患痛苦消除，病情痊愈。随访 1 年，未见复发。

按：足厥阴肝经："其脉之直者……循阴股，入毛中，过阴器，抵少腹。"其别者"循胫上睾，结于茎。"缩阴症最早见于《内经》，从病因来看，有寒、热及情志三种因素。本例患者为寒邪客于厥阴，阴筋失养，拘急挛缩，睾丸内缩而致。故选用暖肝煎加附子、吴茱萸以温补肝肾，行气逐寒，加白芍以柔肝止痛，缓解拘急，药证相符，故获良效。

愈糖舒康胶囊对糖尿病大鼠肾脏胶原非酶糖化的影响

孙 彬　王倩嵘　孙晓娜

以往的研究表明，中药复方制剂愈糖舒康胶囊对实验性糖尿病大鼠肾脏功能损害有明显的改善作用，临床应用也有良好的效果，但其作用机制尚不完全清楚。近年研究证明，糖尿病高糖环境下的蛋白非酶促糖基化在糖尿病肾病发生发展过程中起重要作用。本研究从主要对糖尿病大鼠肾脏组织非酶促糖基化的影响来探讨愈糖舒康胶囊改善糖尿病肾脏病变的机制，并与氨基胍进行对照。

一、材料与方法

（一）材料

链脲佐菌素、Ⅳ型胶原酶、5-HMF 标准品、氨基胍均为美国 Sigma 公司提供；羟脯氨酸标准品为英国 BDH 公司提供；愈糖舒康胶囊由河南中医学院第二附属医院制剂室提供；雄性 Wistar 大鼠由河南医科大学实验动物中心提供。

（二）实验动物模型建立

体重 170 ～ 200 g 的雄性 Wistar 大鼠 80 只，先随机分为 2 组，即正常（CN）20 只，糖尿病组（diabetes mellitus，DM）60 只，DM 组按 40 mg/kg 体重尾静脉注射链脲佐菌素（溶于 0.1 mol/L，pH4.5 柠檬酸缓冲液中，冰箱保存新鲜配制），CN 组尾静脉注入等体积柠檬酸缓冲液。两周后注射链脲佐菌素组中血糖持续稳定大于 16.7 mmol/L 尿糖呈强阳性，尿量超过 CN 组动物 50% 的大鼠选为糖尿病实验动物。2 周后随机分为 3 组：糖尿病组（DM）20 只，糖尿病氨基胍组

（DM+A）20 只，糖尿病愈糖舒康胶囊组（DM+J）20 只；愈糖舒康胶囊用药量为生药 18 g/（kg・d），氨基胍用量为 100 g/（kg・d），均为灌胃给药，CN 组、DM 组同时灌服蒸馏水。在给药治疗后 6 周、12 周麻醉动物，腹主动脉采血测血糖，摘取双侧肾脏。

（三）肾皮质胶原提取液的制备

参照 Tina soulis-Liparota 报告的方法。取各组大鼠经腹主动脉放血处死，迅速游离一侧肾脏，浸泡于冷生理盐水，除去外被组织及脂肪，滤纸吸干，置 -70 ℃保存。取肾皮质 0.5 g 制备组织匀浆，加入 5 mL 氯仿/甲醇（2 ∶ 1）恒温振荡过夜。次日加 2 mL 甲醇、0.5 mL 甲醇及 0.5 mL 蒸馏水重复洗 3 次，再加入 0.4 mol/L Hepes 缓冲液，放置 4 ℃冰箱过夜。第 2 天离心，并将沉淀颗粒悬浮于含Ⅳ型胶原酶的 Hepes 缓冲液中，37 ℃振荡 24 小时。离心后的上清液即为被胶原酶消化的肾皮质胶原。

（四）测定方法

（1）消化液蛋白含量的测定：用福林芬蛋白定量法。

（2）胶原含量的测定：用氨胺 T 氧化法进行消化液中羟脯氨酸含量测定，再乘以因子 7.14，即为胶原含量。

（3）5-HMF 释放测定：参照 Harry Rosenberg 报道的方法。

（4）胶原相联荧光测定（AGEs）：用日本 MPF-4 型荧光分光光度计测定。

（五）统计学处理

所有数据的统计处理均采用计算机程序处理，结果以均数 ± 标准差的方式表示。

二、结果

（1）一般情况及血糖变化：DM 大鼠在实验期间明显出现多饮、多尿、多食、体重增长缓慢等糖尿病症状。氨基胍治疗组和愈糖舒康胶囊治疗组上述症状有所减轻。DM 大鼠血糖含量 6 周和 12 周均明显高于 CN 组，DM ＋ A 组大鼠血糖明显高于 CN 组（$P<0.01$），则与 DM 组比较无明显差异（$P<0.05$）。DM+J 大鼠血糖也明显高于 CN 组，而与 DM 组比较也有明显差异（$P<0.01$），与 DM+A 组相比（$P<0.05$），说明愈糖舒康胶囊中有一定的控制血糖作用，并

优于氨基胍。

（2）各组大鼠肾脏皮质胶原含理情况：DM 大鼠肾脏皮质胶原含量较 CN 大鼠组明显增加，而 DM+A 组和 DM+J 组明显低于 DM 组（P<0.01），而 DM+A 组和 DM+J 组之间比较无明显差异（P<0.05）。

（3）各组大鼠肾脏胶原非酶糖基化早期产物 5-HMF 含量情况：DM 组大鼠肾皮质 5-HMF 含量明显高于 CN 组（P<0.01），而 DM+A 组与 DM 组比较无明显差异，DM+J 组与 DM 组比较有明显差异（P<0.01）。表明愈糖舒康胶囊抑制 5-HMF 的作用优于氨基胍。

（4）大鼠肾脏 AGEs 值明显高于 CN 组（P<0.01），而 DM+A 组和 DM+J 组明显低于 DM 组，而 DM+A 组和 DM+J 组 6 周时比较无明显差异（P<0.05），表明抑制 AGEs 的生成，愈糖舒康胶囊与氨基胍有相似作用，而氨基胍更优。

三、讨论

近年研究表明，DM 慢性高血糖环境下，肾小球基底膜和细胞外基质可发生非酶促糖基化，最后形成糖基化终产物堆积，从而引起肾小球基底膜增厚，通透性增加，毛细血管腔狭窄及细胞外基质积聚，引起糖尿病肾病，使肾脏功能进行性恶化。本研究结果证明，愈糖舒康胶囊能明显降低 DM 大鼠肾脏皮质胶原含量，糖基化中间产物 5-HMF 含量及糖基化终产物（AGEs）含量，表明愈糖舒康胶囊中具有抵制肾脏组织蛋白质非酶促糖基化反应的作用。然而愈糖舒康胶囊中通过何种机制抵制肾脏组织糖基化反应，目前尚不清楚。可能与下列作用有关：①以往的研究发现愈糖舒康胶囊能抵制体内过氧化反应，从而间接抵制糖基愈化反应。②本研究及以往的研究均表明愈糖舒康胶囊有一定的降糖作用，从而减轻了非酶糖基化反应。③愈糖舒康胶囊的某些有效成分可能具有抵制非酶糖基化作用，这方面的作用有待我们进一步研究。愈糖舒康胶囊抵制非酶糖基化的功效，可能是改善糖尿病肾脏组织结构功能损伤的重要作用机制。氨基胍由于其毒副作用目前仅用于实验研究尚未投入临床；而愈糖康胶囊无明显毒副作用，有很好的临床应用开发前景。

愈糖舒康对糖尿病大鼠坐骨神经传导速度、TXB2 和 6-Keto-PGF1α 水平的影响

陆源源　孙　彬　季聚良　王倩嵘

糖尿病周围神经病变是糖尿病常见的慢性并发症之一，临床症状变异性很大，轻者肢体感觉或运动异常；重者肢体萎软尤力不能运动，甚至瘫痪，并成为糖尿病足的易患因素。严重影响患者的生活质量，加重其经济负担。本研究旨在探讨愈糖舒康在调节 TXB2 和 6-Keto-PGF1α 方面的作用，为其防治糖尿病周围神经病变提供理论依据。

一、材料与方法

（一）材料

1. 动物造模及分组

雄性 Wistar 大鼠，体重 180 ～ 220 g，链脲佐菌素（STZ）：Sigma 公司，临用前用 0.1% 枸橼酸 - 枸橼酸钠缓冲液（pH 4.4）配成 2% 的溶液。适应性喂养 7 天后，造模前禁食 12 小时（不禁水），腹腔一次性注射链脲佐菌素（STZ）45 mg/kg。7 天后，空腹血糖值在 10 ～ 27.9 mmol/L（180 ～ 500 mg/dL）者为糖尿病模型。随机分为模型组、愈大组（愈糖舒康大剂量组）、愈小组（愈糖舒康小剂量组），即开始灌服稀释后的愈糖舒康胶囊，分别相当于正常成人用量的 30 倍、10 倍，每日灌胃一次，连续 56 天。

2. 供试药物

愈糖舒康胶囊（由红参、天花粉、泽泻、黄连、山茱萸、五味子、丹参、

三七、水蛭等组成），每克相当于生药量 4.95 g，由河南省中医院药剂科提供。

（二）检测指标及方法

1. 实验大鼠的一般情况

活动、摄食、饮水及生存情况等。

2. 实验大鼠空腹血糖

用药开始后，每 14 天测 1 次空腹血糖，测前实验大鼠禁食 12 小时（不禁水）断尾采血 0.5 mL，留取血清，测空腹血糖。

3. 血浆 TXB2 和 6-Keto-PGF1α

实验结束后，用盐酸氯胺酮将大鼠麻醉后，迅速打开腹腔，经肝门静脉取血，加入 EDTA 溶液中，用放射免疫法测定。测试盒由中国人民解放军总医院科技开发中心放免研究所提供。

4. 坐骨神经传导速度测定

实验第 70 天，用戊巴比妥钠 30 mg/kg 腹腔注射，待完全麻醉后，剖开右侧股二头肌与半膜肌之间的皮肤，并沿两肌之间行钝性分离，暴露坐骨神经，先后与胫腓神经分叉处及环跳穴处的坐骨神经上放置双钩电极，作为刺激电极，接收电极于同侧足心以 30° 锐角进针 0.5 ～ 1 cm，调节针尖方向，确保接收部位正确。分别在远端和近端给予坐骨神经一方波刺激（时程 0.1 ms，电压 8 V），测量动作电位的潜伏期，将刺激二处神经引起的肌肉收缩动作电位的潜伏期记录下来，测量刺激二点间的距离并记录下来，计算其传导速度。

5. 统计学处理计量

资料数据以均数（$\bar{x}$）± 标准差（s）表示，组间差异性判断采用单因素方差分析及 t 检验。

二、结果与分析

（一）一般情况

正常组大鼠活动、摄食情况正常，与模型组相比体重增加显著（$P<0.01$）。模型组与其他组大鼠比，较明显消瘦，皮毛稀疏无光泽，饮食、饮水及尿量明

显增多，垫料中酸腐味明显，显示模型复制成功。

（二）血浆 TXB2 和 6-Keto-PGF1α

结果见表 4-6。

表 4-6　愈糖舒康对实验大鼠 TXB2 和 6-Keto-PGF1α 的影响（$\bar{x} \pm s$）

组别	*n*	TXB2（pg/mL）	6-Keto-PGF1α（pg/mL）	TXB2/6-Keto-PGF1α
正常组	9	119.54 ± 29.13##	28.41 ± 7.87##	4.36 ± 1.17##
模型组	10	514.15 ± 215.19**	14.14 ± 3.35*	39.37 ± 16.50**
愈大组	8	262.94 ± 64.92*#	21.77 ± 5.46#	12.52 ± 3.61**#
愈小组	9	284.92 ± 130.95*#	20.60 ± 5.79*#	14.67 ± 8.03*#

注：与正常组相比，*$P<0.05$，**$P<0.01$；与模型组相比，#$P<0.05$，##$P<0.01$

结果显示：大鼠血浆 TXB2 水平，正常组与其余各组相比均有显著性差异。6-Keto-PGF1α 水平，模型组与其余各组均有显著性差异（$P<0.05$，$P<0.01$）。二者比值，正常组、模型组与其余各组之间均有差异（$P<0.05$，$P<0.01$）。

（三）坐骨神经传导速度和波幅的变化

结果见表 4-7。

表 4-7　愈糖舒康对实验大鼠坐骨神经传导速度（SCNV）、波幅的影响（$\bar{x} \pm s$）

组别	*n*	SCNV（m/s）	波幅（μv）
正常组	9	25.87 ± 5.57##	6.60 ± 1.15##
模型组	10	15.60 ± 3.51**	4.33 ± 0.89**
愈大组	8	20.98 ± 2.63##*	4.99 ± 1.26*
愈小组	9	18.95 ± 1.73#	4.71 ± 1.29**

注：与正常组相比，*$P<0.05$，**$P<0.01$；与模型组相比，#$P<0.05$，##$P<0.01$

结果显示：正常组与其余各组之间波幅、坐骨神经传导速度相比有显著性差异（$P<0.05$，$P<0.01$）。坐骨神经传导速度，愈大组与模型组相比差异显著（$P<0.01$），愈小组与模型组相比差异显著（$P<0.05$）。

三、讨论

目前认为：微血管病变和缺血、缺氧是DPN的重要发病机理之一。而血管收缩/舒张活性物质产量比例下降与二者有密切关系。

TXA_2 和 PGI_2 是机体调节血小板功能、保护血管的重要因子。TXB2和6-Keto-PGF1α分别为血栓素 A_2（TXA_2）和前列环素（PGI_2）的稳定代谢产物。研究显示糖尿病患者血浆6-Keto-PGF1α水平较正常人明显下降，TXA_2/PGI_2 平衡的紊乱促进血栓形成，TXB2及6-Keto-PGF1α可用于糖尿病微血管病变的辅助检测。TXA_2/PGI_2 比值的升高反映DM患者体内处于凝血功能亢进、血管舒缩功能异常、血流淤滞、组织缺血缺氧状态。由于2型糖尿病患者的血小板脂质过氧化产物增多，血小板黏附聚集，TXA_2 产生增加；另外血小板膜受损，可使花生四烯酸代谢产生 TXA_2 增加。

活性氧自由基是人体内产生最多的一种自由基，其半衰期极短，其作用有双重性：①生成脂质，构成细胞膜，增强机体的抵抗性；②攻击脂质，造成过氧化，损害细胞膜。目前认为自由基参与了微血管病变的形成，其机制尚不清楚，可能与以下因素有关：自由基促进血栓素 A_2（TXA_2）的合成，并使前列环素（PGI_2）合成减少，TXA_2/PGI_2 比值降低，血小板活性亢进。②毛细血管基底膜磷脂的脂质过氧化可导致血管通透性增加，使血浆蛋白易于通过内皮细胞而沉积在基底膜，导致毛细血管基底膜的增厚。③LPO抑制凝血酶III的活性，与糖尿病时的高凝状态有关。④自由基可导致胶原蛋白等分子之间的胶联，并使其沉积在毛细血管的基底膜。而2型糖尿病患者的血管内皮受多量的氧自由基攻击，合成 PGI_2 减少，使 TXA_2/PGI_2 比例失常，进一步激活血小板，促进其黏附聚集，释放血小板生长因子（PDGR）增多，刺激平滑肌及结缔组织增生，毛细血管壁增厚，导致微血管病变形成。

糖尿病周围神经病变属于中医学的“消渴病”“痹证”“痰证”“不仁”的范畴，是消渴病常见的变证之一。临床表现主要为肢体感觉异常和运动异常，通常下肢比上肢症状明显。病之初期，阴虚燥热，灼伤阴血，肌肤脉络失养；病情进一步发展，阴虚日久伤气，致气阴两虚，进而导致阴损及阳或阴阳俱损。病机表现出阴虚→气阴两虚→阴阳两虚的趋势。孙彬教授在长期的临床实践中认为其主要病机是以气阴两虚、燥热、瘀血为临床特点。认为消渴病虽有三消之别，但以“脾肾亏虚”为发病关键，其中尤以“脾虚”为要。气阴两虚阶段是消渴病发生变证的关键环节。脾虚水谷之气不能化为精微充荣之气，致使五脏之气皆弱；脾虚不能运化水谷，积热于中焦；脾虚气弱，无力摄血、行血而致血行疲滞．形成气阴两虚、燥热血密的一系列病理变化。肾为五脏之本，久病及肾。肾虚则先后天之精气不能相互为用，固摄无力，精微外泻无度，而终致脏腑失养、五脏失调、气血运行不畅、筋脉失养等变证。有研究认为TXB2及6-Keto-PGF1α及二者比值与微血管病变的程度及其证型之间的转化有规律性，可以作为指导临床辨证和判断病情发展的依据。

本实验结果显示，愈糖舒康具有提高6-Keto-PGF1α水平及降低TXB2水平的作用，结果与模型组相比，差异具有统计学意义。单味药的药理研究证实，人参总皂甙具有抗疲劳、抗氧化、抑制氧自由基的生成、减轻脂质过氧化的作用。山茱萸中含有的单宁成分具有清除活性氧的作用。黄连具有抑制活性氧及抑制血小板聚集的作用，能抗血栓形成。小檗碱抗血小板聚集的机制与其增加血小板内cAMP含量，抑制血小板内的α_2受体、钙拮抗剂作用及抑制膜磷脂释放花生四烯酸等作用有关。泽泻具有抗血小板聚集、抗血栓形成及促纤溶酶活性作用。丹参酮Ⅰ、丹参酮Ⅱ、双氢丹参酮Ⅰ、隐丹参酮在体外能抑制胶原诱导的血小板聚集。丹参酮$Ⅱ_B$、丹参素、紫丹参甲素均有提高动物耐缺氧能力的作用。丹参水提物、丹参注射液、丹参素、丹参酮$Ⅱ_A$磺酸钠有消除超氧阴离子和羟自由基的作用。三七具有抑制血小板聚集、防止脂质过氧化的作用；三七总甙可抑制大鼠脊髓损伤组织之MDA生成、FFA释放和SOD活性，并使其总钙浓度显著降低，提示其有抗脂质过氧化作用。水蛭具有抗血小板聚集和血栓形成的作用，与其抑制凝血酶的活性和血小板活化有关。水蛭粉不仅能使TC、TG降低，并能使PGI_2明显上升、TXA_2明显下降，调节两者平衡。诸药相合达到减少体内自由基的直接和间接损伤及提高血小板功能的作用，从两方面达到改善全身血流状态，有助于修复损伤神经。其机制分析可能为：①改善血小板功能状态；②抗氧化损伤清除活性氧自由基。

愈糖舒康胶囊对2型糖尿病脂代谢异常的影响及其意义

季聚良　孙　彬

糖尿病患者往往存在着脂代谢紊乱，脂代谢紊乱是导致心血管疾病和动脉硬化的重要危险因素，又可以导致糖尿病患者出现或加重胰岛素抵抗。我们用愈糖舒康胶囊联合阿托伐他汀钙（阿乐）观察其对糖尿病并脂代谢紊乱和胰岛素抵抗的影响，并与单纯阿托伐他汀钙（阿乐）做对照，临床结果满意，现报告如下。

一、对象和方法

（一）一般资料

本组资料40例患者均来自2001年10月—2002年12月河南省中医院内分泌科和心血管科门诊或住院患者，其中男24例、女16例，年龄55.43±7.47岁，符合1997年ADA提供的诊断标准，并有脂代谢紊乱和高血糖、高胰岛素血症的病情。

（二）方法

将40例患者按随机、单盲的方法分为治疗组和对照组，其中治疗组和对照组各20例，两组在性别、年龄、基础病情方面无明显差异，具有可比性。两组患者均在西药降糖的基础上进行观察，服药前后检测患者肝肾功能，两组观察患者的服药期限为1个月，患者接受观察之前停用其它降脂药物两周。治疗组患者服用愈糖舒康胶囊和阿托伐他汀钙，对照组服用阿托伐他汀钙，其中愈糖舒康胶囊（由红参、花粉、泽泻、黄连、山芋肉、五味子、丹参、三七、水蛭等组成），由河南中医学院第二附属医院制剂科提供，每克相当于生药量 2.7 g。服用方法：每次 4 粒，每日 3 次，口服。阿托伐他汀钙为北京红惠生物制药股份有限公司生产，每片 10 mg，每晚 1 次，口服。

二、观察指标

空腹血糖、血脂（TG、TCH、LDL-CH、HDL-CH）和血浆胰岛素水平，观察前后各检测一次。其中血糖采用葡萄糖氧化酶法测定，血脂采用酶法测定，血浆胰岛素采用放射免疫法测定。

三、统计学处理

计数资料用均数 ± 标准差（$\bar{x} \pm s$）表示，组内、组间比较采用 t 检验。

四、结果

两组治疗前后空腹血糖、血脂、血浆胰岛素情况，见表 4-8、表 4-9。

表 4-8　两组治疗前后空腹血糖、血浆胰岛素情况（$\bar{x} \pm s$）

组别		例数（n）	空腹血糖（mmol/L）	血浆胰岛素（mIu/L）
治疗组	治疗前	20	12.30 ± 2.01	20.01 ± 1.96
	治疗后	20	$6.71 \pm 1.18^{\#}$	$13.59 \pm 0.47^{\#}$
对照组	治疗前	20	$13.06 \pm 1.98^{*}$	$19.83 \pm 2.10^{*}$
	治疗后	20	$9.47 \pm 2.46^{\triangle}$	$15.62 \pm 0.66^{\triangle}$

表 4-9　两组治疗前后血脂情况（$\bar{x}\pm s$）

组别		例数（n）	TG	TCH	LDL-CH	HDL-CH（mmol/L）
治疗组	治疗前	20	2.69 ± 0.86	7.82 ± 1.64	4.58 ± 1.03	1.54 ± 0.38
	治疗后	20	1.54 ± 0.23	5.68 ± 0.62	2.47 ± 0.71$^{\#}$	0.96 ± 0.24$^{\#}$
对照组	治疗前	20	2.57 ± 0.72*	8.01 ± 1.55*	4.69 ± 1.09*	1.48 ± 0.34*
	治疗后	20	1.82 ± 0.31	6.03 ± 0.74	3.02 ± 1.11$^{\triangle}$	1.05 ± 0.34$^{\triangle}$

表 4-8、表 4-9 示，两组血糖、胰岛素、血脂水平治疗前经统计学处理无统计学意义（$^{*}P>0.05$），两组治疗后与治疗前比较，均有显著差异（$^{\triangle}P<0.01$）。两组治疗后比较，治疗组在血糖、血浆胰岛素以及 LDL-CH、HDL-CH 方面与对照组相比，具有统计学意义（$^{\#}P<0.01$），显示治疗组在血糖、胰岛素以及血脂改善方面优于对照组。

五、讨论

糖尿病属于代谢异常综合征，包括糖代谢异常、脂代谢异常、蛋白质代谢异常以及水电解质代谢异常。胰岛素抵抗是糖尿病过程中的主要病理变化，而胰岛素抵抗也是糖尿病过程中主要并发症的病理基础，包括糖尿病形成、高血压、血脂异常以及动脉粥样硬化性血管病变等。

目前认为胰岛素抵抗的病理结果与代偿性胰岛素增多有关，高胰岛素血症可引起大血管病变，促进肝脏对 VLDL 的合成引起高脂血症，高脂血症又会影响胰岛素和受体的亲和力，进一步加重胰岛素抵抗以及动脉硬化性血管病变。

阿托伐他汀钙是第三代 HMG-COA 抑制剂，临床研究已经证实应用该类药物可以显著降低 28% 心血管疾病死亡率和减少冠脉事件发生。另外，应用阿乐后，通过对脂代谢异常状态的改变，可以增加胰岛素和其受体的结合，改善机体对胰岛素的敏感性，从而改善糖代谢和胰岛素抵抗等。

熊曼琪认为中医药防治 2 型糖尿病的主要方向为改善胰岛素抵抗，而对于胰岛素抵抗的治疗目前主要是胰岛素增敏剂的应用。其他如饮食、运动以及相关药物等，而降脂药物在胰岛素抵抗的治疗中也相当关键。中医对于血脂、血糖异常,可以用“瘀”“浊”解释。而“瘀”“浊”等病理因素的产生与脾虚失运、失于固摄、精微下注有关，同时“瘀”“浊”作为新的致病因素又可引起并发症和胰岛素抵抗的发生，所以应用益气健脾、活血化瘀的方法对于糖尿病及其并发症的治疗可能是改善胰岛素抵抗的一种方法，这也与目前从“脾”、从“瘀”论治糖尿病的观点相符合。愈糖舒康胶囊以益气健脾为基础,侧重于对“瘀”“浊”的治疗，方中红参益气健脾，泽泻泄浊，丹参、水蛭、三七活血化瘀，现代药理研究证实丹参、水蛭、三七等有降低血脂、改善脂代谢及微循环等作用。观察结果显示治疗组治疗后与治疗前比较有显著差异，且疗效优于对照组，说明愈糖舒康胶囊有改善脂代谢及胰岛素抵抗作用，值得临床关注。

愈糖舒康胶囊治疗糖尿病周围神经病变的临床研究

季聚良　孙　彬　周　红　王倩嵘　陆源源

糖尿病周围神经病变（diabetic peripheral neuropathy，DPN）是糖尿病常见的慢性并发症之一，临床主要表现为感觉障碍和运动障碍等，同时还存在神经电生理的异常，主要为神经传导速度的减慢。本课题用益气养阴、清热润燥、活血化瘀之愈糖舒康胶囊治疗糖尿病周围神经病变，观察其临床疗效及对神经传导速度的影响，并设弥可保组作对照，结果报告如下。

一、对象选择

（一）一般资料

本组资料共60例，全部来自2000年9月～2001年1月河南中医学院第二附属医院内分泌科门诊患者。其中治疗组30例，男10例、女20例，年龄（55.2±7.99）岁；对照组30例，男14例、女16例，年龄（54.5±8.98）岁。

（二）诊断标准

1.DM

DM诊断标准按1985年世界卫生组织提供的诊断标准。

2.DPN

DPN诊断标准如下。①临床上有周围神经病变症状：肢体麻木（蚁行感、踏雪感、袜套感），疼痛或活动受限；②体征：腱反射消失或迟钝，痛温觉减退或消失；③神经传导速度减慢。

3. 中医辨证标准

肢体麻木、疼痛，伴见乏力、头晕、腰酸、口干渴、大便干，小便黄、五心烦热，舌质红或淡或暗，苔少或薄白，脉细或细数或兼涩，证属气阴两虚兼热（血）瘀者。

（三）纳入病例标准

凡符合西医诊断标准和中医辨证标准的2型糖尿病，年龄35～70岁的患者可纳入观察病例。

（四）排除病例标准

妊娠、哺乳期妇女；就诊时有酮症、酮症酸中毒、水电解质紊乱者；有严重心、肝、肾、脑的并发症或有其他严重疾病如恶性肿瘤、慢性乙醇中毒患者；不合作者；1型糖尿病者。

二、分组、对照及治疗方法

采用随机、单盲方法，将就诊患者分为2组，即治疗组和对照组各30例，两组患者均在西药降糖的基础上进行观察。治疗组患者口服愈糖舒康胶囊（由人参、天花粉、黄连、山茱萸、五味子、丹参、三七、水蛭等组成），每次6粒，每日3次。对照组采用弥可保片口服，每次1片，每日3次。每4周1个疗程，共观察1个疗程。

三、观察方法与指标

（一）评分标准

根据患者麻木、疼痛、乏力、头晕、腰酸、口干渴等症状严重程度和腱反射、痛温觉等体征反应程度，从重到无按3分、2分、1分、0分积分，舌脉仅用于症状诊断及综合分析，不用于评分。

（二）观察指标

（1）一般情况、症状、体征及疗效观察。

（2）神经传导速度：采用丹麦产 Dantec 肌电图机，取患者下肢胫神经、腓肠神经和腓总神经，分别检测胫神经运动传导速度、腓肠神经感觉传导速度和腓总神经运动传导速度，治疗前后各检测一次。

四、疗效评定标准

参照第三次全国中医、中西医结合老年医学研究协作组会议通过的《延缓衰老中药的筛选规程和临床观察规范》标准制定：疗效判定值=（疗前积分－疗后积分）/ 疗前积分。①痊愈：判定值= 1；②显效：判定值 >2/3；③好转：1/3< 判定值 <2/3；④无效：判定值 <1/3。

五、统计学处理

计数资料用（$\bar{X}\pm s$）表示，组内、组间比较用 t 检验、配对 t 检验，等级资料用 Ridit 分析。

六、结果

（一）临床疗效

见表 4-10。

表 4-10　DPN 患者两组临床疗效比较例（%）

	n	痊愈	显效	好转	无效	总有效率
治疗组	30	1（3.3）	25（83.3）	4（18.3）	0（0）	（30）
对照组	30	1（3.3）	18（60.0）	11（36.7）	0（0）	（30）

与对照组比较 $^{*}P<0.05$

（二）DPN患者用药前后两组症状积分变化情况

见表4-11。

表4-11 DPN患者用药前后两组症状积分变化情况（$\bar{x}\pm s$）分

组别		n	主症合计积分	次症合计积分	体征合计积分	总合计积分
治疗组	治疗前	30	1.60 ± 0.56	7.50 ± 1.43	1.70 ± 0.87	10.87 ± 1.11
	治疗后	30	0.47 ± 0.57	1.82 ± 0.88	0.33 ± 0.54	2.57 ± 1.33
对照组	治疗前	30	1.57 ± 0.63	8.23 ± 2.47	1.40 ± 0.85	11.16 ± 2.99
	治疗后	30	0.43 ± 0.50	2.23 ± 0.97	0.53 ± 0.62	3.20 ± 1.03

用药前两组主症、次症、体征合计积分和总合计积分均无显著差异（$P>0.05$），用药后两组各项积分值均有显著意义（$P<0.01$），两组治疗后积分值比较无明显差异（$P>0.05$）。

（三）DPN患者用药前后神经传导速度变化情况

见表4-12、表4-13。

表4-12 DPN患者用药前后左胫神经、左腓肠神经、左腓总神经传导速度变化（$\bar{x}\pm s$） $v/m\cdot s^{-1}$

组别		n	左胫MCV	左腓肠SCV	左腓总MCV
对照组	治疗前	15	36.20 ± 3.66	42.40 ± 2.02	41.30 ± 6.87
	治疗后	15	45.60 ± 3.90	50.13 ± 2.13	47.50 ± 4.28
治疗组	治疗前	13	38.80 ± 3.15	40.50 ± 1.80	42.07 ± 3.37
	治疗后	13	43.80 ± 2.85	49.53 ± 1.61	47.69 ± 3.27

两组治疗前比较各神经传导速度检测无明显差异（$P>0.05$），治疗后较治疗前均有显著意义（$P<0.01$），两组治疗后比较无统计学意义（$P>0.05$）。

表 4-13　DPN 患者用药前后右胫神经、右腓肠神经、右腓总神经传导速度变化（$\bar{x} \pm s$）　v/m·s⁻¹

组别		n	右胫 MCV	右腓肠 SCV	右腓总 MCV
对照组	治疗前	23	36.48 ± 3.18	41.43 ± 2.89	41.04 ± 2.12
	治疗后	23	46.00 ± 4.77	50.13 ± 2.51	49.69 ± 3.56
治疗组	治疗前	21	38.61 ± 3.49	40.57 ± 2.54	41.76 ± 3.44
	治疗后	21	43.66 ± 3.69	49.38 ± 2.42	47.14 ± 3.41

两组治疗前比较各神经传导速度检测无明显差异（P>0.05），两组治疗后与治疗前比较均有显著差异（P<0.01），两组治疗后比较无统计学意义（P>0.05）。

七、讨论

神经传导速度可以用来判断神经有无病变和对糖尿病周围神经病变的诊断。党静侠等认为检测糖尿病周围神经病变患者运动神经传导速度，不但能客观定量的评价神经肌肉的功能状态，还能对受损神经的病理状态进行估价。有的学者还认为检测神经传导速度对糖尿病周围神经病变的预后也是一个有价值的客观依据。由于糖尿病周围神经病变患者存在多元醇通路代谢增强的病理情况，可以导致神经细胞的水肿、变性和周围神经的脱髓鞘改变，从而出现神经传导速度的减慢。弥可保（甲基维生素 B_{12} 的代谢物）对糖尿病周围神经病变的治疗大致与它直接作用于 Na^{+} 通道，激活神经细胞和细胞膜再生，阻止其变性有关。

糖尿病周围神经病变的中医病机大致与气阴两虚、燥热内生、瘀阻血络有关，所以益气养阴、清热润燥、活血化瘀是治疗糖尿病周围神经病变的主要治法。国内目前关于益气养阴、活血化瘀治疗糖尿病周围神经病变的报道日渐增多。高彦彬等报道用糖络宁治疗糖尿病周围神经病变曾获良效，从而为该法治疗糖尿病周围神经病变提供了理论依据。愈糖舒康胶囊方药组成为人参、天花粉、黄连、山茱萸、泽泻、五味子、丹参三七、水蛭等，具有益气养阴、清热润燥、活血化瘀之功能。

临床结果显示，愈糖舒康胶囊在改善临床症状、改变神经传导速度方面与对照组弥可保片相比无明显差异，提示愈糖舒康胶囊与弥可保有着相近的疗效，值得临床研究和推广使用。

红细胞 SOD 及血浆 MDA 的测定对降糖安脉胶囊治疗糖尿病大鼠的意义

王倩嵘　孙　彬　王书才

红细胞 SOD 及血浆 MDA 的测定对降糖安脉胶囊治疗糖尿病大鼠的意义现已证实糖尿病及其慢性并发症的发生、发展与抗自由基物质（尤其是 SOD 浓度和活性）有密切关系。自由基及由它导致的一系列连锁反应，可造成生物膜系统损伤，引起细胞 RNA、DNA 在结构和功能上的损伤，进而引起细胞变性、突变、衰老和死亡。本实验旨在了解降糖安脉胶囊对糖尿病大鼠红细胞 SOD 及血浆 MDA 的影响，探讨该药的作用途径。

一、材料与方法

（一）动物分组、模型制备及处理方法

成年雄性 Wistar 大鼠 60 只，体重 180 ～ 220 g，参照徐叔云的方法，将链脲佐菌素（STZ，sigma）配成 2% 溶液，45 mg/kg，腹腔注射，诱导产生糖尿病，1 周后空腹血糖（FBG）>10.00 mmol/L 判定为糖尿病（DM）大鼠，用于实验。造模成功后，随机分为 5 组，除正常组外，各组血糖水平无差异。中药治疗组灌服降糖安脉胶囊（由河南省中医院制剂室提供，由红参、花粉、五味子、黄连、丹参、三七等组成），分为高剂量组（以下简称剂大组）、低剂量组（以下简称剂小组）；对照组灌服美吡哒（海南金晓制药有限公司，批号：000508），模型组喂蒸馏水。

（二）取材与标本处理

1. 空腹血糖（FBG）

造模后 1 周、3 周、5 周、7 周，各组动物禁食 12 小时（不禁水），测 FBG 采用葡萄糖氧化酶法。

2. 糖化血清蛋白（GSP）

果糖胺法，按试剂盒说明操作（由南京建成生物工程研究所提供，批号：00401）。

3. 红细胞 SOD、血浆 MDA

治疗 8 周后，将大鼠处死，经门静脉取血 2 mL，离心制备红细胞抽提液，离心取血浆做血浆 MDA，按试剂盒说明操作（南京建成生物工程研究所提供，批号：00401）。

4. 统计学处理

计量资料数据以（$\bar{x}\pm s$）表示，组间分析采用 F 检验。

二、结果

（一）血糖情况

见表 4-14。

表 4-14　FBG、GSP（$\bar{x}\pm s$）

组别	n	FBG（mmoL/L）	GSP（mmo/L）
正常组	9	$4.68 \pm 0.38^{*}$	$1.99 \pm 0.16^{**}$
模型组	10	$16.85 \pm 1.21^{\#}$	$2.73 \pm 0.41^{\# \triangle}$
对照组	8	$8.67 \pm 1.46^{**}$	$2.09 \pm 0.34^{*}$
剂小组	8	$14.66 \pm 0.89^{\triangle\triangle}$	2.31 ± 0.52
剂大组	8	$15.55 \pm 0.92^{\triangle\triangle}$	$2.61 \pm 0.37^{\#}$

与模型组相比，$^{*}P$<0.01，$^{**}P$<0. 001；与对照组相比，$^{\triangle}P$<0.01，$^{\triangle\triangle}P$<0.001；与正常组相比，$^{\#}P$<0.001

结果显示，正常组、对照组 FBG 水平较模型组有显著性差异（P<0.001），

剂小组、剂大组 FBG 与模型组相比无显著性差异，但有降低趋势，中药治疗组与对照组有显著性差异（P<0.001），对照组 GSP 水平与剂小组无显著性差异。

（二）红细胞 SOD、血浆 MDA 变化

见表 4-15。

表 4-15　红细胞 SOD、血浆 MDA 含量（$\bar{x}\pm s$）

组别	n	SOD（u/L）	MDA（mmol/L）
正常组	9	$494.83 \pm 74.67^{*}$	$4.44 \pm 1.25^{**}$
模型组	10	$162.56 \pm 94.52^{\#}$	$17.05 \pm 3.89^{\#\#}$
对照组	8	$232.83 \pm 102.3^{\#}$	$6.88 \pm 1.06^{*}$
剂小组	8	$448.72 \pm 67.13^{*\triangle}$	$4.82 \pm 0.59^{*\triangle}$
剂大组	9	$385.69 \pm 64.35^{*\triangle}$	$6.51 \pm 0.49^{*}$

与正常组相比，$^{\#}P<0.01$，$^{\#\#}P<0.001$；与模型组相比，$^{*}P<0.01$，$^{**}P<0.001$；与对照组相比，$^{\triangle}P<0.01$

结果表明对照组 SOD 较正常组显著降低（$P<0.01$），但与模型组相比无显著性差异。剂小组、剂大组较模型组显著升高（$P<0.01$），对照组 SOD 水平显著低于中药治疗组（$P<0.01$）。模型组血浆 MDA 水平与其余各组相比有显著性差异，对照组血浆 MDA 水平显著高于剂小组（$P<0.01$）。

三、讨论

现代研究显示糖尿病患者体内 SOD 持续性减低可能是糖尿病慢性并发症发生及发展的一大因素。一些益气养阴、活血化瘀中药具有抑制机体氧自由基活性、减少过氧化物生成的作用，且有些中药自身就具有 SOD 活性样作用。因此，从益气养阴、活血化瘀入手可发挥抗氧化作用。降糖安脉胶囊由红参、花粉、五味子、黄连、丹参、三七等组成，有健脾益气、养阴生津、清热润燥、活血化瘀之效，现代药理研究发现方中诸药有抗自由基损伤的作用。抗自由基损伤的机理为提

高机体抗氧化成分，直接清除自由基；某些成分可增强或活化参与阻断自由基反应的酶系统。且方中红参、花粉、黄连、三七有降糖之效，丹参、三七尚有抗血小板凝聚改善微循环的作用。本实验结果显示，本方具降血糖、提高机体抗自由基损伤的活性成分SOD，减少体内过氧化物水平的作用，其稳定血糖的作用可能与抗自由基损伤，保护胰岛β细胞，加强周围组织对糖的利用有关。

消渴舒丸治疗2型糖尿病临床观察

季聚良　李　霏　赵　骆
指导：孙　彬

2型糖尿病大多起病于40岁以后，临床表现为典型的三多一少、血糖升高；或表现为乏力、气虚懒言、自汗、头晕腰酸、血糖升高；或仅表现为血糖升高。我们自1999年以来，采用消渴舒丸治疗1型糖尿病100例，无论是改善症状，还是在稳定血糖方面，均取得了满意疗效。现报道如下。

一、临床资料

100例患者为住院或门诊患者，其中男64例、女36例，年龄36～65岁，平均49.6岁，病程1个月到10年不等，平均5.3年。

二、诊断标准

DM：采用1985年WHO提供的诊断标准。

三、排除标准

排除标准：①妊娠、哺乳期妇女；②就诊时有酮症、酸中毒、水电解质紊乱者；③有严重肝、肾、心、脑并发症者；④不合作者；⑤1型糖尿病患者。

四、治疗方法

治疗方法包括糖尿病教育、饮食治疗、运动治疗、药物治疗和血糖监测。药物以口服降糖药为主，根据患者血糖情况和肝肾功能，选择不同种类的口服降糖药，量以血糖为标准，同时口服消渴舒丸（河南中医学院第二附属医院制剂室提供，批号郑卫制剂:9810-1021。规格:100 g/瓶。剂型:水丸）。服用方法:每次6 g，每天3次，口服。糖尿病初得者半个月监测1次血糖，血糖稳定者1个月监测1次血糖，消渴舒丸对于确诊为Ⅰ型糖尿病者均持续服用。

五、观察标准

包括治疗前后的症状改善情况、治疗前后的空腹血糖（FPG）、餐后2小时血糖、糖化血红蛋白（HbA1c）等。

六、疗效评定标准

根据中国中医药学会消渴病（糖尿病）专业委员会第3次工作会议（1992年5月18日山东明水）通过的标准。

七、结果

治疗100例中，临床缓解62例，显效27例，有效11例，无效0例，其临床缓解率、显效率、有效率分别为62%、27%、11%，总有效率为100%。

八、典型病例

李某，男，42岁，干部。因口渴多饮、多食、体重减轻半年就诊，伴有乏力，少气懒言，舌质淡，边有齿痕，苔薄白，脉沉细。测FPG15.3 mmol/L，餐后2小时血糖28.2 mmol/L，肝肾功能良好，血脂正常，身高174 cm，体重65 kg。予以优降糖2.5 mg，每天3次，口服，AC 30分。消渴舒丸6 g，每天3次，口服，AC 30分，并给予糖尿病教育、饮食、运动治疗。半月后复诊，测 FPG7.4 mmol/L，餐后 2 小时血糖 14.3 mmol/L，症状消失，舌淡红，苔薄白，脉缓而有力。优降糖改为 2.5 mg，每天 2 次，口服，AC 30 分，消渴舒丸原量服用。半月后测 FPG6.0 mmol/L，餐后 2 小时血糖 8.2 mmol/L。优降糖改为 2.5 mg，每天 1 次，口服，消渴舒丸原量服用。维持 1 个月后测 FPG5.7 mmol/L，餐后 2 小时血糖 7.1 mmol/L，遂撤掉优降糖，单服消渴舒丸，6 g，每天 3 次，口服。每半月复查 1 次血糖，FPG 波动在 5.9 ～ 6.3 mmol/L 之间，餐后 2 小时血糖波动在 6.5 ～ 7.4 mmol/L 之间，症状稳定，体重向标准体重方向发展。

九、讨论

随着医学的发展，中医学对糖尿病的发病机制有了新的认识，“脾虚说”“肝郁说”“瘀血说”的提出为中医治疗糖尿病从脾论治、从肝论治、从瘀论治提供了理论依据。消渴舒丸主要成分有红参、白术、茯苓、生山药、黄连、泽泻、天花粉等。其中红参、白术、茯苓、生山药等均有益气健脾之功效，可使脾气上升，水精四布，滋补脾脏。我们在临床观察 100 例病例中发现有些患者（大多为 2 型糖尿病早期患者），经消渴舒丸与降糖药合用一段时间后可逐步减掉降糖药，单服消渴舒丸即可起到治疗效果；有些患者在单用西药降糖，但血糖时有反跳时，加用消渴舒丸可助患者稳定血糖。此外，我们还观察了一些糖耐量递减（IGT）的患者，用消渴丸干预治疗，阻碍了 IGT 向 DM 的转化，当然这其中还有许多具体的工作需要去做。对于消渴丸我们未能从动物实验起始着手，所以只能推测患者服用消渴舒丸后可能对已受损的胰岛起到了不同程度的修复作用。这需要我们在下个阶段的工作中投入到动物实验中去，从糖尿病大鼠消渴舒丸灌胃治疗后的胰脏病理切片中得以证实，消渴丸在前期的临床观察中其临床疗效是绝对可以肯定的。

消渴舒丸对2型糖尿病患者肠促胰素分泌的影响

季聚良　郭莉阁　陈　焱

糖尿病（diabetes mellitus，DM）是一种由于体内胰岛素绝对或相对不足导致的葡萄糖、蛋白质、脂质代谢紊乱的综合征，其中90%的糖尿病病例为2型糖尿病。相关文献报道显示，近十年，我国糖尿病例每年新增10%的病例，这是继心脑血管疾病及癌症之后的第三大严重危害人类健康的疾病。近年中西医对糖尿病的治疗都进行了深入研究，但目前都还未发现特效的药物。西医一般采用胰岛素、口服药物、血糖检测及饮食干预等对症治疗；而中医在很早之前对糖尿病也有诸多研究，其属于“消渴”范畴，治疗过程中在西医基础上进行中医、中药的对症治疗，已成为未来治疗糖尿病的趋势。本文研究的消渴舒丸是孙彬教授的验方，孙彬教授是第五批全国名老中医药专家传承工作指导老师，在河南省中医院治疗糖尿病有20年应用时间，前期有临床报道提示消渴舒丸对2型糖尿病有治疗作用，今观察其对2型糖尿病肠促胰素的影响，现报道如下。

一、资料与方法

（一）一般资料

抽取2016年1月—2018年12月河南省中医院孙彬名老中医工作室和内分泌科收治的30例2型糖尿病患者为研究对象，按照随机数字表法将纳入患者分为中药组、西药组和中西医结合组，每组10例。3组患者年龄35～70岁，病程3～10年。三组患者的性别、年龄、病程等一般资料比较差异不显著，具有可比性。本研究符合《赫尔辛基宣言》，且患者对本研究知情同意。

（二）诊断标准

（1）西医诊断标准参照 1999 年世界卫生组织关于 2 型糖尿病的诊断标准。糖尿病症状（典型症状包括多饮、多尿和不明原因的体质量下降）合并以下其中一条可诊断：①随机血糖（指 1 天中任意时间的血糖）≥ 11.1 mmol/L；②空腹血糖（空腹状态指至少 8 小时没有进食热量）≥ 7.0 mmol/L；③葡萄糖负荷后 2 小时血糖≥ 11.1 mmol/L。对于无糖尿病症状的患者，需择日重新测定血糖明确诊断。

（2）中医辨证标准：符合 2 型糖尿病气虚、阴虚、气阴两虚血瘀阻滞者。

（三）选择标准

符合西医诊断标准和中医辨证标准，年龄 35 ～ 70 岁的 2 型糖尿病患者；排除妊娠、哺乳期妇女及有药物过敏史者；排除有严重并发症者；排除不愿意合作及精神病患者；排除近 1 个月内有糖尿病酮症酸中毒等代谢紊乱及合并严重感染者；排除 1 型糖尿病者。

（四）治疗方法

中药组服用消渴舒丸，每次 6 g，3 次 / 天；西药组服用盐酸西格列汀，每次 100 mg，1 次/天；中西医结合组同时服用消渴舒丸（每次 6 g，3 次/天）和西格列汀/捷诺维（每次 100 mg，1 次/天）。1 个月为 1 个疗程。服药观察过程中同时进行糖尿病教育、饮食、运动治疗等。于治疗前、后对纳入患者进行血、尿、粪常规，肝肾功能及心电图检查。

（五）观察指标

观察治疗前、后空腹血糖（FBG）、餐后 2 小时血糖（2hPBG）、糖化血红蛋白（HbA1c）、葡萄糖依赖性促胰岛素分泌多肽（GIP）和胰升血糖素样肽 -1（GLP-1）。采用全自动生化分析仪检测 FBG、PBG、HbA1c 水平，采用放射免疫法检测 GLP-1 水平，采用酶联免疫吸附法检测 GIP 水平。采用《临床疾病诊断治愈好转标准》评估两组治疗前、治疗 1 个月后症状积分，其中包括口渴多饮、五心烦热、自汗盗汗 3 个方面，按症状的无、轻、中、重，分别赋值为 0、2、4、6 分，每项分值均为 0 ～ 6 分，分值越高提示患者症状越严重。

（六）统计学方法

采用 SPSS 17.0 统计软件分析数据，符合正态分布的定量资料（$\bar{x}\pm s$）采用 t 检验，定性资料（%）采用检验，等级资料采用秩和分析，$P<0.05$ 为差异有统计学意义。

二、结果

（一）三组治疗前、后血糖水平比较

治疗前，三组 FBG、2hPBG、HbA1c 水平比较差异未见统计学意义（$P>0.05$）。治疗后，三组 FBG、2hPBG、HbA1c 水平均较治疗前降低，水平由低到高顺序依次为中西医结合组、西药组、中药组（$P<0.05$）。见表 4-16。

表 4-16 中药组、西药组及中西医结合组 2 型糖尿病患者治疗前后血糖水平比较（$\bar{x}\pm s$）

组别	例数	FBG（mmol/L）		2hPBG（mmol/L）		HbA1c（%）	
		治疗前	治疗后	治疗前	治疗后	治疗前	治疗后
中药组	20	10.96 ± 2.11	7.26 ± 1.03[a]	14.65 ± 1.66	10.57 ± 1.12[a]	8.46 ± 0.49	7.25 ± 0.49[a]
西药组	20	11.17 ± 1.69	7.03 ± 1.88[ab]	14.50 ± 1.85	8.20 ± 0.91[ab]	8.48 ± 0.84	7.16 ± 0.47[ab]
中西医结合组	20	11.23 ± 1.72	6.10 ± 0.46[ac]	14.83 ± 1.49	7.8 ± 1.15[ac]	8.25 ± 0.60	6.88 ± 0.31[ac]

注：与同组治疗前比较，[a]$P<0.01$；与中药组治疗后比较，[b]$P<0.05$；与西药组治疗后比较，[c]$P<0.05$；FBG 为空腹血糖，2hPBG 为餐后 2 小时血糖，HbA1c 为糖化血红蛋白

（二）三组治疗前、后 GIP 水平比较

治疗前，三组 GIP 水平比较差异未见统计学意义（$P>0.05$）。治疗后，三组 GIP 水平均较治疗前情况比较，具体见表 4-17。

表 4-17　中药组、西药组及中西医结合组 2 型糖尿病患者治疗后 GIP 水平比较（pg/dL）

组别	例数	GIP（pg/dL）	
		治疗前	治疗后
中药组	20	7.36 ± 1.28	10.69 ± 1.59^{a*}
西药组	20	7.48 ± 1.59*	7.48 ± 1.59^{a}
中西医结合组	20	7.39 ± 1.44*	13.85 ± 2.16$^{a\Delta}$

三组治疗前比较差异不显著 $P>0.05$；三组治疗后与治疗前的组内比较（$^{a}P<0.05$）；三组治疗后组间比较（$^{\Delta}P<0.05$）；中药组与西药组治疗后比较（$^{*}P<0.05$）。

（三）三组治疗前、后 GLP-1 水平比较

具体见表 4-18。

表 4-18　三组治疗前后 GLP-1 情况（pmol/L）

组别	例数	GLP-1（pmol/L）	
		治疗前	治疗后
中药组	20	63.91 ± 13.19	79.28 ± 15.56^{a}
西药组	20	64.19 ± 13.24*	79.98 ± 15.59^{a}
中西医结合组	20	64.15 ± 13.14*	94.15 ± 13.14$^{a\Delta}$

三组治疗前比较差异不显著 $P>0.05$；三组治疗后与治疗前比较（$^{a}P<0.01$）；三组治疗后比较（$^{\Delta}P<0.05$）。

（四）三组治疗前、后中医症候积分比较

治疗前，三组中医症候积分比较差异未见统计学意义（$P>0.05$）；治疗后，三组中医症候积分均较治疗前降低，水平由低到高顺序依次为中西医结合组、

西药组、中药组治疗后，中西医结合组疗效优于中药组和西药组（$P<0.05$）。见表 4-19。

表 4-19 中药组、西药组及中西医结合组 2 型糖尿病患者治疗前后中医症候积分比较（$\bar{x}\pm s$）

组别	例数	口渴多饮		五心烦热		自汗盗汗	
		治疗前	治疗后	治疗前	治疗后	治疗前	治疗后
中药组	20	4.28 ± 1.01	1.28 ± 0.53[b]	4.37 ± 1.23	1.36 ± 0.49[b]	4.56 ± 1.37	1.37 ± 0.46[b]
西药组	20	4.05 ± 1.25[a]	1.11 ± 0.67[bc]	4.28 ± 1.37[a]	1.23 ± 0.66b[c]	4.56 ± 1.04[a]	1.54 ± 0.57[bc]
中西医结合组	20	4.20 ± 1.37[a]	0.69 ± 0.14b[cd]	4.58 ± 1.26[a]	0.56 ± 0.11b[cd]	4.27 ± 1.33[a]	0.71 ± 0.29[bcd]

注：与中药组治疗前比较，[a]$P>0.05$；与同组治疗前比较，[b]$P<0.01$；与中药组治疗后比较，[c]$P<0.05$；与西药组治疗后比较，[d]$P<0.05$

三、讨论

孙彬教授是第五批全国名老中医药专家学术继承工作指导老师，其研究认为糖尿病中医基本病机为阴虚燥热，阴虚为本、燥热为标，两者互为因果。消渴日久，伤津耗气，加之阴损耗气，气虚不能生津、不能帅血；临床可见气虚、阴虚及气阴两虚等，消渴日久不愈，内生瘀血，加之燥热导致血行不畅，气虚推动无力，可见气阴两虚兼血瘀等分型。

消渴舒丸由红参、山药、天花粉、地黄、麦冬、丹参、山茱萸、泽泻、五味子、黄连等组成。消渴日久，耗气伤津，津液无以上承，故见口渴引饮。久之累及脾肾两脏，肾虚则摄纳无权，加之脾虚水精不布，下注而见小便频数。故当以补脾固肾、生津除烦为治则，方中取红参、山萸肉为君药补脾滋肾填精，山药、麦冬、地黄、养阴润燥为臣药。以泽泻、黄连泻热除烦且能佐制红参、山萸肉补虚滋腻之弊，丹参一味，功同四物，且性味不燥，既补虚又能化瘀同为佐药，更以五味子敛阴生津，且能固肾摄精，诸药相伍，共奏补脾滋肾，生津除烦之效。

肠促胰素是胃肠道分泌的一种肠肽类激素，包括GIP和GLP-1，在血糖稳定和能量平衡中起着重要作用。而GLP-1被认为是最重要的肠促胰素，其发挥着70%～80%的肠促胰素活性，可有效降低机体的血糖水平，并改善细胞的生理状态。而这种作用在高血糖状态时可被放大，但是在低血糖状态时被抑制。GLP-1同样也是餐后阶段胃肠运动的调节关键，其降低餐后血糖的作用更多的是与减缓胃排空有关，而不是刺激餐后胰岛素的分泌。GIP仅通过与胰腺上的GIP受体结合发挥其调节血糖的作用，通过作用于胰腺α细胞促进胰高血糖素的分泌。GIP与血糖稳态相关的生理机制主要包括：①可刺激葡萄糖依赖的胰岛素分泌；②能够加强胰岛素基因的转录，提高mRNA的稳定性，并促进合成；③可增加胰岛β细胞对葡萄糖的反应性；④诱导胰岛β细胞的再生及增殖；⑤可抑制胰岛β细胞的凋亡。

目前影响通过肠促胰素作用降糖的药物除了DPP4-抑制剂、利拉鲁肽、艾塞那肽以外，二甲双胍也可通过影响GLP-1而调节血糖。目前尚无关于中药对于肠促胰素的研究报道。

既往的研究提示，GIP及GLP-1分泌呈双相型，早相分泌出现在进餐后约15分钟，此时食物尚未到达肠道下段，推测早相GLP-1分泌由神经内分泌介导；晚相分泌出现在餐后90～120分钟，与食物的直接刺激有关。

本研究结果显示，三组治疗前GIP和GLP-1空腹水平偏低，提示2型糖尿病患者肠促胰素水平及早相、晚相分泌均明显下降。三组GIP和GLP-1治疗前比较均无统计学意义，三组治疗后GIP和GLP-1与治疗前相比均有统计学意义，三组治疗后比较以中西医结合组疗效最好（$P<0.05$），而单纯中药组与西药组相比，西医组疗效更优（$P<0.05$）。三组治疗前中医症候积分比较差异未见统计学意义（$P>0.05$）；治疗后三组比较以中西医结合组疗效最佳（$P<0.05$），提示中西医结合组对于2型糖尿病肠促胰素的影响效果最佳，中药组与西格列

汀组相比中药组疗效稍欠佳，但与治疗前比较有统计学意义（P<0.05），提示消渴舒丸可改善2型糖尿病肠促胰素的分泌。而三组对于口渴多饮、五心烦热、自汗盗汗等症候积分影响与治疗前相比均有统计学意义（P<0.01），而以中西医结合组效果更为明显（P<0.05），提示消渴舒丸对于糖尿病症状改善疗效肯定，考虑可能与改善肠促胰素分泌或者改善肠促胰素效应有关。

综上所述，消渴舒丸也可能直接作用于肠道的L细胞及K细胞，导致GLP-1和GIP分泌增加。本研究会对此进行持续性关注。

消渴舒丸联合二甲双胍对 2 型糖尿病患者胰岛素分泌时相的影响

季聚良　郭莉阁　陈　焱

消渴舒丸是河南省中医院孙彬教授的临床经验方，具有益气健脾、清热润燥、养阴生津、滋水除烦功效，已有 20 余年临床应用历史，孙教授临床擅用消渴舒丸治疗气虚、阴虚及气阴两虚血瘀阻滞型 2 型糖尿病，效果显著，本研究旨在观察消渴舒丸联合二甲双胍对 2 型糖尿病胰岛素分泌时相的影响。

一、资料与方法

（一）一般资料

抽取 2016 年 1 月—2018 年 12 月河南省中医院孙彬名老中医工作室门诊的 30 例 2 型糖尿病患者，均符合西医诊断标准和中医辨证标准，未合并肺功能、肝功能等脏器疾病；临床资料齐全并签署知情同意书。排除仍在妊娠或哺乳期女性；精神异常、认知障碍者；有药物过敏史患者；近 6 个月内出现糖尿病酮症酸中毒等代谢紊乱患者；合并风湿性心脏病、扩张性心肌病者；1 型糖尿病者。采用随机数字表法随机分为中药组（消渴舒丸组）、西药组（二甲双胍组）和中西医结合组（消渴舒丸 + 二甲双胍），每组 10 例。中药组男 6 例、女 4 例；年龄（50.10±9.23）岁；病程（5.30±1.25）年。西药组男 5 例、女 5 例，年龄（52.34±10.45）岁；病程（4.90±1.78）年。中西医结合组男 4 例、女 6 例，年龄（49.28±11.32）岁；病程（5.20±2.13）年。三组患者一般资料比较，差异未见统计学意义（$P>0.05$）。本研究符合《赫尔辛基宣言》。

（二）诊断标准

1. 西医诊断标准

参照 1999 年世界卫生组织标准：糖尿病症状（典型症状包括多饮、多尿和不明原因的体质量下降）加上以下 3 条中之一可诊断：①随机血糖（指 1 天中任意时间的血糖）≥ 11.1 mmol/L；②空腹血糖（空腹状态指至少 8 小时没有进食热量）≥ 7.0 mmol/L；③葡萄糖负荷后 2 小时血糖≥ 11.1 mmol/L。

2. 中医辨证标准

符合 2 型糖尿病气虚、阴虚、气阴两虚血瘀阻滞者口。

3. 治疗方法

中药组服用消渴舒丸，每次 6 g，每日 3 次；西药组服用盐酸二甲双胍片/格华止，每次 1 片（500 mg），每日 3 次；中西医结合组同时服用消渴舒丸（每次 6 g，每日 3 次）+ 二甲双胍片/格华止（每次 500 mg，每日 3 次）。1 个月为一疗程，共观察 1 个疗程。治疗前，治疗 0 小时、0.5 小时、1 小时、2 小时、3 小时后观察患者血糖、血脂、糖化血红蛋白胰岛素释放试验结果。服药观察过程中所有患者同时进行糖尿病教育、饮食控制和运动治疗等。

4. 观察指标

治疗前后空腹血糖（FBG）、餐后 2 小时血糖（2hBG）、糖化血红蛋白（HbA1c）、血脂采用全自动生化分析仪检测，胰岛素释放试验采用化学发光法检测。

5. 统计学方法

采用 SPSS 20.0 统计学软件处理数据，正态分布的定量资料（$\bar{X}\pm s$）采用 t 检验，等级资料（%）采用双侧检验。$P<0.05$ 为差异有统计学意义。

二、结果

与治疗前比较，三组患者治疗后胰岛素、C 肽、血糖、糖化血红蛋白及血脂水平均有改善，差异有统计学意义（$P<0.001$）；与单纯中药组与西药组比较，西医结合疗效最佳（$P<0.05$）。见表 4-20、表 4-21。

表 4-20　中药组、西药组、中西医结合组 2 型糖尿病患者治疗前后胰岛素、C 肽水平比较（$\bar{x} \pm s$）

组别	治疗时间	例数	胰岛素（IU/mL）		C 肽（ng/mL）	
			治疗前	治疗后	治疗前	治疗后
中药组	0 小时	10	6.43 ± 2.84	6.27 ± 2.08	1.77 ± 0.65	1.82 ± 0. 96
	0.5 小时	10	14.72 ± 7.16	20.62 ± 10.67[a]	2.55 ± 0.93	3.14 ± 0.88[a]
	1 小时	10	23.6 ± 12.71	26.68 ± 18.96[a]	3.49 ± 1.59	4.01 ± 1.37[a]
	2 小时	10	28.83 ± 18.45	20.59 ± 10.87	4.50 ± 1.90	2.69 ± 0.75[a]
	3 小时	10	21.20 ± 11.02	12.53 ± 8.54[a]	4.10 ± 1.53	2.25 ± 0.68[a]
西药组	0 小时	10	6.34 ± 1.96	5.98 ± 2.63	1.41 ± 0.54	1.68 ± 0.47
	0.5 小时	10	13.78 ± 4.71	21.54 ± 12.37[a]	2.25 ± 0.77	3.27 ± 1.41[a]
	1 小时	10	20.24 ± 11.61	27.65 ± 17.26[a]	3.04 ± 1.58	3.98 ± 1.32[a]
	2 小时	10	27.96 ± 16.54	18.96 ± 10.54	4.03 ± 1.44	2.87 ± 0.78
	3 小时	10	20.47 ± 12.07	11.29 ± 6.93[a]	4.30 ± 1.70	2.14 ± 0.76[a]
中西医结合组	0 小时	10	5.84 ± 3.51	6.71 ± 2.45	1.86 ± 1.07	1.98 ± 1.12
	0.5 小时	10	14.20 ± 6.6	524.56 ± 11.67[ab]	2.46 ± 1.23	3.82 ± 1.56[ab]
	1 小时	10	22.60 ± 11.94	31.25 ± 12.37[ab]	3.36 ± 1.21	4.65 ± 1.74[ab]
	2 小时	10	28.66 ± 17.91	17.13 ± 7.63	4.40 ± 1.41	2.26 ± 0.65
	3 小时	10	20.51 ± 11.96	11.41 ± 5.23[ab]	4.36 ± 1.34	2.03 ± 0.77[ab]

注：与同组治疗前比较，[a]$P<0.01$，[b]$P<0.05$

表 4-21 中药组、西药组、中西医结合组 2 型糖尿病患者治疗前后血糖糖化血红蛋白、血脂比较（$\bar{x}\pm s$）

组别	时间	例数	FBG（mmo/L）	2hPBG（mmo/L）	HbA1c（%）	TG（mmo/L）	TC（mmo/L）	LDL-C
中药组	治疗前	10	10.96 ± 2.11	14.65 ± 1.66	8.46 ± 0.49	7.46 ± 1.09	4.07 ± 1.30	3.86 ± 0.40
	治疗后	10	7.26 ± 1.03[a]	10.57 ± 1.12[a]	7.25 ± 0.49[a]	5.88 ± 0.67[a]	2.32 ± 0.58[a]	2.54 ± 0.43[a]
西药组	治疗前	10	11.17 ± 1.69	14.5 ± 1.85	8.48 ± 0.84	7.39 ± 1.11	4.09 ± 1.10	3.97 ± 0.41
	治疗后	10	7.03 ± 1.88[ac]	8.2 ± 0.91[ac]	7.16 ± 0.47[ac]	5.90 ± 0.90[ac]	2.17 ± 0.58[ac]	2.81 ± 0.61[ac]
中西医结合组	治疗前	10	11.23 ± 1.72	14.83 ± 1.49	8.25 ± 0.60	7.50 ± 1.11	4.09 ± 1.50	4.19 ± 0.62
	治疗后	10	6.10 ± 0.46[ab]	7.8 ± 1.15[ab]	6.88 ± 0.31[ab]	4.73 ± 0.72[ab]	1.79 ± 0.33[ab]	1.97 ± 0.51[ab]

注：与同组治疗前比较，$^{a}P<0.01$，$^{b}P<0.05$；与西药组治疗后比较，$^{c}P<0.05$；FBG 为空腹血糖，2hBG 为餐后 2 小时血糖，HbA1c 为糖化血红蛋白，TG 为三酰甘油，TC 为总胆固醇，LDL-C 为低密度脂蛋白胆固醇

三、讨论

本研究中西医结合组对气虚、阴虚、气阴两虚血瘀阻滞型 2 型糖尿病患者胰岛素分泌时相具有良好的改善作用，且其作用优于单纯二甲双胍组和单纯中药消渴舒丸组；同时，中西医结合治疗组也能显著改善患者的血糖、糖化血红蛋白和血脂水平，疗效较单纯二甲双胍和单纯中药消渴舒丸效果更好。

孙彬教授是我国老中医药专家学术继承工作指导老师，临床擅长治疗内分泌糖尿病及各种并发症、慢性肾病等。消渴舒丸是其治疗 2 型糖尿病的经验方，该方结合了孙彬教授 50 余年的临床经验，已有 20 余年的应用历史，主要由山药、

红参、黄连、地黄、麦冬、天花粉、丹参、泽泻、五味子、山茱萸等组成。孙教授认为，消渴日久，耗气伤津，津液无以上承，故见口渴引饮。久之累及脾肾两脏，肾虚则摄纳无权，加之脾虚水精不布，下注而见小便频数。故当以补脾固肾、生津除烦为治疗 2 型糖尿病的主要治则，方中取红参、山萸肉为君药补脾滋肾填精，麦冬、山药、地黄、养阴润燥为臣药。以泽泻、黄连泻热除烦且能佐制红参、山萸肉补虚滋腻之弊。丹参一味，功同四物，且性味不燥，既补虚又能化瘀同为佐药，更以五味子敛阴生津，且能固肾摄精。诸药相伍，共奏补脾滋肾，生津除烦之效。我们的前期研究提示消渴舒丸对于 2 型糖尿病患者有较显著的降糖作用，且能够降低四氧嘧啶大鼠血糖，本研究是在前期研究基础上，进一步探讨其降糖机制。

胰岛素作用缺陷与分泌缺陷是 2 型糖尿病的主要发病机制，而且对于 2 型糖尿病患者，其胰岛素分泌特点是第一时相分泌消失、第二时相分泌延迟，从而导致餐后血糖升高明显。对于早相的恢复治疗是 2 型糖尿病治疗的热点。三组胰岛素释放试验治疗后 0.5 小时、1 小时的胰岛素及 C 肽水平较前均明显增加，3 小时胰岛素及 C 肽水平较前均下降，提示三组对于早相的恢复均有意义（$P<0.01$）。而单纯中药组与单纯西药组相比，治疗后胰岛素及 C 肽水平比较差异未见统计学意义（$P>0.05$），提示两组对于早相恢复疗效相当；中西医结合组与单纯中药组及西药组相比胰岛素及 C 肽水平均有意义（$P<0.05$），提示中西医结合组对于 2 型糖尿病早相恢复疗效最佳。对于 2 型糖尿病胰岛细胞功能减退，除了病程、年龄等因素外，尚与高糖毒性及高脂毒性有关。本组资料显示单纯消渴舒丸降糖与西药组对照虽然不如对照组（$P<0.05$），但是单纯消渴舒丸与治疗前相比，差异有统计学意义（$P<0.01$），提示消渴舒丸有明显降糖作用；三组对血脂影响治疗后与治疗前比较差异均有统计学意义（$P<0.01$），且单纯消渴舒丸与西药组比较差异未见统计学意义（$P>0.05$），提示消渴舒丸有降脂作用，分析其改善胰岛素分泌时相的作用可能与降糖、降脂相关，其降糖、降脂及改善胰岛素分泌时相作用以消渴舒丸联合二甲双胍格华止效果最好，而其改善 2 型糖尿病早相恢复的机制尚需进一步探讨。

益气养阴活血化痰法对 2 型糖尿病胰岛素抵抗的临床研究

季聚良　陆源源　车志英

胰岛素抵抗（insulin resistance，IR）是指胰岛素敏感性（胰岛素对周围组织摄取和清除血液葡萄糖的能力）下降。IR 的发生与遗传和环境因素相关，其临床常表现为高胰岛素血症、胰岛素敏感指数下降等。近年来国内外学者研究了瘦素和 IR 的关系，并认为瘦素也参与了 IR 的发生。我们观察了益气养阴活血化痰法对 2 型糖尿病患者 IR 及血清瘦素的影响，报道如下。

一、临床资料

入选病例均来自河南中医学院第二附属医院内分泌科 2005 年 9 月—2006 年 8 月期间门诊病例，共 40 例，其中治疗组和对照组各 20 例。治疗组 20 例中男 12 例、女 8 例；年龄（58.7±8.23 岁）；高血压者 15 例，BMI（23.97±2.15）kg/m^2，病程 (6.56±5.86）年。对照组 20 例中男 8 例、女 12 例；高血压者 11 例，年龄（61.38±7.17）岁，BMI（23.10±1.73 ）kg/m^2，病程（7.57±7.36）年。两组性别、年龄、病程、体重指数（BMI）、是否有高血压等方面无明显差异，具有可比性（$P>0.05$）。

病例选择标准：2 型糖尿病的诊断应符合 1999 年 WHO 推荐的糖尿病诊断标准。

排除标准：①有急性并发症者；②有急性或慢性感染性疾病者；③有慢性

肾功能不全、心功能不全及慢性肝病者；④年龄在 35 ～ 70 岁以外⑤ 1 型糖尿病者。

二、治疗方法

观察组给予益气养阴、活血化瘀之中药复方制剂，药物基本组成为黄芪、太子参、山药、天花粉、生地黄、玄参、知母、薏苡仁、丹参等，并随证加减，配合西药降糖等基础治疗，不采用有改善胰岛素抵抗的双胍类降糖药和胰岛素增敏剂。对照组给予罗格列酮片（中美格兰素史克天津有限公司，批号：国药准字 H20020475）口服，4 mg，每天 1 次。8 周为一疗程，共观察一疗程。

观察指标如下。①治疗前后空腹血糖（FBG）、餐后 2 小时血糖（2hPBG）、糖化血红蛋白（HbA1C），采用全自动生化分析仪检测。②治疗前后血脂水平：三酰甘油（TG）、胆固醇（TC）、高密度脂蛋白（HDL）、低密度脂蛋白（LDL），采用全自动生化分析仪检测。③血浆胰岛素（FINS）、血清瘦素（Leptin）水平，胰岛素敏感指数（ISI）。血浆胰岛素：采用放免法检测。胰岛素敏感指数（ISI）采用李光伟等的方法，利用空腹血糖（FBG）和空腹胰岛素（FINS）乘积的倒数作为 ISI，并取其自然对数，即 ISI=ln（1/FBG×FINS）。FINS 和 ISI 是胰岛素抵抗的评价指标。血清瘦素测定：采用放免法检测，瘦素试剂盒由美国 Linco 公司提供，严格按照试剂盒说明书进行测定。

统计学处理：采用 SPSS 12.0 软件包处理。计量资料以均数 ± 标准差（$\bar{x}\pm s$）表示，组内、组间比较采用 *t* 检验。

三、结果

（1）两组治疗前后血糖、糖化血红蛋白情况比较：两组治疗前 FPG、2hPBG、HbA1C 比较无统计学意义（$P>0.05$），两组治疗后与治疗前相比均有显著差异（$P<0.01$），两组治疗后比较无统计学意义（$P>0.05$），具体结果见表 4-22。

表 4-22 治疗组与对照组治疗前后血糖、糖基化血红蛋白情况（n=20）

		FBG（c/mmol·L^{-1}）	2hPBG（c/mmol·L^{-1}）	HbA1C（%）
治疗组	治疗前	9.68 ± 3.46*	12.93 ± 4.64*	9.93 ± 1.69*
	治疗后	7.83 ± 2.23$^{\#\triangle}$	8.47 ± 3.34$^{\#\triangle}$	7.18 ± 0.72$^{\#\triangle}$
对照组	治疗前	10.06 ± 3.32*	13.64 ± 4.71*	9.74 ± 1.69
	治疗后	7.79 ± 2.07$^{\#}$	8.23 ± 3.46$^{\#\triangle}$	7.60 ± 1.26

两组治疗前比较 $^{*}P$>0.05，治疗前与治疗后比较 $^{\#}P$<0.01，两组治疗后比较$^{\triangle}P$<0.05

（2）两组治疗前后血脂情况比较：两组治疗前三酯甘油（TG）、胆固醇（TCH）、高密度脂蛋白（HDL）、低密度脂蛋白（LDL）无统计学意义（P>0.05），两组治疗后与治疗前相比均有显著差异（P<0.01），两组治疗后比较无统计学意义（P>0.05）。具体见表 4-23。

表 4-23 治疗组与对照组治疗前后血脂情况（n=20）

		TG（c/mmol·L^{-1}）	TCH（c/mmol·L^{-1}）	HDL（c/mmol·L^{-1}）	LDL（c/mmol·L^{-1}）
治疗组	治疗前	1.97 ± 0.64*	5.66 ± 3.22*	1.24 ± 0.30*	2.90 ± 0.86*
	治疗后	1.62 ± 0.30$^{\#\triangle}$	5.01 ± 1.23$^{\#\triangle}$	1.30 ± 0.34$^{\#\triangle}$	1.67 ± 0.46$^{\#\triangle}$
对照组	治疗前	1.99 ± 0.67*	5.71 ± 3.30*	1.26 ± 0.24*	2.86 ± 0.70*
	治疗后	1.54 ± 0.26$^{\#}$	4.96 ± 1.19$^{\#}$	1.33 ± 0.36$^{\#}$	1.58 ± 0.37$^{\#}$

两组治疗前比较 $^{*}P$>0.05，治疗前与治疗后比较 $^{\#}P$<0.01，两组治疗后比较$^{\triangle}P$<0.05

（3）两组治疗前后血浆胰岛素（INS）、胰岛素敏感指数（ISI）、血清瘦素（Leptin）情况比较两组治疗前 INS、ISI、Leptin 无统计学意义（P>0.05），两组治疗后与治疗前相比均有显著性差异（P<0.01），两组治疗后比较无统计学意义（P>0.05）具体见表 4-24。

表 4-24　治疗组与对照组治疗前后血浆胰岛素、
胰岛素敏感指数、瘦素情况（n=20）

		FINS（ρ /mIμ ·L^{-1}）	ISI	Leptin（ρ /ug·L^{-1}）
治疗组	治疗前	27.39 ± 5.98*	—2.07 ± 0.06*	19.79 ± 4.45"
	治疗后	16.52 ± 4.77$^{\#\triangle}$	—1.93 ± 0.04$^{\#\triangle}$	15.66 ± 3.97$^{\#\triangle}$
对照组	治疗前	26.87 ± 6.03*	—2.14 ± 0.07*	20.61 ± 4.58*
	治疗后	15.66 ± 5.20$^{\#}$	—2.09 ± 0.06$^{\#}$	16.71 ± 4.22$^{\#}$

两组治疗前比较 $^{*}P>0.05$，治疗前与治疗后比较 $^{\#}P<0.01$，两组治疗后比较 $^{\triangle}P<0.05$

四、讨论

胰岛素抵抗不仅是 2 型糖尿病的一个重要病理现象，同时也参与了一些重要疾病的发生，如冠心病、高血压、高脂血症、肥胖和卒中等。瘦素是由脂肪组织分泌的一种含 144 个氨基酸的蛋白质多肽，有研究认为瘦素是 IR 的独立危险因素，其参与 IR 的发生与以下作用有关：①对脂肪组织，尤其是内脏脂肪有分解作用，可抑制胰岛素促进脂肪的合成；②可抑制胰岛素分泌，削弱胰岛素的葡萄糖转运、蛋白激酶 A 的激活和蛋白质的合成。对于 IR 患者，血清瘦素和与胰岛素之间的双向作用发生紊乱。本组资料显示，2 型糖尿病患者血清瘦素水平明显升高，存在高瘦素血症，而高瘦素血症与 IR 显著相关，可能与瘦素抵抗有关。

噻唑烷二酮类药物罗格列酮是有效的选择性过氧化酶增殖激活受体（PPAR-γ）激动剂，具有增强胰岛素敏感性的作用。作用于人体一般 3 ～ 4 周开始起效，8 ～ 12 周达到高峰，并认为罗格列酮不但可以改善 IR，还可以降低 2 型糖尿病患者血清瘦素水平。本研究显示 8 周后患者血糖、血浆胰岛素、血清瘦素明显下降，胰岛素敏感指数得到改善，与文献报道一致。

中医学认为，胰岛素抵抗与虚（脾虚、肾虚、气虚）、瘀、痰（浊、湿）有关。脾虚是本，血瘀、痰浊（湿）为标。肾为先天之本，主精、主骨；脾为后天之本，主肌肉和四肢。脾虚、肾虚则散精不足，运化失职，导致阴虚及痰浊发生。而胰岛素抵抗具体表现为肝脏、肌肉、脂肪、骨骼肌等对胰岛素的敏感性下降，从而导致对葡萄糖的摄取和利用下降。另外虚、痰、瘀等病理因素可引起血脂及血液流变学的异常，从而导致或加重胰岛素抵抗。本研究显示，中药益气养阴活血化痰法可改善2型糖尿病患者血糖水平和胰岛素敏感指数，降低2型糖尿病患者体内血清胰岛素和瘦素水平，且能够改善糖尿病患者血脂异常情况，与对照组相比无统计学意义（$P>0.05$），说明与胰岛素增敏剂疗效相当，故认为益气养阴活血化痰法改善IR可能是通过降低血清瘦素水平、改善瘦素抵抗以及脂代谢异常完成的。有研究显示，单味药生地黄、黄芪、薏苡仁等通过提高胰岛素和其受体结合能力改善胰岛素抵抗，中药益气养阴、活血化痰治疗中配伍这些药物，可能在治疗中也起到了作用，而这也符合中医药多途径、多环节、多层次综合治疗胰岛素抵抗的特点。

孙彬教授运用丹参饮加减治疗胃络瘀阻型胃炎的临床观察

孙晓娜　苏艳秋　许向前　赵长普　季聚良

慢性胃炎（chronic gastritis，CG）是胃黏膜对胃内各种刺激因素引起的慢性胃黏膜的炎症反应，是胃病中发病率最高的一种疾病类型。主要表现为中上腹不适、饱胀、钝痛、烧灼痛等，也可呈食欲不振、嗳气、反酸、恶心等消化不良症状。随着生活方式的变化，食品安全、环境安全、工作压力等因素的影响，患有慢性胃炎的患者越来越多，由于多数慢性胃炎患者无任何临床症状，所以难以统计该病的发生率，根据我院消化科门诊就诊病人数据统计结果显示，大概有 65% 的患者因慢性胃炎而来就诊。慢性胃炎的发病原因复杂，患病率高，慢性胃炎持续进展，会出现为化生、萎缩、异型增生甚至癌变，已经严重影响了人们的生活质量和幸福指数。目前治疗慢性胃炎的药物多为西药，临床疗效不高且有较多不良反应，针对不同病因病机的患者，可选择的药物有限，因此，本文旨在探索孙彬教授运用丹参饮治疗胃络瘀阻型慢性胃炎的临床疗效，为丹参饮的治疗效果提供临床依据，为患者多提供一个选择。我们对丹参饮治疗胃络瘀阻型慢性胃炎的疗效分析的具体报告如下。

一、资料与方法

（一）一般资料

选择 2017 年 6 月—2018 年 12 月符合纳入标准的胃络瘀阻型慢性胃炎患

者78例，随机分为对照组和观察组，两组各39例。对照组男20例、女19例，年龄20～68岁，平均(46.41±2.19)岁，发病时间1～10年，平均(3.72±0.35)年。观察组男21例、女18例，年龄19～64岁，平均（40.95±2.06）岁，发病时间1～8年，平均（3.72±0.32）年，两组患者的年龄、性别、病程等一般资料对比没有统计学差异（$P>0.05$），具有可比性。

（二）纳入与排除标准

（1）本研究纳入的所有患者均符合西医《内科学》慢性胃炎的诊断标准，即临床表现如上腹部不适、饱胀、疼痛、食欲不振、嗳气、反酸等症状，胃镜检查符合西医慢性胃炎诊断标准，即胃镜下见黏膜红斑、黏膜出血点或斑块，黏膜粗糙伴或不伴水肿及充血渗出等基本表现。

（2）所有患者符合《慢性胃炎中医诊疗专家共识意见》中胃络瘀阻型胃脘痛的辨证标准。即主症：胃脘痞满或痛有定处。次症：①胃痛日久不愈；②痛如针刺。舌脉：①舌质暗红或有瘀点、瘀斑；②脉弦涩等症状。具备主症2项，次症2项，参考舌脉，即可诊断。

（3）除外合并其他严重疾病、肝肾功能障碍、药物禁忌、妊娠期、哺乳期等患者。

（4）患者家属对本调查研究知情并签同意书。

（三）治疗方法

（1）对照组给予西药泮托拉唑钠肠溶胶囊（厂家：湖南健朗药业，商品名：健朗晨，批号：国药准字HI9990260，规格：40 mg×7粒/盒）抑制胃酸分泌，保护胃黏膜。每次40 mg，1次/天，早饭前口服，疗程为4周。

（2）观察组给予丹参饮中药汤剂（患者所服中药汤剂均由河南省中医院药剂中心煎制），药物基本组成为：丹参30 g，檀香10 g，砂仁10 g，佩兰30 g，炒鸡内金30 g，炒麦芽30 g，焦神曲10 g，炒莱菔子30 g，麸炒枳实15 g，炒槟榔15 g，甘草6 g，姜厚朴30 g。水煎服，日一剂，疗程为4周。服药期间嘱患者禁止食用辛辣刺激、生冷油腻的食物。随症加减：腹胀明显着，加木香10 g、延胡索10 g、槟榔10 g；阴虚者，加石斛15 g、北沙参 15 g，百合 15 g、反酸、嗳气明显着，加煅瓦楞 20 g、海螵蛸 20 g；湿热明显者，加藿香 12 g、黄芩 15 g、黄连 6 g；脾胃虚弱者，加山药 15 g、薏苡仁 20 g、白术 15 g、白扁豆 20 g；血瘀明显者，加五灵脂 10 g 包煎、蒲黄 10 g 包煎、玫瑰花 12 g；便秘者，加大黄 10 g。

（四）观察指标和疗效标准

1. 临床疗效

（1）临床疗效以患者治疗后情况为判定标准，分为治愈、显效、有效、无效。治愈：①临床主要症状消失，次要症状基本消失或消失；②复查胃镜显示胃黏膜红白相间、糜烂，无红斑水肿等炎症消失。

（2）显效：①临床主要症状消失，次要症状基本消失；②胃镜复查黏膜炎症仍存在，黏膜炎症范围缩小 75% 以上。

（3）有效：①主要症状减轻；②胃镜复查黏膜炎症范围缩小 50% 以上，有所减轻。

（4）无效：症状、内镜均无好转、较治疗前变化不大者。总有效率 =（治愈 + 显效 + 有效）/ 总病例数 ×100.0%。

2. 中医症状积分

依据 2002 年卫计委制定的《中药新药临床研究指导原则（试行）2002 年》及《慢性胃炎中医诊疗专家共识意见》，对主症和次症进行计分，在治疗前后分别对患者进行计分，观察积分变化情况。临床症状评分包括胃痛、痞满、痛有定处等症状，所有主、次症均以无、轻、中、重进行 4 级评分，主症分别记为 0、2、4、6，次症分别记为 0、1、2、3，舌脉具体分析，不计入积分，评分越高表明病情越严重。

3. 胃泌素（GS）、胃蛋白酶原 Ⅰ（PG Ⅰ）水平

治疗前后检测患者血清胃泌素、胃蛋白酶原 Ⅰ 水平，观察两组的治疗效果。

4. 患者服药后不良反应率

记录两组患者服药后出现恶心、呕吐、纳差等不良反应的病人数量，以观

察两组药物的安全性。

5. 统计学处理

全数据采用 SPSS 21.0 软件进行统计分析，计数资料比较用 x^2 检验，计量资料组内、组间比较用 t 检验。统计数据以 $P<0.05$ 为差异有统计学意义。

二、结果

（一）两组临床治疗总有效率比较

对照组总有效率为 69.4%，观察组总有效率为 94.8%，观察组疗效高于对照组，差异有统计学意义（x^2=8.79，P=0.032，$P<0.05$），如表 4-25。

表 4-25　2 组患者临床治疗效果比较（n，%）

组别	例数	治愈	显效	有效	无效	总有效率
对照组	39	3	11	13	12	69.40
观察组	39	5	15	17	2	94.80
x^2 值						8.79
P 值						< 0.05

1. 两组中医各症状积分比较

治疗后对照组中医各症状积分高于观察组，差异具有统计学意义（胃脘痞满、痛有定处、胃痛日久不愈、痛如针刺等各个症状积分治疗前后对比的 P 值均为 P=0.000，$P<0.05$，差异有统计学意义，见表 4-26。

2. 两组中医总症状积分比较

治疗后对照组中医总症状积分高于观察组，差异具有统计学意义（治疗前 P=0.935，P>0.05，差异无统计学意义；治疗后 P=0.002，P<0.05，两组比较差异有统计学意义），见表 4-27。

表 4-26　对照组治疗前后各症状积分 [M（Q25，Q75）]

症状	治疗前	治疗后	*Z*	*P*
胃脘痞满	5.46（4.00，6.00）	2.28（0.00，6.00）	−7.296	0.000
痛有定处	5.40（2.00，6.00）	1.74（0.00，6.00）	−7.329	0.000
胃痛日久不愈	2.00（1.00，3.00）	0.97（0.00，3.00）	−6.686	0.000
痛如针刺	2.00（0.00，3.00）	0.97（0.00，3.00）	−6.707	0.000

表 4-27　2 组患者中医症状积分比较（分）

组别	例数	治疗前	治疗后
对照组	39	14.95 ± 0.220	7.54 ± 0.708
观察组	39	14.97 ± 0.193	4.46 ± 0.528
t 值		0.082	3.482
P 值		P>0.05	P<0.05

（二）胃泌素（GS）、胃蛋白酶原Ⅰ（PGⅠ）水平

两组患者经治疗后 GS、PGⅠ水平均降低，且观察组降低水平高于对照组，治疗前较治疗后差异有统计学意义（$P<0.05$），见表 4-28。

表 4-28　两组治疗前后 GS、PGⅠ水平比较（$\bar{x}\pm s$）

组别	例	GS（ng/L）		PGⅠ（μg/L）	
		治疗前	治疗后	治疗前	治疗后
对照组	39	141.55 ± 12.34	117.2 ± 12.28	161.86 ± 9.84	109.67 ± 7.65
观察组	39	144.11 ± 12.59	98.97 ± 9.62	166.46 ± 8.77	96.39 ± 8.32

注：与本组治疗前比较，*P*<0.05

（三）观察两组患者不良反应发生率

对照组不良反应发生率为15.38%，观察组不良反应发生率为5.13%，对照组高于观察组，差异具有统计学意义（$P=0.046$，$P<0.05$），见表4-29。

表4-29 2组患者不良反应总发生率比较

组别	例数	恶心	腹泻	便秘	皮疹	
对照组	39	3	0	2	1	15.38
观察组	39	0	2	0	0	5.13
χ^2值						8.00
P值						<0.05

三、讨论

慢性胃炎是临床上最常见的消化系统疾病之一，已严重影响人们的生活质量。慢性胃炎的病因较多，其中幽门螺杆菌感染是临床较常见的因素之一，据相关资料称幽门螺杆菌会增加慢性胃炎发展为胃癌前病变及胃癌的概率。慢性胃炎属于中医的“胃痛”“痞满”“胃痞”等范畴，大致分为脾胃虚弱型、脾胃湿热型、肝胃不和型、胃络瘀阻型、胃阴不足型等五种证型。慢性胃炎胃络瘀阻型病因多为外邪犯胃、饮食伤胃、情志不畅等，孙彬教授认为胃络瘀阻型胃炎的病机主要为以上各种原因导致脾胃受损，脾胃气机失调，胃失和降，脾不能升清，胃不能降浊，气机紊乱，病久不愈，气血不能循脉络正常运行，胃气不调而血行不畅，终至脾胃虚弱夹瘀、夹湿，故胃络瘀阻型患者在临床上所见较多。“不通则痛”，脾胃脉络瘀阻，阻滞气机，则常发为疼痛。胃络瘀阻型胃炎患者多以上腹部近心窝处胃脘部发生疼痛为特征，疼痛主要呈刺痛、隐痛、钝痛、持续痛，夜间尤甚，常伴食欲不振，恶心呕吐，嘈杂反酸，嗳气吞腐等上消化道症状，舌质偏暗甚至有瘀斑，舌底络脉增粗或者迂曲，脉弦涩，临床上比较容易诊断。治宜化瘀通络，理气和胃，常用丹参饮、失笑散加减来治疗此种类型患者。孙彬教授在丹参饮的基础上沿用前人智慧，又加上多年临床经验，自创了丹参饮加减方，用于治疗胃络瘀阻型慢性胃炎患者，或者是消化系统疾病有血瘀症状的患者，每每得到令人满意的效果。

本研究观察组所用方剂为丹参饮加减方，丹参饮出自清代陈修园的《时方歌括》，丹参饮共由丹参、檀香、砂仁等三种药物组成，书中描述原方用于治疗心腹诸痛有奇效，其功效为活血化瘀、行气止痛。经过前人的不断研究拓展，丹参饮用途广泛，在指导临床行医用药上发挥了很大作用。临床上的丹参饮加减方为孙彬教授50余年临床经验所得，每每用于此类患者疗效显著。丹参饮加减方药物组成为：丹参、檀香、砂仁、佩兰、炒鸡内金、炒麦芽、焦神曲、炒莱菔子、麸炒枳实、炒槟榔、甘草、姜厚朴。本方以丹参饮为底方以活血行气、和胃止痛，檀香、砂仁芳香之气可以醒脾开胃，三者共为君药。佩兰、炒鸡内金、炒麦芽、焦神曲、炒莱菔子为臣药，助君药健脾化湿、通络和胃。麸炒枳实、炒槟榔、姜厚朴为佐药，既能助君药行气和胃，又能健运脾胃，消食化积。甘草为使药，用以调和诸药。丹参饮加减方中的药物在应用上恰如其分，很多相关的药理研究可以说明这些药物在治疗胃部疾病上有很好的疗效。刘红艳等通过小鼠实验证实檀香具有促进小肠推进和加快胃排空的作用；砂仁又能化湿以健脾胃；佩兰，气味芳香，味微苦，性味辛、平，归脾、胃、肺经，芳香化湿，增强君药醒脾开胃之力；炒鸡内金、炒麦芽、焦神曲、炒莱菔子、炒槟榔共用以消食除胀，增强胃肠道动力；此外，有相关研究表明炒鸡内金在健脾消食方面效果明显，多用来治疗食积不化、脘腹胀满等症，小儿脾虚食积尤其常用。麦芽的现代研究发现麦芽煎剂对胃酸与胃蛋白酶的分泌似有轻度促进作用，可以健运助消化，在治疗积食、结肠炎、小儿腹泻中效果显著，麦芽中还含有丰富的食用纤维。在消化过程中，这些食用纤维会通过增大体积，以此来减少通过肠道的时间，能有效地降低结肠癌产生的危险。据现代药理研究表明，神曲的胃排空及肠推进作用均较强，并且能够促进肠道菌群调整及有益菌的生长能力。莱菔子还有降气祛痰，降血压、血脂，抗氧化、抗菌、抗癌的作用，对同时患有高血压、高脂血症的患者可适当加量应用。有关资料表明槟榔中的槟榔碱具有 M 胆碱受体兴奋的作用，嚼服槟榔可使胃肠平滑肌张力升高，增加胃肠蠕动，使消化液分泌旺盛，食欲增加。枳实、厚朴助君药行气消胀，曲中原等表示有关研究证实枳实可调节胃酸分泌，增强胃肠动力；曾红等研究发现厚朴醇提物有明显对抗番泻叶性小鼠腹泻的作用；程弘夏等研究发现厚朴和姜厚朴乙酸乙酯提取部位均能增强盐酸致小鼠胃肠动力功能，促进小肠推进率、降低溃疡率和增加血清胃泌素含量。甘草以健脾和胃，调和诸药。全方共奏活血行气、通络止痛、健脾和胃之功效，在临床上取得很好的疗效。

本研究显示，观察组治疗慢性胃炎临床疗效高于对照组（$P<0.05$），差异有统计学意义；治疗前两组的中医证候积分相近（$P>0.05$），差异无统计学意义，治疗后中医证候积分观察组低于对照组（$P<0.05$），差异有统计学意义。对治疗前后两组中医证候积分进行配对样本 P 检验（$P=0.00$，$P<0.05$），两组数据有比较意义，差异有统计学意义；两组的各个症状积分的统计学结果显示观察组疗效均高于对照组 ($P<0.05$)，具统计学意义。两组患者经治疗后，血清 GS、*PG* Ⅰ 水平均降低，且观察组降低的更多（$P<0.05$），说明丹参饮加减方能更好的下调血清 GS、*PG* Ⅰ 水平，提高治疗效果。观察组的不良反应发生率明显低于对照组（$P<0.05$），差异有统计学意义。以上表格表明观察组疗效优于对照组，且观察组的药物安全性高于对照组，丹参饮对于治疗胃络瘀阻型慢性胃炎患者临床疗效显著，值得临床推广。

平胃散加味治疗湿阻脾胃之消渴病 20 例

季聚良　石　歆

1996 年 3 月—1998 年 9 月，笔者运用平胃散加味治疗湿阻脾胃之消渴病患者 20 例，收效较为满意，现总结如下。

一、一般资料

20 例患者皆为住院患者，其中男 13 例、女 7 例；年龄最大 67 岁，最小 40 岁，平均 54.6 岁；病程最长 10 年，最短 1 年，平均 4.95 年。皆符合 1985 年 WHO 提出的糖尿病（DM）诊断标准

二、治疗方法

方药组成：苍术 24 g，厚朴 15 g，陈皮 15 g，杏仁 9 g，通草 6 g，白蔻仁 6 g，生薏米 18 g，半夏 9 g，五倍子 5 g，竹叶 6 g，甘草 6 g。水煎服，日 1 剂，早晚 2 次温服。用药 15 天为 1 个疗程。

三、疗效标准与治疗结果

（一）疗效标准

根据中国中医药学会消渴病（糖尿病）专业委员会第 3 次工作会议（1992 年 5 月 18 日，山东明水）通过的标准。

（二）治疗结果

临床缓解 6 例，显效 8 例，有效 3 例，无效 3 例，总有效率 85%。

四、典型病例

李某，女，67岁，干部，有糖尿病史6年。1997年4月8日住院治疗，住院号13535。入院症见：形体肥胖，乏力，口渴而甘，食欲旺盛，尿浊体重较前明显减轻，2个月下降4 kg。舌质紫暗，苔白厚腻舌体胖大，边有齿痕，脉滑。入院测FBG为11.6 mmol/L，血脂、血流变均有明显异常改变。入院后除口服磺脲类降糖药（格列齐特片80 mg，饭前半小时服，1日2次）外，静脉滴注复方丹参注射液等，配合抗生素以防感染，中药拟玉女煎加减口服，效微。患者血糖一直持高不降，精神一度抑郁不舒，血糖曾升至13.2 mmol/L。仔细观察患者症舌脉，确为脾虚湿盛、湿阻中焦而致，改玉女煎为平胃散加味治疗，1剂后患者诉饥饿感明显减弱。连服3剂，患者精神舒畅，连续测FPG波动在7.9～8.2 mmol/L之间，略作加减，满意出院。

五、体会

随着对消渴病的认识水平日渐提高，除从阴虚、燥热、肝肾、瘀血等论治外，消渴病从脾论治亦日益受到关注。而脾虚湿盛，湿阻中焦型消渴病亦较常见。患者常见形体肥胖，口渴，口有甘味，多食，多尿或尿浊尿有甜味，乏力，舌质淡或暗，苔白厚腻，舌体胖大，边有齿痕，脉滑或濡缓。究其病因，多为饮食不节，久嗜肥甘，终至脾胃虚弱，失于健运，湿浊内生。湿阻中焦，脾失健运，清阳不升，津液不能上承故见口渴；脾在五味中与甘味相合，故见口有甘味；脾失健运，水谷精微不能正常满养机体，故见乏力；而湿邪困脾，脾失健运的同时，清浊相混，湿热内生，然其势必下趋，故见尿浊、尿甘甜；病情继续发展，水谷精微顺小便而泄，必上求以自救，故见多食。所以临床DM患者多食，并非全由胃热所致。《素问·奇病论》：“……名曰脾瘅。……故令人口甘也，此肥美之所发也，此人必数食甘美而多肥也，肥者令人内热，甘者令人中满，故其气上溢，转为消渴。治之以兰，除陈气也。”为临床提供了发病机理及治疗依据，即以佩兰等醒脾化湿。故临床以平胃散加味治疗湿阻中焦之消渴病收效甚佳。

益气养阴活血化痰法对2型糖尿病胰岛素抵抗患者白介素-6及肿瘤坏死因子-α的影响

车志英　季聚良

胰岛素抵抗（insulin resistance IR）是指胰岛素敏感性（胰岛素降低全身血液葡萄糖的能力）下降。目前越来越多的研究证实炎症参与了IR的发生，其中一些重要的炎性因子IL-6、TNF-α、C-反应蛋白（CRP）等在IR的发生中起到了重要作用。我们采用益气养阴、活血化痰法观察对IR及IL-6，TNF-α的影响。现报道如下。

一、对象与方法

（一）一般资料

入选病例均来自河南中医药学院第二附属医院内分泌科2005年2月—2006年8月期间门诊患者，共40例，其中治疗组和对照组各20例。两组具体情况见表4-30。

表4-30　两组基本情况比较

组别	男	女	年龄/岁	高血压病例	BMl/kg•m^2	病程/年
治疗	12	8	58.7±8.2	15	23.97±2.15	6.56±5.86
对照	8	12	61.38±7.17	11	23.10±1.73	7.57±7.36

表 4-30 示，两组性别、年龄、病、程体重指数（BMI）、是否有高血压病史等方面无明显差异，具有可比性（$P>0.05$）。

（二）病例选择标准

1.2 型糖尿病的诊断标准

符合 1999 年 WHO 推荐的糖尿病诊断标准。

2. 排除标准

排除标准：①有急性并发症者；②有急性或慢性感染性疾病者；③有慢性肾功能不全、心功能不全及慢性肝病者；④年龄在 35 岁～ 70 岁以外者；⑤ 1 型糖尿病者。

（三）治疗方法

观察组给予益气养阴、活血化瘀之中药复方制剂，药物基本组成为黄芪、茯苓、山药、花粉生地、玄参、知母、薏苡仁、丹参等，并随证加减，配合西药降糖等基础治疗，不采用有改善胰岛素抵抗的双胍类降糖药和胰岛素增敏剂。对照组给予罗格列酮片口服，每次 4 mg，每天 1 次，口服。批号：国药准字 H20020475，8 周为 1 个疗程，共观察 1 个疗程。

（四）观察指标

（1）治疗前后空腹血糖（FBG）、餐后 2 小时血糖（2 h PBG）、糖化血红蛋白（HbA1C），采用全自动生化分析仪检测。

（2）血浆胰岛素（FINS）：采用放免法检测。

（3）胰岛素敏感指数（ISI）：采用李光伟等的方法，利用空腹血糖（FBG）和空腹胰岛素（FINS）的乘积的倒数作为 ISI，并取其自然对数，即 $ISI=\ln(1/FBG\times FINS)$。FINS 和 ISI 是胰岛素抵抗的评价指标。

（4）血清 IL-6，TNF-α 测定采用化学发光法（由 Immulite 化学发光测量仪测定）。测定试剂盒由德灵诊断产品（上海）有限公司提供。

（五）统计学处理

采用 SPSS 12.0 软件包处理。计量资料以均数 ± 标准差（$\bar{X}+S$）表示，组内组间比较采用 t 检验。

二、结果

（1）两组治疗前后血糖、糖化血红蛋白情况比较。两组治疗前空腹血糖（FBG）、餐后2h血糖（2hPBG）糖化血红蛋白（HbA1C）比较无统计学意义（*P*>0.05），两组治疗后与治疗前相比均有显著差异（*P*<0.01），两组治疗后比较无统计学意义（*P*>0.05），结果见表4-31。

表4-31　两组治疗前后血糖、糖化血红蛋白情况

组别	FBG/mmol•L-1		2hPBG/mmol•L^{-1}		HbA1C（%）	
	治疗前	治疗后	治疗前	治疗后	治疗前	治疗后
治疗组	9.68±3.46*	7.83±2.23$^{\#\triangle}$	12.93±4. 64*	8.47±3.34$^{\#\triangle}$	9.93±1.69*	7.18±0.72$^{\#\triangle}$
对照组	10.06±3.32*	7.79±2.07$^{\#}$	13. 64±4.71*	8.23±3.46$^{\#}$	9.74±1.69	7.60±1.26

两组治疗前比S较，$^{*}P$>0.05；治疗前与治疗后比较，$^{*}P$<0.01；两组治疗后比较，$^{\triangle}P$<0.05；*n*=20

（2）两组治疗前血后浆胰岛素（INS）、胰岛素敏感指数（ISI）、白介素-6（IL-6）、肿瘤坏死因子-α（TNF-α）情况比较：两组治疗前INS，ISI，IL-6，TNF-α无统计学意义（*P*>0.05），两组治疗后与治疗前相比均有显著差异（*P*<0.01），两组治疗后比较有统计学意义（*P*>0.05）。结果见表4-32。

表4-32　两组治疗前后FINS，ISI，IL-6，TNF-α情况

组别	INS/mIU•L^{-1}		ISI		IL-6/pg•L^{-1}		TNF-α/U•ml^{-1}	
	治疗前	治疗后	治疗前	治疗后	治疗前	治疗后	治疗前	治疗后
治疗组	27.39±5.98*	16.52±4.77$^{\#\triangle}$	2.07±0.06*	-1. 93±0.04$^{\#\triangle}$	13.01±1.52*	11. 62±1.54$^{\#}$	26.73±1.97*	17.89±2.97$^{\#}$
对照组	26.87±6.03*	15.66±5.20$^{\#}$	-2.14±0.07*	-2.09±0.06$^{\#}$	12.31±1.10$^{\#}$	10.24±1.63$^{\#}$	28.68±1.86*	16.08±2.31$^{\#}$

两组治疗前比较，$^{*}P$>0.05；治疗前与治疗后比较，$^{*}P$<0.01；两组治疗后比较，$^{\triangle}P$<0.05；*n*=20

三、讨论

随着对糖尿病认识的加深，IR 在糖尿病中的发病及其对糖尿病患者的影响越来越受到重视，而炎性因子在 IR 的发病中起着重要的作用，其中 TNF-α 和 IL-6 的作用尤其明显。TNF-α 通过干扰胰岛素的生物信号传导来抑制其生物学作用。将脂肪细胞暴露于 TNF-α，会导致胰岛素受体底物（IRS-1）丝氨酸的磷酸化，进而抑制了自身磷酸化反应而抑制 IRS-1 酪氨酸磷酸化。另一方面，IRS-1 丝氨酸磷酸化可能间接通过化学或接触的方式来抑制胰岛素受体的活化。同时，TNF-α 尚可影响葡萄糖运载体 4（GLuT4）的合成，目前临床上使用的新型胰岛素增敏剂，即噻唑烷二酮类（thiazolidinediones，TZDs）药物可逆转 TNF-α 介导的 IR，使胰岛素重新发挥完全的效用。由于 TZDs 类药物是一类过氧化酶增殖激活核受体（PPAR-γ）的激动剂。其提高胰岛素敏感性的机制可能是由于 PPAR-γ 被激动后，抑制 TNF-a 基因的表达。IL-6 能降低胰岛素受体底物 -1（IRS-1）酪氨酸磷酸化，从而使胰岛素信号转导受阻，引发 IR。另外，IL-6 除能降低 IRS-1 酪氨酸磷酸化外，尚能降低葡萄糖转运蛋白 GLuT4 mRNA 表达水平，从而使胰岛素刺激的葡萄糖转运功能大大降低。从作用机制来看，IL-6 和 TNF-α 有引发 IR 的共同作用机制，因此通过降低 IR 患者体内 IL-6 和 TNF-α 水平，可能是改善 IR 的有效途径之一。

中医认为胰岛素抵抗与虚（脾虚、肾虚、气虚、阴虚）、瘀、痰（浊、湿）有关。脾虚是本，血瘀、痰浊（湿）为标。肾为先天之本，主精、主骨；脾为后天之本，主肌肉和四肢。脾虚、肾虚则散精不足，运化失职，导致阴虚及痰浊发生。而胰岛素抵抗具体表现为肝脏、脂肪、骨骼肌等对胰岛素的敏感性下降，从而导致对葡萄糖的摄取和利用下降。故本研究根据胰岛素抵抗中医发病机制和消渴病阴虚燥热的发病特点，采用益气养阴活血化痰法观察其对 IR 的影响。选用中药黄芪、茯苓、山药、花粉、生地、玄参、知母、薏苡仁、丹参等组方。方中黄芪、山药健脾补肾，益气滋阴，补脾肾以固其本，治虚之本为君药；花粉、玄参、知母滋阴清热，润燥止渴，阴津得补则燥热瘀血之病理现象得以缓解或减轻，配合君药可滋阴益气，防治痰瘀等病理产物出现，故为臣药。久病多瘀，脾虚生痰，痰瘀作为重要的病理因素，可以导致胰岛素敏感性和与其受体结合能力下降，故以丹参、生地活血化瘀，以薏苡仁、茯苓健脾护卫中焦，同时健脾渗湿，杜生痰之源，花粉化痰散结共为佐使。诸药相伍，共奏益气养阴，活血化痰之功。

本组资料结果显示，益气养阴、活血化痰法可改善 T2DM 患者血糖水平和胰岛素敏感指数，降低 T2DM 患者体内血清 IL-6、TNF-α 水平，与对照组相比无统计学意义（$P>0.05$），说明中药益气养阴、活血化痰法与胰岛素增敏剂对 IL-6、TNF-α 疗效相当，故认为益气养阴、活血化痰法改善 IR 可能是通过降低血清 IL-6、TNF-α 水平、抗炎性损伤来完成的。有研究显示单味药生地、黄芪、薏苡仁等通过提高胰岛素和其受体结合能力改善胰岛素抵抗，中药益气养阴活血化痰法治疗中采用这些药物，可能在治疗中也起到了作用，而这也符合中医药多途径、多环节、多层次综合治疗胰岛素抵抗的学术观点。

消渴舒丸联合二甲双胍治疗初发2型糖尿病的临床观察

郭方方　孙新宇

随着人们生活水平的改善，人口老龄化，医疗水平的不断提高，糖尿病的发病率及检出率也呈逐年上升趋势。糖尿病起病隐匿，最初没有不适症状，很多人通过体检才发现血糖升高，也有一部分人是有临床症状以后发现的。糖尿病属于中医学“消渴”范畴，其临床表现主要为典型的三多一少，血糖升高；或体质量短期内明显下降，血糖升高；或乏力，自汗，盗汗，腰酸，血糖升高；或视物不清，小便混浊，血糖升高；或仅有血糖升高等。实验表明消渴舒丸能有效降低四氧嘧啶糖尿病大鼠的空腹血糖，明显改善血糖曲线下面积，疗效与二甲双胍相当。本研究采用消渴舒丸联合二甲双胍治疗初发2型糖尿病，无论是改善症状，还是稳定血糖方面，均取得了良好的疗效。

一、资料与方法

（一）一般资料

选取河南中医药大学第二附属医院2015年10月－2017年5月门诊患者84例，采用随机数字表法随机分为对照组42例，观察组42例，其中男54例、女30例，平均年龄（41±14.5）岁，平均病程（8±2）个月。2组患者在治疗前临床资料比较均无统计学意义，具有可比性。

（二）病例选择标准

1. 西医诊断

参照2013年中国2型糖尿病防治指南和WHO 1999年2型糖尿病相关诊断标准。

2. 纳入标准

符合上述诊断标准及下述条件者：①病程不超过1年。②入组前经过规范的饮食控制和运动治疗，但血糖控制不好。③空腹血糖（FBG）7.0～11.1 mmol/L，糖化血红蛋白（HbA1c）7%～10%。④入组前未曾服用任何降糖药物。⑤无严重心、脑、肾等血管并发症及其他重大疾病。⑥对本实验知情同意。

3. 排除标准

（1）妊娠或哺乳期妇女，对本药过敏者。

（2）依从性差者（指不配合饮食控制或不能按规定用药而影响疗效者）。

（3）有严重心、脑、肾等并发症或有精神病病史者。

（4）近1月内有糖尿病酮症、非酮症昏迷及感染者。

（三）治疗方法

2组均接受糖尿病教育，规范饮食，合理运动。对照组给予二甲双胍肠溶胶囊500 mg，每天3次，餐时服用。观察组在对照组的基础上同时服用消渴舒丸（河南省中医院提供，批号：郑卫药字9810-1021，规格：100 g/瓶，剂型：水丸），服用方法：每次6 g，每日3次，观察12周。每周监测1次血糖。

（四）观察指标及疗效判定标准

1. 观察指标分别检测

2组患者治疗后空腹血糖餐后2小时血糖、糖化血红蛋白，并观察药物的不良反应。

2. 疗效判定标准

根据中医证候疗效评价，对患者的症状进行评分，采用显效、有效、无效对患者治疗的总有效率进行判定，其中患者症状积分较治疗前减少 60% 为显效，减少 30% 不足 60% 为有效，症状积分减少不足 30% 为无效，总有效率 = 显效率 + 有效率。

（五）统计学方法

采用 SPSS 20.0 统计学软件进行统计学分析。计量资料以均数 ± 标准差（$\bar{x}\pm s$）表示，采用 t 检验，计数资料用百分比表示，采用 x^2 检验，以 $P<0.05$ 为差异有统计学意义。

二、结果

（一）2 组患者治疗总有效率比较

观察组患者经过治疗后的总有效率为 92.86%，明显高于对照组的 64.29%，$x^2=4.67$，$P<0.05$，差异有统计学意义（$P<0.05$），见表 4-33。

表 4-33　2 组患者治疗总有效率比较（例，%）

组别	例数	显效	有效	无效	总有效率
观察组	42	25	14	3	39（92.86）
对照组	42	18	9	5	27（64.29）

注：与对照组比较 $P<0.05$

（二）2 组患者治疗前后实验室指标比较

治疗前 2 组患者 FBG、2hPBG、HbA1c 水平比较差异无统计学意义（$P>0.05$）。治疗后 2 组患者血糖水平均较前降低，且观察组低于对照组，差异均有统计学意义（$P<0.05$），结果见表 4-34。

（三）2 组患者不良反应比较

治疗过程中有 3 例患者服用二甲双胍肠溶胶囊后出现腹泻，1 周后腹泻消失，余患者未出现明显不良反应。

表 4-34　2 组患者治疗前后 FPG、2hPG、HbA1c 水平变化比较（例，$\bar{x}\pm s$）

组别	例数	时间	FBG（mmol/L）	2hPBG（mmol/L）	HbA1c（%）
观察组	42	治疗前	8.46 ± 2.32	14.76 13.56	8.21 ± 1. 34
		治疗后	6.76 ± 1.46[1)2)]	9.37 ± 3.35[1)2)]	7. 06 ± 0.97[1)2)]
对照组	42	治疗前	8.38 ± 2.57	14.84 ± 3.61	8.18 ± 1.43
		治疗后	7.89 ± 1.83[1)]	10.74 ± 3.49[1)]	7.87 ± 1.05[1)]

注：与治疗前比较，[1)] $P<0.05$，与对照组比较，[2)] $P<0.05$

三、讨论

糖尿病属于代谢性疾病，以慢性高血糖为主要临床表现。2 型糖尿病胰岛细胞受损出现血糖升高，同时持续高血糖状态又抑制胰岛素的分泌，加重胰腺组织的损伤，这就叫“高血糖毒性”。所以对于初发 2 型糖尿病，早期解除高血糖状态，促进胰腺组织的修复，延缓糖尿病及其并发症的进展，才是治疗的关键。二甲双胍属于降糖一线用药，其降糖机制主要是促进组织无氧糖酵解，促进外周组织对葡萄糖的利用，抑制肝糖原的异生，从而使血糖降低。本研究选用剂型为二甲双胍肠溶胶囊，主要是其能够减轻服用二甲双胍所致的胃肠道反应。

清代名医张锡纯《医学衷中参西录》治疗消渴病中论述“其证皆起于中焦而极于上下”，脾胃位居中焦，主运化水谷精微，使水谷精微通过脾胃的升降调节布达全身，使各脏器、皮毛得到滋养。中焦受累，日久累及肺肾，则出现口干渴、多饮、多尿的症状。结合孙彬教授临床治疗消渴病的经验，从脾肾论治消渴病，每每取得良效。消渴舒丸是本院内制剂，主要由红参、白术、山药、生地黄、山萸肉、丹参、黄连、茯苓、泽泻、天花粉、麦冬、五味子 15 味药组成，以益气健脾、滋养肾阴、清热润燥除烦为主。方中红参、白术、山药健脾益气养阴，配伍生地黄、山萸肉滋肾阴，共奏补脾肾，益气阴之效；天花粉、麦冬、五味子养阴生津止渴除烦；茯苓、泽泻、黄连健脾清湿热，使湿热从下焦走，全方攻补兼施，攻而不伤阴，补阴不滋腻。现代药理学研究亦表明，黄连素能够增加胰岛素的敏感性从而降低血糖；麦冬提取物能够促进糖原生成，抑制胰腺组织的损伤；天花粉凝集素可以调剂糖代谢和脂代谢；红参、山药、丹参、生地黄等均有不同程度降血糖作用。

综上所述，消渴舒丸联合二甲双胍肠溶胶囊能明显降低初发2型糖尿病患者的血糖水平，促进胰腺功能的修复，改善临床症状，安全可行，值得临床推广。

消渴舒丸降低四氧嘧啶糖尿病大鼠血糖的实验研究

李金环　李杜芳

糖尿病属于中医“消渴”范畴，是体内胰岛素绝对或相对不足引起的以糖代谢紊乱为主的全身性疾病。消渴舒丸为本院研制，主要由红参、山药、天花粉、地黄、麦冬、丹参、山茱萸、泽泻、五味子、黄连等15味中药组成，经精致提炼而成的一种丸剂(许可证号为豫药制字:Z04010163)。其功能为滋肾养阴，益气健脾,清热润燥,滋水除烦,用于2型糖尿病气虚、阴虚及气阴虚血瘀阻滞型。本实验于2005年10月13日－2005年12月6日观察了消渴舒丸对四氧嘧啶糖尿病大鼠血糖的作用，旨在寻求中医治疗糖尿病的更有效方剂。

一、材料和方法

（一）实验动物

SD雄性大鼠,180～200 g,于2005年10月12日购自河南省实验动物中心，合格证书：豫医动字第4104035号，清洁级。

（二）实验用药

消渴舒丸（主要由红参、山药、天花粉、地黄、麦冬、丹参、山茱萸、泽泻、五味子、黄连等组成），由河南省中医医院制剂室提供，每丸6 g，人体推荐量12 g/d，按成人60 kg体重计为0.2 g/kg。盐酸二甲双胍片，江苏天士力帝益药业有限公司生产，每片0.25 g，人体最大推荐量2 g/d，按成人60 kg体重计为33 mg/kg.

（三）仪器和试剂

One Touch Ⅱ血糖仪（美国强生公司生产），血糖试纸（美国强生公司生产），四氧嘧啶购自美国 Sigma 公司生产。

（四）实验方法

1. 降低空腹血糖试验

（1）造模方法。选用体重 180 ～ 200 g 的健康雄性大鼠禁食 24 小时后，尾静脉注射四氧嘧啶 75 mg/kg，每天 1 次，连续 2 天，5 天后禁食 5 小时，取尾血测血糖值。血糖值在 10 ～ 27 mmol/L 为高血糖模型成功动物。

（2）剂量分组。将高血糖模型动物依据血糖水平随机分为 4 组，每组 12 只，分别为模型对照组、低剂量组、高剂量组和二甲双胍组。高、低两个剂量组分别为消渴舒丸的人体推荐量的 5 倍、10 倍即 1.0 g/kg（低剂量）、2.0 g/kg（高剂量），二甲双胍组按成人剂量的 10 倍（0.33 g/kg），模型对照组给予蒸馏水。每天灌胃 1 次，灌胃量为 10 mL/kg，连续 6 周后，禁食 5 小时，取尾血测空腹血糖值，比较各组动物血糖值。

2. 糖耐量实验

剂量组和二甲双胍组给予相应浓度的受试物，模型对照组给予蒸馏水。灌胃量：10 mL/kg，连续给予 6 周后禁食 5 小时，剂量组和二甲双胍组再给予相应浓度的受试物，模型对照组给予同体积的蒸馏水，20 分钟后经口给予葡萄糖 2.0 g/kg，取尾血测定给葡萄糖后 0 小时、0.5 小时、2 小时的血糖值（0 小时的血糖值可作为空腹血糖值），计算模型对照组与受试物组给葡萄糖后各时间点血糖曲线下面积的变化，作为糖耐量观察指标。

血糖曲线下面积 =0.25×（0 小时血糖值 +4×0.5 小时血糖值 +3×2 小时血糖值）。

（五）数据处理

实验数据采用 SPSS 11.0 for windows 软件进行方差分析。

二、结果

（一）消渴舒丸对高血糖模型大鼠空腹血糖的影响

结果表明，实验后各剂量组大鼠空腹血糖与实验前比较明显降低，下降率超过30%，与模型对照组比较明显下降，其中低剂量组和二甲双胍组实验前后比较以及与模型对照组差异有显著意义（P<0.05），高剂量组实验前后比较以及与模型对照组差异有极显著意义（P<0.01），各剂量组和二甲双胍血糖下降百分率与模型对照组差异有极显著意义（P<0.01），2个剂量组与二甲双胍组比较差异无显著意义（P>0.05），见表4-35。

表4-35　对高血糖模型空腹血糖的影响（$\bar{X}\pm s$）mmol/L.

组别	n	试验前	试验后	下降百分率（%）
模型对照组	12	18.8 ± 4.4	19.6 ± 5.3	−5.7 ± 26.9
低剂量组	12	19.1 ± 4.1	13.3 ± 5.3	32.3 ± 19.5**
高剂量组	12	19.1 ± 3.8	10.8 ± 4.0△△**	42.0 ± 24.0**
二甲双胍组	12	18.8 ± 4.1	12.7 ± 6.1△*	33.4 ± 27.8**

实验前后比较，△P<0.05，△△P<0.01；与模型对照组比较，*P<0.05，*P<0.01

（二）消渴舒丸对高血糖模型大鼠糖耐的影响

见表4-36，2个剂量组与二甲双胍组对血糖曲线下面积均有明显的改善作用，能有效地减少高血糖模型小鼠的血糖曲线下面积。低剂量组与高血糖模对照组比较差异有显著性（P<0.05），高剂量组和二甲双胍组与模型对照组差异有极显著意义（P<0.01），显示本试验条件下消渴舒丸糖耐量实验结果为阳性。

表 4-36 消渴舒丸对高血糖模型糖耐的影响（$\bar{x} \pm s$） mmol/L

组别	n	试验后 0 小时血糖	0.5 小时血糖	2 小时血糖	曲线下面积
模型对照组	12	19.6 ± 5.3	23.5 ± 4.3	17.1 ± 2.7	41.2 ± 6.4
低剂量组	12	13.3 ± 5.3**	20.8 ± 4.6	13.7 ± 2.8*	34.4 ± 5.4*
高剂量组	12	10.8 ± 4.0**	17.8 ± 4.4**	12.2 ± 3.7**	29.6 ± 7.2**
二甲双胍组	12	12.7 ± 6.1**	20.2 ± 3.8	12.8 ± 3.7**	33.0 ± 5.5**

与对照组比较，*P<0.05，*P<0.01

三、讨论

本实验中，消渴舒丸的高低两个剂量组均能较好地降低四氧嘧啶糖尿病大鼠的空腹血糖，明显地改善血糖曲线下面积，疗效与二甲双胍相当。实验模型的造模原理是利用四氧嘧啶破坏和损伤大鼠的胰岛 β 细胞，使胰岛素分泌减少，从而引起血糖增高。虽然这类动物模型发病机理和症状表现与人类糖尿病并不完全一致，但仍可推断消渴舒丸组方可能有利于损伤的胰岛 β 细胞的再生和修复及促进未被损伤的胰岛 β 细胞分泌。

中医的消渴病，即西医学所谓糖尿病。中医认为，消渴病是由于体质因素加以过食甘肥醇酒、情志失调、药石所伤所致，其基本病机即为内热伤阴。传统说法分上消、中消、下消，病位在肺胃肾，而肾阴不足最为关键。现代中医学者则认为：消渴病当分期分型辨证，病位重点在肝脾肾三脏，其中，肾最为重要。所以，消渴病治疗，补肾养阴治法历来受到重视。对于消渴舒丸的组分，从现代药理作用分析可知：山药、地黄、麦冬、丹参、山茱萸、五味子、黄连均具有不同程度的降糖作用。其中麦冬又具有促进胰岛细胞恢复，增加肝糖原的作用；红参、天花粉具有提高人体免疫力、抗疲劳、抗辐射、抑制肿瘤、调整人体内分泌系统之功效;泽泻具备抗衰老、清除自由基的功能。以滋肾养阴、益气健脾、清热润燥、滋水除烦为组方原则制成的消渴舒丸，各成分相辅相成，可改善血糖、降低体内自由基，促进机体组织细胞的新陈代谢，从而增加组织细胞对葡萄糖的利用，增加机体对胰岛素的敏感性，最终改善糖尿病病症。